Alimentación natural y energética de

Montse Bradford

EL PESO NATURAL

CÓMO ELIMINAR EL SOBREPESO Y ALIMENTARSE DE FORMA NATURAL Y CONSCIENTE

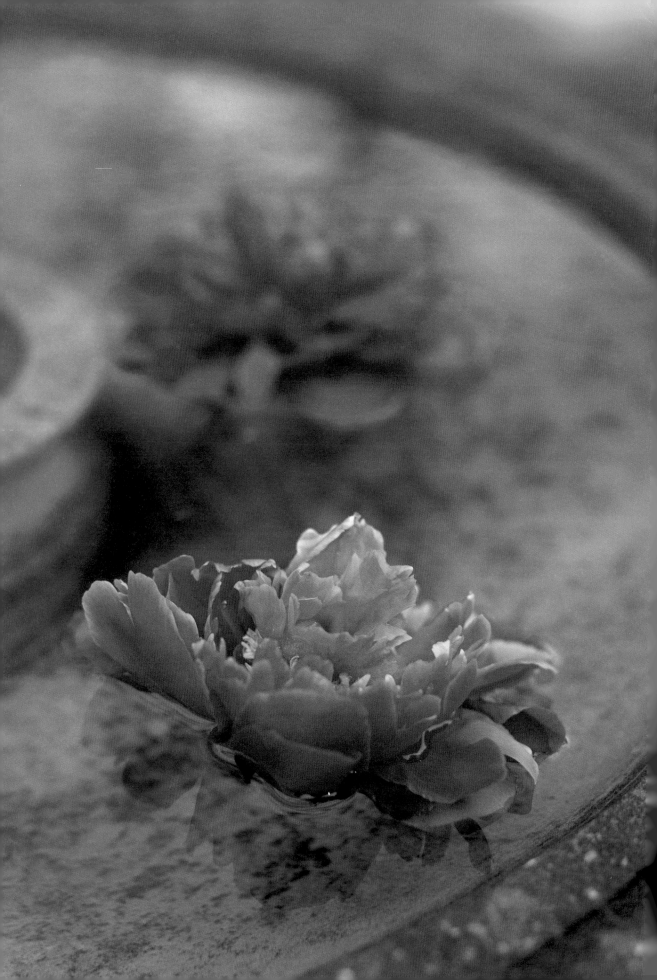

Alimentación natural y energética de

Montse Bradford

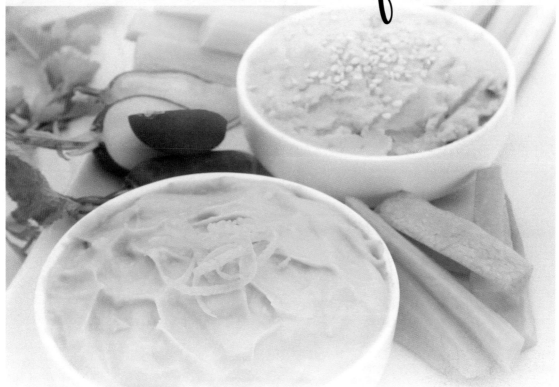

EL PESO NATURAL

CÓMO ELIMINAR EL SOBREPESO Y ALIMENTARSE DE FORMA NATURAL Y CONSCIENTE

OCEANO

Índice

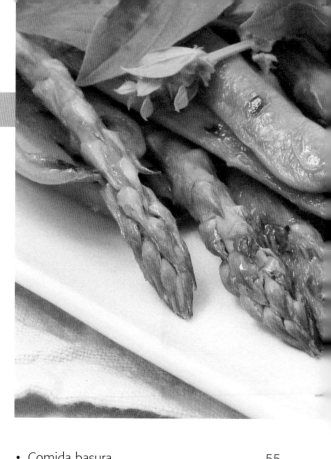

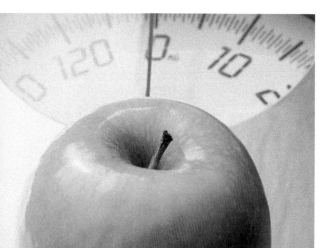

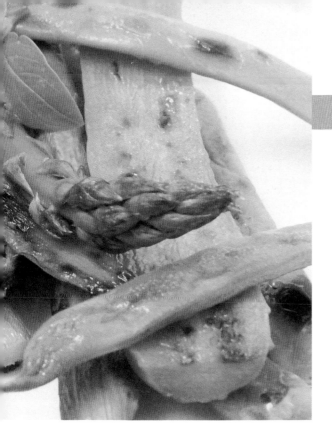

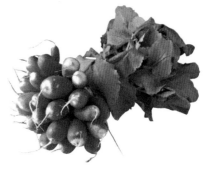

Cambia tu vida,
come mejor

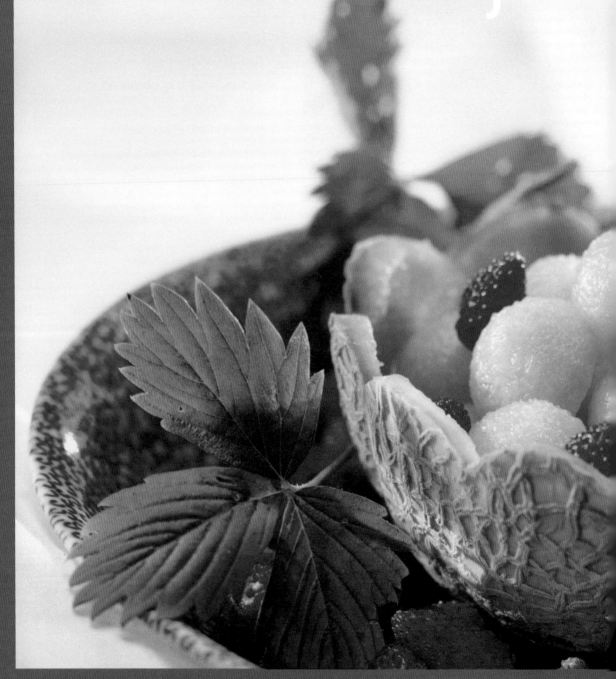

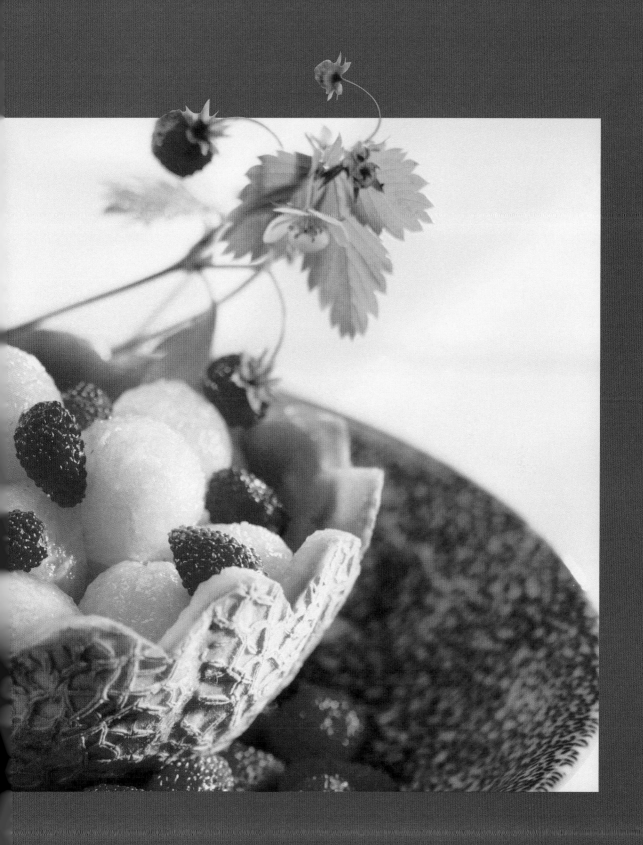

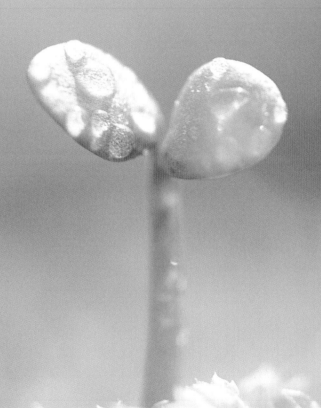

Una alimentación **sana**
nos hace **libres**

La transformación empieza... ¡ahora!

«Que el alimento sea tu medicina y la medicina tu alimento.»
HIPÓCRATES (460-437 a.C.)

Espero que este humilde intento de aportar un poco de luz y claridad sobre el tema del sobrepeso pueda ser comprendido por todos los que lean este libro. Ya sabemos que es un tema muy debatido, con muchísimas opiniones y directrices; pero que todavía nunca se ha tratado a nivel energético. Vamos a entender esta vieja sabiduría que debería estar más divulgada y comprendida de nuevo a nivel colectivo.

Son momentos cruciales para todos; la humanidad, como se sabe, tiene un problema grave entre manos: el sobrepeso de decenas de millones de personas en los países ricos y avanzados, que no solo afecta a edades maduras o a la tercera edad, sino también a niños y adolescentes. ¡Puede considerarse una pandemia!

Ahora salen al mercado cientos de dietas, ayunos y formas —se podría decir— muy creativas de cómo alimentarnos. Personalmente, creo que no es cuestión de buscar «otra dieta», sino tan solo de mirar hacia atrás, de ver cómo nuestros antepasados comían alimentos del campo o cómo en países no tan desarrollados no existe la obesidad, ya que sus alimentos son más primarios y naturales. No utilizan comida basura, *fast food*, empaquetada o congelada. Su forma de vida rural y sencilla no les permite comer estos productos de la vida moderna, ¡y gracias a ello no están obesos!

Si nos sumergimos totalmente en estos conceptos y los aplicamos, veremos en poco tiempo un cambio muy importante que nos dará fuerzas para seguir con la aventura de la vida.

¡Ojalá todo lo que exponemos en este libro lo hubiéramos aprendido en la escuela! Una buena alimentación, sana y equilibrada nos hace a todos más libres, menos dependientes. Para saber escoger, hay que tener los conocimientos necesarios. Y no hay nada como el bienestar y la salud para poder disfrutar de los demás aspectos de la vida que nos conducirán directamente a la felicidad.

Una historia personal

En este libro no trataremos los temas de la bulimia y la anorexia. No llegaremos tan lejos por respeto a quienes han dedicado muchos años a estudiar estos delicados y profundos problemas y a encontrar soluciones. Necesitaríamos otro libro para poder explorar con detenimiento y profesionalidad todas las causas que pueden producir estos serios desequilibrios, tanto a nivel físico, como emocional y mental.

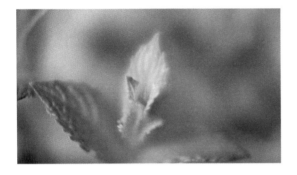

Para mí lo más importante es comprender la dinámica energética del cuerpo y poder contestar con claridad a las siguientes preguntas:

- ¿Por qué unas personas engordan y otras, aunque coman sin parar, no?
- ¿Qué alimentos tienen el efecto de incrementar el peso y el volumen corporal?
- ¿Qué alimentos tienen el efecto de eliminar o congelar las grasas existentes?
- ¿Qué circunstancias, según las combinaciones o la naturaleza de los alimentos, nos harán acumular más o menos peso?
- ¿Por qué a algunas personas les cuesta tanto aumentar de peso o lo pierden rápidamente?
- ¿Por qué motivo no me funcionan las dietas, ayunos o curas?
- ¿Por qué no me dura lo que me propongo?

El tema del peso, a nivel general, es fácil de corregir, si entendemos profundamente cómo alimentarnos, teniendo en cuenta:

- Los efectos y la reacción de los alimentos al consumirlos.
- La naturaleza de nuestro cuerpo.
- Aplicar con claridad y constancia las pautas que veremos en este libro.

Mi experiencia

Mi historia personal podría ilustrar brevemente el tema del peso. Empecé a tomar más conciencia de la alimentación cuando tenía unos veinte años. Durante la primera fase de mi vida, digamos que mi alimentación era la que un hogar tradicional podría ofrecer: carne, huevos, grasas saturadas, azúcar, lácteos...; pero, aunque mi peso exterior era normal para una persona de esa edad, mi yang interior era fuerte.

Empecé a interesarme entonces por una alimentación más saludable y natural. El cuerpo me pedía verduras, frutas y muchas ensaladas, probablemente para compensar tantos años en los que me había nutrido con una alimentación basada en proteína animal.

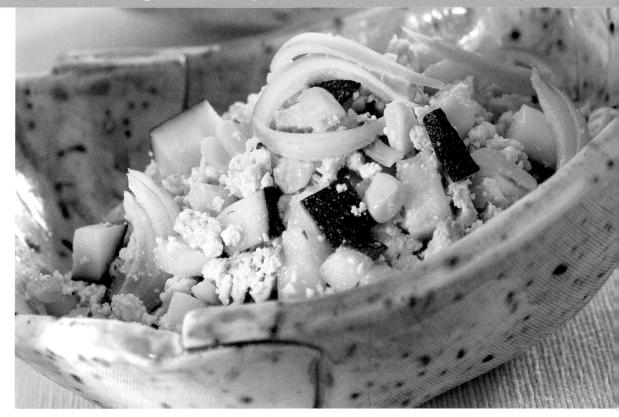

Exploré el ovolactovegetarianismo, luego el vegetarianismo, luego el veganismo, el crudivorismo y el frutivorismo, y aunque al principio siempre me parecía que había encontrado mi forma de alimentación, sentía que a los pocos días no me funcionaba. No tardaba en encontrarme cansada, lenta, sin concentración, con mucho frío, y con la sensación de tener los intestinos expandidos y las digestiones muy pesadas por el exceso de alimentos crudos.

El cuerpo me pedía productos del reino vegetal, y deseaba encontrar una alimentación basada en estos principios, pero que me aportara vitalidad, claridad y una energía constante. Una amiga mía me introdujo en una alimentación centrada principalmente en los cereales, con condimentos muy salados, muy pocas verduras (cocinadas largo tiempo), y pocas proteínas.

Creo que, en esta vida, no podemos decir que algo no funciona si no lo probamos, así que, después de haber estado comiendo tantas frutas y ensaladas crudas, que propician el yin, la ingestión de una dieta yang consiguió que me sintiera mejor durante los primeros días, al proporcionarme el equilibrio que me faltaba.

Pero, poco a poco, me adentré en el otro extremo energético: si estaba muy yin exteriormente por la ingesta en demasía de crudos, mi energía interior iba acumulando yang, debido a una alimentación estricta, sin variedad y con mu-

11

La calidad de nuestra alimentación está intrínsecamente ligada a la calidad de nuestra salud y de nuestras vidas. Desde los últimos doscientos años, debido a la modernización de la agricultura y a los productos procesados, nuestra alimentación se ha ido apartando más y más de una forma tradicional y natural.

La alimentación tradicional que consumieron nuestros antepasados durante miles de años estaba basada en cereales integrales, verduras y frutas locales y estacionales, semillas y frutos secos, con una pequeña cantidad de productos animales, algas y condimentos naturales.

Todo en la naturaleza tiene su propia energía y fuerza vital. Si observas y eres consciente de las cualidades y efectos de cada alimento, tendrás la base para obtener tus propios estándares de salud y vitalidad. Y aportarás a tu vida la base para la armonía y el equilibrio de cuerpo, mente, emociones y espíritu.

Diseño y estructura de nuestro cuerpo

Lo que nuestro cuerpo necesita puede apreciarse claramente observando su diseño y estructura natural.

De esta forma podremos ofrecerle lo que requiere para conseguir un estado de equilibrio interior.

Los dientes

La estructura de la boca de cada ser vivo indica la clase de alimentos que necesita para su supervivencia.

Los animales carnívoros están provistos de dientes puntiagudos, caninos, para atrapar, rasgar y comer a sus presas.

Los dientes humanos consisten principalmente en molares y premolares para moler y masticar, y en segundo lugar incisivos para cortar. Los alimentos que necesitan esta clase de acción son principalmente los de origen vegetal: cereales, verduras, leguminosas, semillas, frutas y frutos secos, etc.

Solo poseemos 4 caninos, de la cantidad total de 32 piezas. Esto nos demuestra la proporción de alimentos de origen animal y vegetal de nuestra dieta (7 partes vegetales por 1 parte animal).

Nuestros intestinos

El sistema digestivo e intestinal de los animales carnívoros está diseñado para poder digerir la carne: intestinos muy cortos para expeler rápidamente las sustancias tóxicas.

Por el contrario, los herbívoros o animales que se alimentan principalmente del reino vegetal (así como los humanos) están provistos de intestinos largos, para una absorción y asimilación lenta y de bajo nivel en sustancias tóxicas.

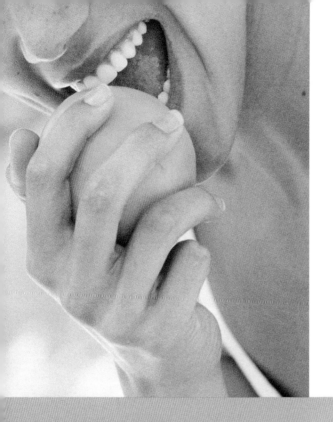

chos condimentos salados. Mi yang interior fue incrementándose, así que empecé a retener líquidos y a acumular las grasas de origen animal que había ingerido en los primeros años de mi vida.

Mi peso empezó a incrementarse y engordé 20 kilos sin conocer la razón. No podía hablar con mis amigos sin avergonzarme: yo, que me alimentaba de forma natural, que viajaba y vivía en el extranjero para conocer y estudiar las tendencias alimentarias, arrastrando esos kilos de más. No entendía por qué. Si comía de forma totalmente natural, las cantidades eran pequeñas,

La flora intestinal

Una dieta rica en alimentos vegetales y escasa en proteínas animales también favorece el equilibrio entre los diferentes microorganismos que pueblan nuestros intestinos (tan esenciales para una buena absorción de todo lo que tomamos cada día).

La calidad de la sangre

Nuestra sangre es ligeramente alcalina. Mantener un pH equilibrado es la respuesta para un sistema inmunitario sano y un óptimo nivel de energía y vitalidad.

Por todo ello, necesitamos entender lo que nuestro cuerpo físico requiere. Atendiendo sus necesidades, alcanzaremos un estado de equilibrio, vitalidad, armonía emocional y mental, y paz interior.

estaba en plena naturaleza... ¿qué mensaje me estaba enviando mi cuerpo? ¿Por qué había engordado?

Afortunadamente, a medida que profundizaba en el estudio de la dinámica y el efecto de los alimentos y en el funcionamiento del cuerpo, pude comprender con claridad lo que pasaba.

Al entregarme a una alimentación estrictamente yang (exceso de sal y de cereales), había acumulado todas las grasas de la infancia (exceso de proteína animal) que habían permanecido congeladas y solidificadas durante el período en que mi dieta había sido casi estrictamente crudívora. No había habido movimiento interno en mi cuerpo.

Poco a poco, aplicando todas las pautas que explico en el libro, pude perder estos 20 kilos que no me pertenecían, ni deseaba, y recuperar mi peso natural.

Nuestras raíces, nuestros **alimentos**

El conocimiento energético de los alimentos y de la cocina nos da libertad. Libertad para escoger lo que deseamos en cada momento, sin ataduras intelectuales ni pautas estrictas a la hora de alimentarnos.

Podemos permitirnos disfrutar en la cocina, ser flexibles, estar presentes en el día a día y poder cambiar constantemente de acuerdo a lo que necesitemos.

La vida es un cambio constante. La inflexibilidad que sentimos hacia lo «nuevo» es temor, debido al desconocimiento de lo que pasará, de un futuro incierto. Intentamos escaparnos y nos sumergimos en una serie de excusas que no nos conducen a nada.

No hagamos predicciones basándonos en un modelo que ya ha caducado. El pasado no puede servir de pauta para el futuro. El cambio es expansión, libertad de movimientos, sentirse a gusto con uno mismo, espacio para moverse. La inmovilidad conduce a la contracción y al deterioro.

El cambio nos da vida y fuerzas para seguir. El estancamiento nos detiene e inmoviliza, nos priva de la alegría y el dinamismo de vivir.

Nadie puede predecir a qué altura puedes volar. Ni tú mismo lo sabrás hasta que no despliegues las alas.

Os invito de todo corazón a descubrir este apasionante viaje energético. Vamos a regalarnos esta aventura porque nos lo merecemos.

Una alimentación tradicional

La calidad de nuestra alimentación está intrínsecamente ligada a la calidad de nuestra salud y de nuestras vidas. Desde los últimos doscientos años, debido a la modernización de la agricultura y a los productos procesados, nuestra alimentación se ha ido apartando más y más de una forma tradicional y natural.

La alimentación tradicional que consumieron nuestros antepasados durante miles de años estaba basada en cereales integrales, verduras y frutas locales y estacionales, semillas y frutos secos, con una pequeña cantidad de productos animales, algas y condimentos naturales.

Todo en la naturaleza tiene su propia energía y fuerza vital. Si observas y eres consciente de las cualidades y efectos de cada alimento, tendrás la base para obtener tus propios estándares de salud y vitalidad.

Y aportarás a tu vida la base para la armonía y el equilibrio de cuerpo, mente, emociones y espíritu.

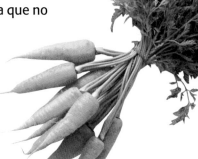

¿Qué clase de alimentos necesitamos?

Necesitamos alimentos puros, producidos de forma natural, libres de productos químicos en cualquiera de sus formas, alimentos que nuestra **madre tierra** nos proporciona, biológicos y sin procesar.

Cereales integrales

Ofrecen un aporte de energía y vitalidad constantes, además de nutrir el sistema nervioso. Utiliza cereales integrales completos: arroz, cebada, avena, mijo, quinoa, trigo sarraceno, etc.

Proteínas vegetales

Nos ayudan a construir y reparar el cuerpo, sin producir acumulaciones de grasa ni obesidad. El ejemplo ideal son los derivados de proteínas vegetales como el tofu, el tempeh y el seitán y, sobre todo, las leguminosas: lentejas, garbanzos, judías, etc.

Hay una gran variedad de leguminosas en todos los países que, además de ser un buen complemento de los cereales integrales, nos ofrecen un considerable aporte proteico. Juntos, cereales y leguminosas nos proporcionarán un equilibrio completo de todos los aminoácidos esenciales que nuestro cuerpo necesita, sin necesidad de recurrir a los alimentos animales y a las grasas saturadas.

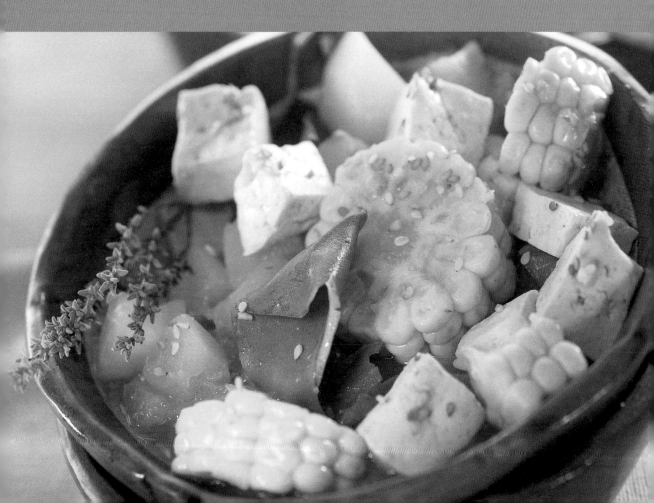

¿Qué clase de alimentos necesitamos?

Minerales

Regulan el pH de la sangre, refuerzan el sistema nervioso, la musculatura, la estructura ósea (que puede que sea ahora cuando necesite más ayuda), los dientes, etc. Destacan por su alto contenido en minerales, las verduras del mar o algas: wakame, nori, arame, dulce, kombu, spagueti de mar, hiziki.

Desde la antigüedad y en todo el mundo, los pueblos costeros han incorporado vegetales marinos a sus dietas. A lo largo de la historia, los vegetales marinos han sido siempre muy apreciados por sus propiedades salutíferas. Las algas contienen entre 10 y 20 veces más minerales que las verduras terrestres.

El yodo, por ejemplo, es difícil de obtener de cualquier otra fuente que no sea del mar, y las algas lo contienen en suficiente cantidad. Gracias a su alto contenido en minerales, las algas producen en la sangre un efecto alcalinizante y pueden depurar nuestro sistema de los efectos ácidos de la dieta moderna. También pueden ayudar a disolver grasas y depósitos de mucosidades que aparecen en el cuerpo por un exceso de grasas saturadas.

En España tenemos muchísimas variedades de algas, y tendríamos que poner énfasis en el uso de las más locales, que se encuentran tanto en el norte de la Península como en sus cercanías (Francia e Inglaterra).

Vitaminas y fibra

Imprescindibles para los procesos metabólicos, abundan en verduras biológicas de raíz, redondas y de hoja verde, germinados y variedad de ensaladas y frutas.

Aceites y grasas

Necesarios para un óptimo funcionamiento del cuerpo. Regulan la temperatura corporal. Están presentes en aceites prensados en frío (oliva, sésamo, girasol, etc.), semillas (sésamo, calabaza, girasol) y frutos secos (almendras, avellanas, nueces, cacahuetes, piñones, etc.)

Fermentados naturales

Regeneran la flora intestinal y mejoran la calidad en la absorción de nutrientes. Destacan las verduras fermentadas naturales, el miso y la salsa de soja de fermentación natural.

Los alimentos fermentados forman parte de la alimentación normal de pueblos muy distantes geográfica y culturalmente. Esto puede darnos una idea de por qué siguen siendo tan aceptados hoy en día.

Entre el uso de la col fermentada en países centroeuropeos, aceitunas en todos los países mediterráneos o las múltiples especialidades en los países de oriente (miso, salsa de soja, umeboshi, tempeh...) existen muchas diferencias culturales y alimentarias, pero todas estas prácticas tienen un denominador común: el empleo de ciertos fermentos que potencian el valor nutritivo de los alimentos.

Uno de los grandes beneficios que se atribuye a los alimentos fermentados es restablecer el equilibrio entre los distintos microorganismos que pueblan nuestro intestino. Entre los más destacables figuran los del género Lactobacilus, entre ellos L. acidophilus, L. bifidus, L. plantarum, L. Leichmanii y L. fermentum.

La mayoría de estos lactobacilos, al llegar al estómago, que es un medio muy ácido, no sobreviven, pero algunos, sin embargo, resisten y pasan a repoblar nuestro intestino.

Endulzantes naturales

Existen gran variedad de endulzantes naturales en el mercado, sin necesidad de recurrir a los azúcares de efecto rápido y desmineralizante. Por ejemplo, la miel de arroz, la melaza de cebada y maíz, los jugos concentrados de frutas naturales... o podemos optar por el consumo de frutas secas naturales (pasas, orejones, dátiles, etc.).

Si adoptamos una alimentación basada principalmente en productos del reino vegetal, podremos disfrutar de un cuerpo más ágil, y escuchar de forma clara sus necesidades diarias o susurros sin tener que esperar aullidos inesperados.

Una alimentación sana y natural no está apartada de una cocina deliciosa, sensorial, con color y sabor, atractiva, simple de cocinar y con la absoluta garantía de que nuestro cuerpo lo agradecerá al máximo.

¿Cuándo es el momento ideal de alimentarnos?

Tenemos que reflexionar sobre nuestro estilo de vida y amoldarnos a nuestras actividades diarias. Cada persona es única y no hay reglas fijas que puedan adaptarse a todos.

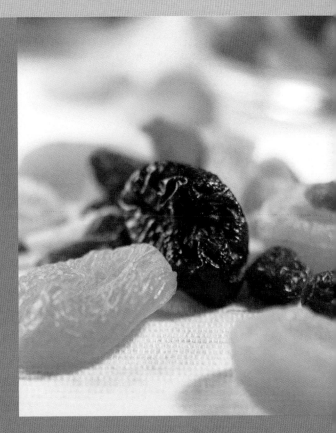

Conviene alimentar nuestro cuerpo tres veces al día. Un buen desayuno nos dará la base para empezar el día con energía y vitalidad, mientras que olvidarnos de él, pasar al almuerzo con un simple snack y llegar a la tarde hambrientos, será la receta ideal para la desesperación de la tarde y de la noche, para no parar de comer y abusar del cuerpo una vez más e incrementar de peso.

La cantidad juega también un papel muy importante en la futura calidad energética de nuestro cuerpo. Es mejor nutrirse de pequeñas cantidades distribuidas tres veces al día, que una gran dosis una vez al día.

Como sugiere el refrán: «**Desayuna como un príncipe, almuerza como un rey y cena como un mendigo**». Eso sería lo ideal.

Nuevos hábitos para una vida sana

- Usar productos integrales, sin refinar o procesar.
- Usar alimentos locales y del mismo clima.
- Usar principalmente productos ecológicos.
- Volver a la cocina casera.
- Volver a la cocina de la abuela.
- Adaptar la alimentación a los cambios estacionales.
- Adaptar la alimentación al país donde vivimos.
- Alimentarnos de acuerdo a nuestras necesidades personales (clima interior).
- Practicar el viejo refrán: «Desayunar como un príncipe, comer como un rey, cenar como un mendigo».
- Escuchar nuestra intuición y los mensajes de nuestro cuerpo.

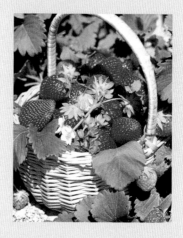

Depurar y ayunar

Muchas veces hoy en día oímos estas palabras, especialmente cuando la persona desea perder peso.

Aunque si lo hacemos solo una vez al año, cuando hemos abusado de la comida, nos llevará de nuevo al otro extremo de "comer en demasía", para de nuevo tener que volver a pensar en depurar o ayunar.

Y así cambiamos el comer para vivir, a "vivir para comer", pensando constantemente en lo que podemos comer o no comer.

La vida es algo más profundo, que estar en esta espiral dualística y sin sentido.

La mejor forma de depurar a diario, es tomar alimentos integrales, incluida la hoja verde de fibra frondosa con cocción de 3 minutos sin tapa, a la hora de la comida principal del día y para la cena. El secreto de una buena evacuación matinal, es una cena con fibra. Así depuraremos y eliminaremos diariamente.

Y también recomiendo ayunar los 365 días del año: una cena temprana nos dará un gran margen de horas en las que el cuerpo podrá descansar y usar las horas de dormir para reparar el sistema nervioso (en vez de digerir la cena tardía). Así tendremos 12-14 horas sin comer, que es una excelente forma de cuidar nuestro cuerpo a diario.

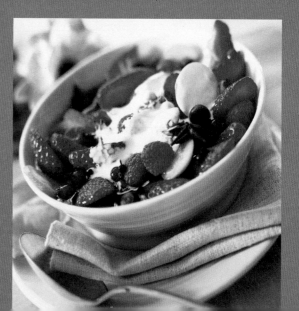

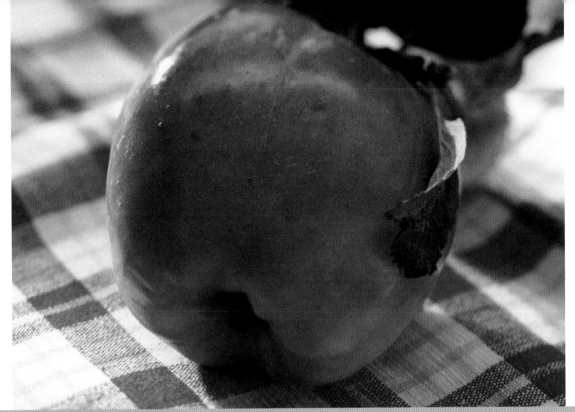

¿Qué necesita nuestro cuerpo?

Carbohidratos	Para obtener energía y vitalidad. Nutre el sistema inmunológico.	Azúcares en forma de cereales integrales. Aportan un constante suministro de energía.
Proteínas	Para construir y reparar el cuerpo.	Leguminosas, tofu, seitán, tempeh y pescado.
Minerales	Regulan el pH de la sangre, sistema nervioso, músculos, huesos, dientes…	Sal marina, verduras del mar (algas) y verduras de tierra.
Vitaminas	Imprescindibles para los procesos metabólicos.	Verduras de tierra (raíces, redondas y hojas) y frutas.
Aceite y grasas	Para un óptimo funcionamiento del cuerpo. Regula la temperatura.	Aceites prensados en frío sin refinar, semillas y frutos secos
Fermentados	Regeneración de la flora intestinal y buena absorción de los nutrientes.	Encurtidos (pickles) hechos en casa, miso y salsa de soja, umeboshi.
Germinados	Activan los procesos metabólicos.	Germinados de alfalfa, brócoli, rabanito, hinojo y remolacha.

¿Por qué comemos?

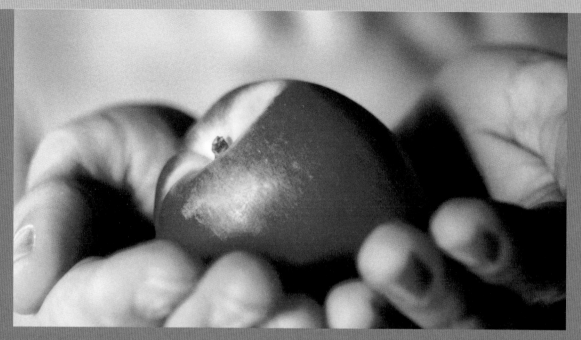

Hay una frase que mueve a reflexionar: **«¿Comer para vivir o vivir para comer?».** La mayoría de personas ignoran el punto de vista energético para apreciar con profundidad su significado.

El proceso de alimentación está muy desvalorado a nivel popular: cocinar es un agobio, una pérdida de tiempo, una rutina, una obligación que hay que intentar evitar, aunque vemos que los que piensan de esta forma ¡están normalmente todo el día picando! No ofrecen a su cuerpo lo que realmente necesita, y éste, a cambio, muestra su insatisfacción constantemente.

Vemos cómo el arte de cocinar está desapareciendo velozmente ante nuestros ojos. Incluso las cocinas, antes centro de la casa, se construyen cada vez más pequeñas, dejando espacios para un gran frigorífico y congelador, un horno microondas... ¡Es un círculo sin fin! Cada miembro de la familia se prepara sus snacks o comidas de forma independiente, sin el aliciente de sentarse todos juntos alrededor de la mesa para compartir. Se come por separado, delante de la televisión, aunque nos quejemos de que no exista una mejor comunicación en las familias. **Cocinar: preparar alimentos para generar salud, energía, equilibrio y paz interior es un arte olvidado ¡que conviene recuperar!**

Podemos escoger alimentarnos de muchas formas y con diversos planos de conciencia. Cada uno es importante, pero conviene que no nos estanquemos en uno. Siendo flexibles, podremos utilizarlos prácticamente todos, profundizando más y más, sin fanatismos, ni ideas rígidas: llegaremos entonces a cocinar y alimentarnos con libertad, alegría y amor.

Planos de conciencia a la hora de comer

Primario

Comer de una forma espontánea cuando se tiene hambre, sin usar o seguir ningún modelo de conducta o filosofía. Es una conducta automática e inconsciente que responde a la sensación física de tener **hambre**.

Todos poseemos este instinto de supervivencia y lo usamos cuando se necesita. Pero podemos también continuar el recorrido por los siete niveles, sin quedarnos estancados en éste, seleccionando con conocimiento energético lo que nuestro cuerpo necesita, sin «devorar» lo primero que haya delante cuando tengamos hambre.

Sensorial

Comer de acuerdo al **deseo de los sentidos**, haciendo énfasis en el aspecto, gusto, olor, color y volumen.

A este nivel se utilizan recetas ya usadas con anterioridad con sabores que se reconocen. Quienes se alimentan así necesitan encontrar satisfacción en lo que comen a nivel visual y de gusto. Están atados a sus sentidos, y aunque un alimento no les siente bien, necesitan tomarlo para su satisfacción sensorial.

Podemos utilizar este nivel, cuidando las formas, colores, gustos, texturas y consistencias de lo que cocinemos. Este nivel está muy conectado tanto al cuerpo físico como al emocional y es realmente importante considerarlo, usarlo de forma adecuada, pero sin quedarnos estancados en él.

Emocional

Se sigue una alimentación que busca obtener una **satisfacción a nivel emocional**. Puede que estas personas cocinen a menudo los platos favoritos de su infancia, los que su madre o abuela les cocinaban de una forma determinada; o estén totalmente estancados en una tradición o forma de cocinar que quizá ahora no les beneficie a nivel de salud.

Puede que necesiten presentar lo cocinado con cuidado y con gusto, poniendo mucho énfasis en todo el ritual alrededor de la comida: música, velas, flores, mantel, ambiente...

¡No hay tiempo para cocinar ni para comer! En casa se calienta cualquier cosa congelada en el microondas; fuera de ella, se compra cualquier tentempié. Se come de pie, viendo la televisión, andando por la calle, hablando en reuniones de negocios, o trabajando delante del ordenador, ¡y aún así... pretendemos que lo que ingerimos nos alimente, nos dé vitalidad, energía y vida para poder seguir nuestro camino!

Es un nivel importante a considerar en estos momentos, en los que el acto de comer, de alimentarnos, de fabricar nuestra calidad de sangre y energía está totalmente desvalorizado. Aunque no debemos quedarnos en este nivel únicamente.

Escuchar cada plano de conciencia aporta

Intelectual

En este nivel se come teniendo en cuenta justificaciones del intelecto y la mente: calorías, proteínas, vitaminas, fibras, grasas, minerales...

Es la forma moderna en que se alimenta nuestra sociedad, olvidando la visión global de las necesidades humanas personales y únicas, y con relación al medio donde se vive.

También algunas tendencias alternativas estarán aferradas a este nivel, sin considerar el constante fluir y el cambio de las necesidades energéticas de cada persona. En esas tendencias se clasifican en grupos a todos los individuos y se regirán totalmente por **tablas y cifras**.

Nuestro cuerpo tiene necesidades por ciertos grupos de alimentos, pero no tan solo nos alimentamos de vitaminas, minerales, carbohidratos o grasas, también hay que **considerar los efectos energéticos** de lo que comemos y decidir cuándo los necesitamos.

Puede que un día esté lloviendo y haga frío, y al siguiente haga sol y calor. Puede que estemos trabajando en algo activo, que produzca mucho desgaste físico, estemos sentados detrás de un ordenador durante todo el día o sea domingo y decidamos descansar leyendo un libro. ¡Nuestras necesidades energéticas son muy diferentes!

También hay que considerar **la forma de cocinar** estos alimentos, ya que producirán diferentes efectos energéticos en nuestro cuerpo.

Valorar únicamente los alimentos por sus cualidades físicas (vitaminas, carbohidratos, proteínas, fibra, minerales, etc...) es una forma muy pobre y simplista de entender cómo alimentarnos y revitalizarnos.

Social

Se come teniendo en cuenta una conciencia social, usando productos locales que se han podido obtener sin explotación ni abusos económicos, y se usan alimentos de buena calidad, de cultivo biológico, sin aditivos, colorantes o productos químicos.

Se come en cantidades moderadas, sin abusos y de forma simple, pensando en países más pobres o en personas con bajo nivel económico. Se intentan reciclar los restos para que todo vuelva a la tierra y se aproveche de forma continuada.

Vale la pena que todos tomemos conciencia de este nivel y participemos, agradeciendo infinitamente a nuestra madre tierra por todo lo que nos ofrece, con una actitud de apertura, amor y atención en el momento de preparar en nuestro *laboratorio energético* los alimentos, ¡el suministro que nos dará vida y energía!

Nuestro estado anímico también afectará el resultado de lo que preparemos. Si nos sentimos enfadados, cansados, con resentimiento, ira o simplemente enfadados por tener que cocinar, también estas energías *estarán* en nuestro plato. No es de extrañar que, muchas veces, después de cocinar con estos estados de ánimo, el hambre haya desaparecido o que ya no deseemos lo que estábamos cocinando, ¡sin saber por qué! Inconscientemente no queremos *comernos estas*

equilibrio y armonía en la alimentación

emociones... Pero a menudo ¡obligamos a nuestra familia, especialmente a nuestros hijos, a ingerirlas!

Estar agradecidos en el momento de comer por los alimentos que hemos podido obtener de nuestra madre tierra, de la forma en que los hemos preparado, con amor, y disfrutarlos, masticando, absorbiendo no solo el componente físico de los alimentos, sino también su parte vibracional y de efecto energético.

¡Solo así nos sentiremos totalmente satisfechos! Con ganas y energía para poder salir a la vida y reemprender nuestro camino.

Ideológico

Se come siguiendo alguna creencia o disciplina ideológica: religiones, maestros, filosofía, dietas, curas, ayunos... No se observa o valora lo que se necesita a nivel individual, sino que se sigue de forma ciega, automática e inflexible lo que una determinada disciplina predica. Las personas no cuestionan si en aquel momento necesitan esto o aquello, siguen sus creencias fielmente.

Aquí tenemos muchas dietas y formas alternativas de comer, que pueden ser estupendas para una persona, pero que a otra, con diferentes necesidades energéticas, le va a repercutir a nivel de salud a muy largo plazo.

Por descontado, podemos interesarnos, informarnos y experimentar con diferentes formas de ver la alimentación, pero siempre volviendo a nuestro punto interior como referencia única para juzgar si nos beneficia o nos perjudica.

Comprensión del efecto energético

Se trata de comer de acuerdo a las necesidades individuales y escogiendo libremente en cada momento. Esta forma de comer no prohíbe ninguna clase de comida o alimentos, sino que automáticamente selecciona lo que en el momento determinado esta persona necesita a nivel energético, teniendo en cuenta sus efectos y alimentándose con un solo propósito: aportar salud, equilibrio, paz y conexión interior.

Si nos quedamos estancados en uno de los niveles energéticos que hemos estudiado, se producirán personas «esclavas y fanáticas» con respecto a la alimentación, generando en otros planos del ser humano (emocional, mental, espiritual) desorden y tensión, por no estar escuchando las necesidades reales de cada momento.

Hay que utilizar todos los sistemas, fluir con ellos, ya que cada uno aporta una pequeña parte de entendimiento energético.

Si deseamos obtener equilibrio, dirección y armonía en nuestras vidas, es importante escuchar e intuir lo que necesitamos, y respetar las leyes universales energéticas, aplicándolas con libertad e intuición.

¿En qué **nivel** te encuentras?

Voy a analizar un poco estos niveles, ya comentados en varios de mis libros, pero ahora orientados al tema que tratamos, el peso, podemos ver dos ciclos de conducta. Las personas con exceso de peso pueden estar apegadas a estos tres primeros niveles:

- **Nivel primario**: comer con desatino sin poder parar, comer por comer, comer lo que sea, ya que tienen hambre, sin cuestionarse en ningún momento el efecto que tendrá lo que comen.
- **Nivel sensorial**: guiados tan solo por sus sentidos, esto me gusta y esto no.
- **Nivel emocional**: por hábito, tradición familiar o según cómo nos sentimos.

Al cabo de mucho tiempo de ser infelices y no saber cómo comer, empiezan su jornada a **nivel intelectual**, es decir, contando calorías y siendo muy estrictos con ellos mismos. Desafortunadamente, éste no es el camino para perder peso o encontrar una forma natural de alimentación.

No podemos ser esclavos de las calorías, ¡contando y sufriendo a cada momento lo que ingerimos! A corto o largo plazo, se producirá una reacción contraria: querrán obtener la libertad comiendo sin trabas todo lo que les apetezca o tengan por delante.

Seguidamente, si todavía tienen coraje para continuar este arduo camino, continuarán experimentando dietas, curas o ayunos de forma ciega (**nivel ideológico**), siguiendo al pie de la letra una ideología durante algunas semanas o meses, haciendo lo que los libros les recomiendan, para acabar descubriendo que tampoco funcionan.

Conviene insistir en que nuestro cuerpo cambia a cada momento. Puede que un día necesitemos alimentos que nos refresquen, ya que hace mucho calor, o hayamos tenido una conversación muy acalorada con un amigo, o hayamos trabajado mucho y necesitemos relajarnos. Puede que otro día esté lloviendo, nos encontremos débiles, sin energía y fuerza o con mucho frío y necesitemos reforzarnos o activarnos.

No podemos seguir las instrucciones de un régimen a «fe ciega», ya que el libro no nos puede decir a cada momento cómo nos encontramos. Todo cambia a cada instante.

Lo importante es conocer el efecto-reacción de lo que deseamos ingerir, decidiendo con responsabilidad (habilidad-agilidad para responder) lo que necesitamos en cada momento.

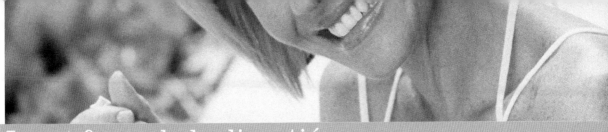

Las 4 fases de la digestión

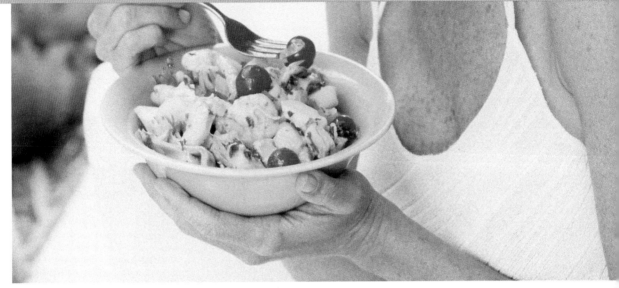

1. Masticación

- Masticar bien, digerir bien y asimilar bien.
- La digestión de los carbohidratos comienza con la masticación (saliva, tialina). Evita la necesidad de comer dulces refinados.
- Crea un sabor dulce de buena calidad. Nutre estómago, bazo y páncreas. Más estabilidad emocional.
- Reduce la cantidad de comida que deseamos, snacks y alimentos entre comidas. Regula problemas de peso.
- Fortalece los dientes y las encías.
- Evita flatulencias, gases y digestiones pesadas.
- Genera un estado general de relajación.
- Fomenta claridad y salud mental.
- Produce energía y vitalidad estables.
- Estimula el funcionamiento general del sistema endocrino y con ello refuerza el sistema inmunitario.

2. Digestión

- Recordar a diario que ¡el estómago no tiene dientes!
- ¿Sufrimos de una digestión pesada o lenta?
- ¿Hay acidez, dolor, somnolencia?

3. Absorción

- Es importantísimo cuidar esta tercera fase, ya que es la que nos ayuda a generar energía y vitalidad. Si masticamos bien, digerimos estupendamente y nuestra flora intestinal está en óptimo estado, podremos absorber los nutrientes de lo que comemos y generar energía para poder seguir con nuestra vida diaria.
- La señal de que estamos absorbiendo bien es que hacemos buenas comidas, y no tenemos hambre en medio de ellas; no padecemos gases ni flatulencias y nuestro nivel de vitalidad no oscila durante el día.

¿De qué forma podemos mejorar la absorción?

- Hacer comidas regulares.
- Masticar bien.
- **Evitar lo qué produce gases, flatulencias y expansión de nuestros intestinos:**
  * Las carnes y los azúcares rápidos producen fermentación en intestinos y pérdida de flora intestinal.
  * Harinas refinadas con levadura (bollería).
  * Harinas integrales sin masticar.
  * Un exceso de crudos: ensaladas y frutas.
  * Las legumbres mal cocidas.
  * Legumbres con fruta.
  * Exceso de especias y picantes.
  * Exceso de frutos secos sin masticar bien.
  * Postres después de las comidas con proteína vegetal.
  * Beber líquido durante las comidas.
  * Bebidas con gas y frías.
  * Exceso de verduras al principio del cambio de dieta (las de hoja verde).
  * Vinagres y alcohol.

4. La eliminación

Esta fase es importantísima y hay que prestarle la debida atención, observando a diario su calidad: el color, el olor, su consistencia, etc. Como adultos, deberíamos tener una buena eliminación. En los niños pequeños, cuando cambian de la leche materna a los primeros sólidos, podemos observar una pobre absorción de los alimentos. Pero, poco a poco, el cuerpo empieza a aprender a digerir y a eliminar propiamente.

Estas fases a nivel de alimentación física también las podríamos aplicar a nuestra vida.
- ¿Estamos masticando, viviendo nuestras experiencias diarias al 100 por ciento?
- ¿Podemos digerirlas rápidamente o padecemos digestiones muy pesadas y difíciles?
- ¿Podemos absorber y aprender estas lecciones con facilidad, enriqueciendo nuestra parte sabia con nuevas experiencias del día a día? ¿Podemos eliminar lo que no necesitamos con agilidad y desapego, o estamos atados al pasado, digiriendo y acarreando pesos inútiles que ya no existen?

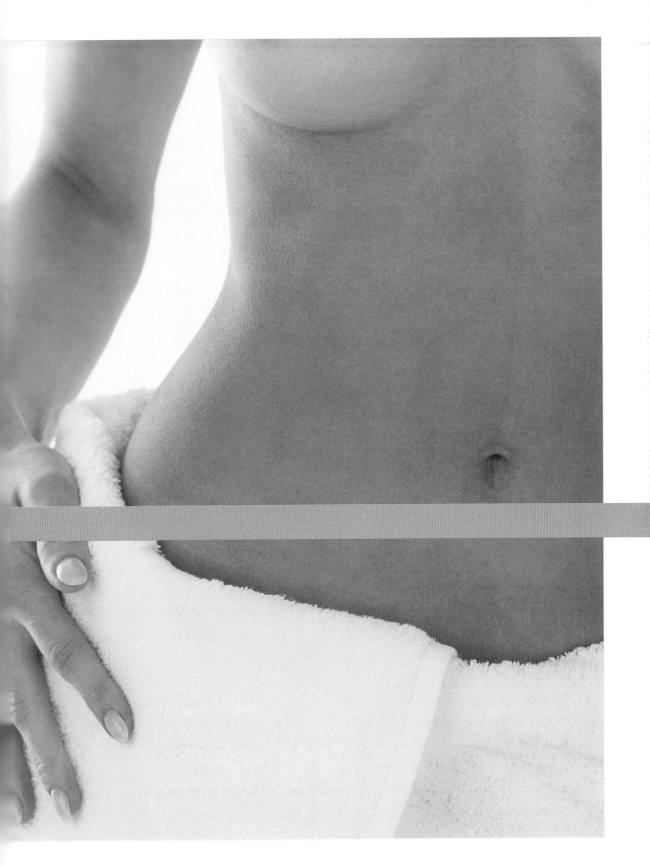

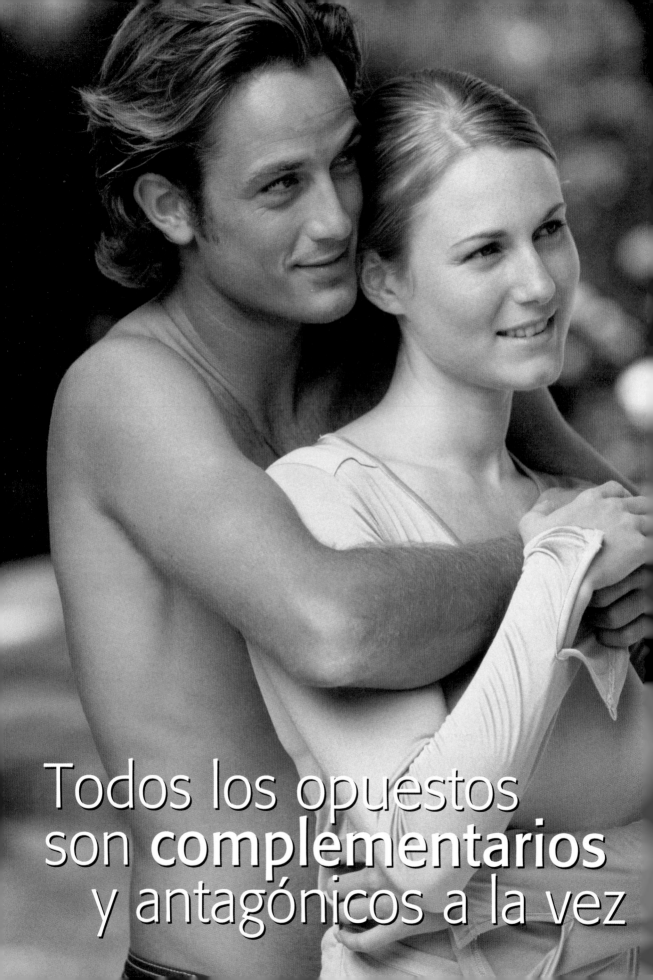

Todos los opuestos son **complementarios** y antagónicos a la vez

La dinámica energética en la vida

En este mundo de dualidades hay que aceptar las dos caras de la moneda, pues una no puede existir sin la otra: luz y oscuridad, día y noche, actividad y pasividad, masculino y femenino, contracción y expansión, frío y calor, blanco y negro... Todos los opuestos son complementarios y antagónicos a la vez. Su encuentro produce la chispa, el movimiento energético que nos hace vibrar, mover a cada uno de nosotros y al planeta Tierra.

Somos energía y por tanto, somos vibración.

Estamos constituidos de diferentes calidades de frecuencias vibracionales:

- El cuerpo **físico** de vibración lenta, que podemos percibir, ver, tocar y sentir.
- El cuerpo **emocional**, de frecuencia más rápida, que no se puede tocar, pero sí sentir, y a veces con mucha intensidad.
- El cuerpo **mental**, de frecuencia aún más rápida. No lo sentimos como los anteriores, pero su estado afecta y condiciona el comportamiento y el estado de equilibrio de los cuerpos físico y emocional.

Todos se relacionan y cooperan entre ellos. La armonía y la paz interior vienen dadas por un equilibrio entre estos cuerpos energéticos. Para poder relacionarnos mejor con el mundo de la energía y la vibración, es importante estudiar y descubrir la dinámica y los efectos de las dos energías universales:

- **Energía de expansión** o energía **yin**.
- **Energía de contracción** o energía **yang**.

La **dualidad yin y yang**, como se estudia tradicionalmente en las culturas orientales. Estudiándola, podemos entender la dinámica energética en nosotros y en los demás (en su forma patológica y en su forma de equilibrio), en los alimentos que comemos, en su forma de cocinarlos y en los efectos que nos producen, la forma de ver la vida, sus diferentes etapas energéticas y cómo equilibrarlas.

Es un baile de efectos y vibraciones, vivo, dinámico y flexible, que nos lleva a cuestionarnos en cada momento nuestras acciones y nos obliga a vivir en el presente. Su aplicación práctica nos lleva a un conocimiento interior profundo y nos da la habilidad de responder ante cualquier situación con libertad, creatividad y claridad.

Su aplicación es muy fácil de entender: si tenemos frío, tenemos que generar calor: abrigarnos más, comer alimentos que nos nutran y/o encender una estufa. Si tenemos calor, tanto en el cuerpo físico, como en el emocional o mental, aplicaremos la energía contraria: dispersaremos el calor, disminuiremos su intensidad o evitaremos su causa.

Todo en el universo vibra con estas dos energías, polos opuestos y complementarios.

- La **energía yin**, **centrífuga**, equivale a expansión, dispersión, evasión, apertura y vibración. Su efecto es muy rápido (lo percibimos en pocos minutos), volátil y superficial.
- La **energía yang**, **centrípeta**, equivale a contracción, acumulación, condensación, acaparación, tensión, vibración y efecto lento e interior (no se percibe su efecto: acumulativo, denso, rígido y difícil de hacer fluir).

Si podemos reconocer estas dos energías, sea donde sea, en nosotros, en una planta, en una verdura, en el tiempo, en nuestras emociones y pensamientos, con reflexión y autoconciencia, podremos equilibrarnos en cada momento, en este baile interminable de espirales y movimiento.

Si miramos desde este punto de vista energético el proceso de la vida, llegaremos a comprender con humildad y sabiduría las reacciones y los pensamientos, los síntomas físicos y las formas de actuar de la gente, y relacionados con todo ello, sus deseos alimenticios.

Con todo, lo más importante que queremos enseñar en este libro es que, según cómo decidamos alimentarnos, y dependiendo de las energías que contengan los alimentos y nuestra constitución, nuestro peso se verá afectado de una u otra forma.

Por esto, si leemos detenidamente este capítulo, podremos comprender por qué una persona puede comer todo lo que desee (sin engordar ni un gramo) y, en cambio, otra tendrá que ir con mucho cuidado, pues solo con respirar ya engorda.

Seguro que en nuestro círculo familiar o de amigos tenemos estos casos y nunca hemos podido explicar el porqué.

Entendiendo nuestra constitución física

Nuestra constitución física es nuestra herencia energética. Viene dada por numerosos factores y no se puede cambiar: árbol familiar y genealógico, la energía precisa que existía en el universo en el momento de nuestro nacimiento, aspectos astrológicos y el período de gestación en nuestra madre (cómo se alimentó, la época del año, el clima, su forma de vida y su salud en general, sus pensamientos, estado mental y emocional...).

Todos estos factores contribuyen a la creación del «producto final»: ¡nosotros!, e influyen claramente en las diferencias que cada uno posee a todos los niveles del ser.

A todo el mundo le fascina el estudio de su propia constitución, deseamos conocer más detalles, descubrir las arrugas o la cantidad de pecas o dónde están situadas. Si estamos en un grupo de varias personas, cada una tendrá unas características diferentes. Quizá podamos clasificar a estas personas por su constitución (de yin a yang) a muy grandes rasgos. Pero no hay rasgos mejores ni peores que otros.

Son nuestros rasgos constitucionales, hay que cuidarlos y respetarlos, ya que nos acompañarán toda la vida.

Es como nacer con un pedazo de arcilla debajo del brazo. Hay muchas clases y cualidades de arcilla y con todas ellas podemos moldear nuestro sueño y hacerlo realidad. Cada una tendrá una cualidad diferente. Hay que conocer la clase de sustancia modelable que poseemos, su potencial, aceptarlo y adaptarnos a él para conseguir lo que deseamos.

Según nuestra constitución, tendremos más facilidad para realizar una u otra actividad, pero con el suficiente conocimiento energético podemos realizarlas todas. Por ejemplo, si nuestra constitución es más bien yin, frágil, de cuerpo delgado y frío, somos idealistas, de tendencias artísticas, dedos delicados y finos... y nos empeñamos en hacer una expedición al polo Norte, escalando montañas muy elevadas, puede que nos cueste más estar a punto que a una persona con una constitución yang, pequeña, robusta, fuerte y práctica.

O viceversa, una persona yang, práctica, dinámica, competitiva, impaciente y social que desee aprender a tocar un instrumento musical o realizar alguna actividad pasiva y mental, puede que no se vea favorecida por su naturaleza y constitución, pero, a la larga, siempre podrá conseguirlo.

Lo más importante, en cualquier caso, es tener una idea general, la vista global de la estructura o naturaleza de la persona en cuestión y, a partir de este punto, observar con atención su condición (ver más adelante en este capítulo) qué es lo que podrá modificar con tiempo, perseverancia y conocimiento de la energía en su cuerpo, en la cocina y en la vida.

Constitución con tendencia yin

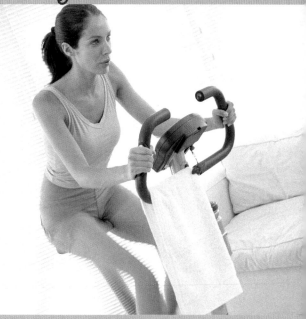

- **Cuerpo:** tendencia a ser delgado y alto, con mayor proporción de energía centrífuga.
- **Proporción cabeza/cuerpo:** cuerpo relativamente grande comparado con la cabeza. (mayor que el ideal 7 a 1).
- **Estructura ósea:** alta, huesos largos, delicados, ligeros y delgados.
- **Contorno cara:** más bien alargada y delgada.
- **Mandíbulas:** delgadas y puntiagudas.
- **Manos:** alargadas, más bien húmedas y frías.
- **Dedos:** medir la distancia entre la muñeca y donde empiezan los dedos. Usando la misma medida, mirar si el dedo corazón tiene la misma longitud. Si el dedo es más largo, delicado y fino, la constitución es más yin. También se puede apreciar esta constitución al cerrar juntos los dedos de la mano. Si todavía vemos espacios entre ellos, la tendencia es yin.
- **Pies:** la energía que fluye a través de los 6 meridianos de acupuntura empieza y termina en los dedos y plantas de los pies. Tenemos más tendencia yin si los tobillos están hinchados o nuestro tendón de Aquiles es doloroso o de color más bien violáceo.
- **Orejas:** orejas pequeñas y lóbulos escasos, que suele ser la tendencia de hoy en día.
- **Dientes:** la condición de nuestros dientes se relaciona con la condición de nuestros huesos. Si tenemos múltiples problemas dentales, y más bien son débiles, se carian y rompen fácilmente.
- **Lengua:** pálida, blanquecina y muy húmeda.
- **Temperamento:** tendencia a ser más creativo, mental, artístico, emocional, pasivo, volátil, con actividades de origen intelectual y artístico.

La constitución yin y el peso

Las personas con una constitución yin vibran con más energía centrífuga (energía que se dispersa y expande).

Una comparación que para algunos puede parecer extraordinaria sería la lavadora, que centrifuga para poder expulsar el agua de la ropa; de la misma forma, los cuerpos con más energía centrífuga se liberan con más eficacia de lo que comen y rara vez tienen un peso excesivo.

Estos cuerpos deben nutrirse debidamente a diario, y remineralizarse para poder obtener la calidad de energía y vitalidad que necesitan para sus actividades cotidianas. Son cuerpos que se pueden quedar fácilmente rígidos y secos, por lo que hay que darles una energía relajante, especialmente dulce y de buena calidad (que se obtiene del grupo de las verduras de raíz y de las raíces redondas: cremas, mantequillas de verduras, estofados, etc.)

Para mayor información sobre el tema, consultar mi libro *Alquimia en la cocina*.

Constitución con tendencia yang

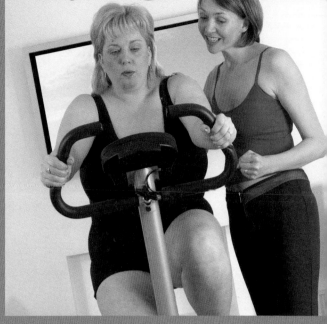

- **Cuerpo:** con tendencia a ser más pequeño, denso y robusto y con mayor proporción de energía centrípeta.
- **Proporción cabeza/cuerpo:** cabeza relativamente grande respecto al cuerpo, mayor que la proporción 1 a 7.
- **Estructura ósea:** pesada, fuerte, con los huesos de los tobillos y las muñecas robustos.
- **Contorno cara:** de forma más bien cuadrada o redonda.
- **Mandíbulas:** forma más cuadrada.
- **Manos:** tendencia a ser cuadradas y más bien secas.
- **Dedos:** cortos, sólidos y densos, y muy juntos unos con otros.
- **Pies:** con durezas y uñas duras y gruesas.
- **Orejas:** grandes, con lóbulos pronunciados. Observar los lóbulos de nuestros antepasados.
- **Dientes:** fuertes y con escasos problemas.
- **Lengua:** amarilla o roja y con aspecto seco.
- **Temperamento:** tendencia a ser más dinámico, social, práctico, competitivo, con actividades que requieren movimiento.

La constitución yang y el peso

Las personas con constitución yang vibran con una mayor energía centrípeta, de acaparar y acumular, y como podemos deducir claramente, de acumular peso. Por eso, si estas personas escogen comer alimentos con esa misma energía centrípeta, (especialmente los que poseen grasas saturadas: carnes, embutidos, huevos y quesos) engordarán muchísimo y tendrán mucha dificultad en poder perder estos kilitos de más. (ver tabla energética de los alimentos más adelante).

Aunque en las dietas hiperproteicas se pierde peso, a largo plazo se recupera e incrementa; además de crear pH ácido, colesterol, problemas cardiovasculares, ácido úrico y pérdida de flora intestinal por el exceso de proteína animal.

¡Deja de comer grasas si quieres librarte de ellas! Es de lógica, ¿verdad? Puro sentido común. Pero puede que ya no comamos grasas y que aun alimentándonos casi totalmente de ensaladas, frutas, zumos y líquidos no consigamos rebajar ni un kilo... ¿Qué ocurre? Pues que la hemos consumido en el pasado, y ahora ¡estamos congelando la grasa existente!

Los alimentos crudos enfrían, debilitan los riñones, apagan el fuego digestivo, entorpecen la eliminación de las grasas saturadas existentes, impiden perder peso y crean una blanda acumulación de grasa congelada y exceso de líquido, ya que los riñones, debilitados, no hacen bien su trabajo.

¿Qué ocurre con el aceite de oliva (grasa) cuando se enfría? Se vuelve sólido. Así, nuestra grasa existente se endurecerá al enfriarse y será mucho más difícil que adelgacemos si comemos un exceso de crudo, ya sean ensaladas o frutas.

Observando nuestra
condición

Podemos cambiar nuestra condición a cada momento y, de hecho, así lo hacemos; pero la mayoría de las personas lo hacen de manera inconsciente y quizá no de la forma en que lo necesitan.

Éste es nuestro regalo: podemos obtener a cada momento el tipo de energía que necesitemos de forma consciente y racional, nutrirnos de ella y llevar a cabo en esta vida las metas que nos hemos propuesto. Pero, ¿cómo podemos ser conscientes e ir paulatinamente orientándonos hacia lo que deseamos llevar a cabo? ¿Cómo podemos nutrirnos de las energías que necesitamos?

Cuando observemos las características descritas a continuación, es posible que encontremos en nosotros aspectos que figuran tanto en el extremo yin como en el extremo yang. Es algo completamente normal. Durante muchos años, puede que nos hayamos nutrido de alimentos que sean tanto muy yin como muy yang, y por esto podemos acusar las dos facetas.

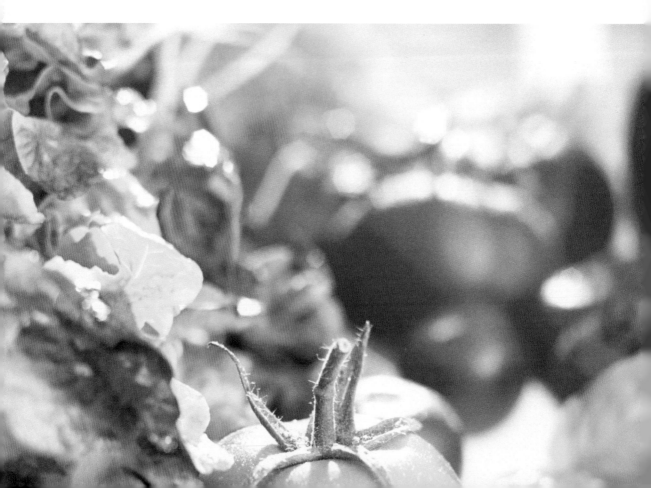

Condición extrema yang

Físicamente: necesitas pocas horas de descanso, acostumbras a acostarte y levantarte temprano. Eres hiperactivo, con tendencia al estreñimiento, a la obesidad y a la retención de líquidos, a comer demasiado y a querer muchos dulces. Tienes la zona lumbar tensa y cierta tendencia a padecer del hígado y de insomnio. En mujeres: síntomas premenstruales o trastornos acusados durante la menopausia.

Emocionalmente: eres irritable, estás lleno de agresividad (especialmente por las mañanas), extremadamente introvertido o extrovertido y de ideas fijas. Siempre consigues lo que quieres, no quieres escuchar a nadie, controlas a los que te rodean, tienes tendencia a sufrir accidentes aparatosos, a gritar con agresividad, etc.

Espiritualmente: eres muy rígido en tu forma de vivir y comportarte, tienes falta de flexibilidad, estás muy apegado a las cosas materiales y al pasado, te cuesta mucho hacer cambios en tu vida, exiges mucho de ti mismo y de los demás, eres muy crítico y necesitas perfección.

Reduce o evita

- Productos salados, sal en general y cruda encima de las comidas.
- Productos animales (carnes, embutidos, aves, huevos...).
- Productos lácteos (quesos, cremas saladas...).
- Horneados (pan, bollería, especialmente con harina blanca).
- Comidas preparadas.
- Snacks y platos muy salados.
- Productos ahumados.
- Pescados en lata.
- Aderezos, aliños y salsas comerciales.

Incrementa

- Verduras de todas clases, cocinadas muy ligeramente, y ensaladas crudas, especialmente: nabos, rabanitos y champiñones.
- Mayor porcentaje de proteínas vegetales que animales (tofu, tempeh, seitán y una buena variedad de leguminosas).
- Algas ligeras (nori, wakame, dulse, kombu, agar agar).
- Frutas locales y de la estación.
- Postres naturales y sin azúcar.

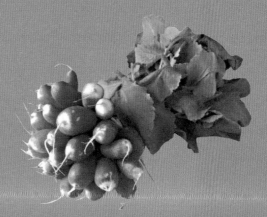

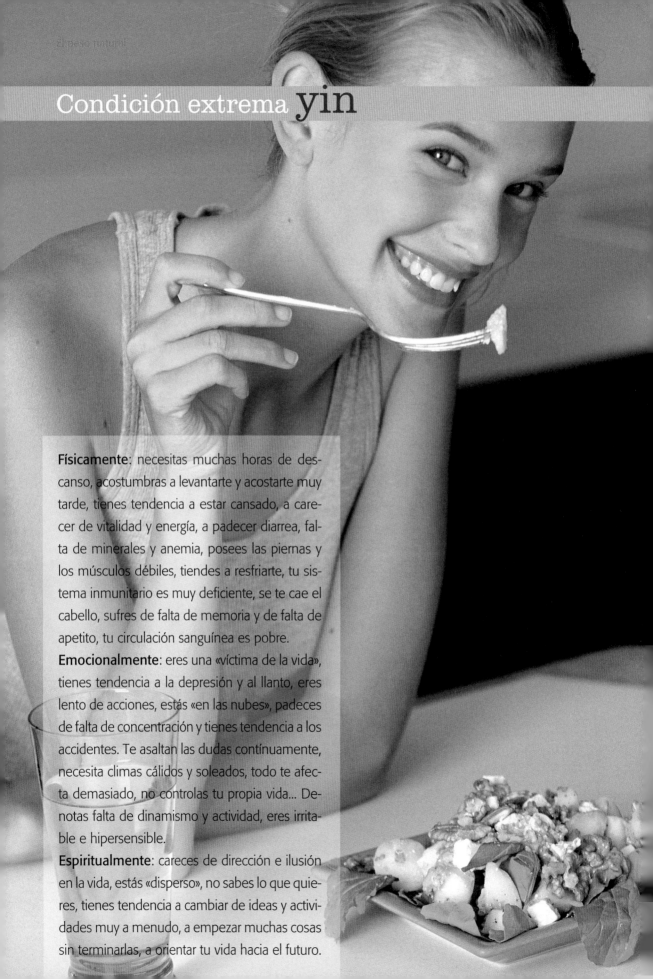

Condición extrema yin

Físicamente: necesitas muchas horas de descanso, acostumbras a levantarte y acostarte muy tarde, tienes tendencia a estar cansado, a carecer de vitalidad y energía, a padecer diarrea, falta de minerales y anemia, posees las piernas y los músculos débiles, tiendes a resfriarte, tu sistema inmunitario es muy deficiente, se te cae el cabello, sufres de falta de memoria y de falta de apetito, tu circulación sanguínea es pobre.

Emocionalmente: eres una «víctima de la vida», tienes tendencia a la depresión y al llanto, eres lento de acciones, estás «en las nubes», padeces de falta de concentración y tienes tendencia a los accidentes. Te asaltan las dudas contínuamente, necesita climas cálidos y soleados, todo te afecta demasiado, no controlas tu propia vida... Denotas falta de dinamismo y actividad, eres irritable e hipersensible.

Espiritualmente: careces de dirección e ilusión en la vida, estás «disperso», no sabes lo que quieres, tienes tendencia a cambiar de ideas y actividades muy a menudo, a empezar muchas cosas sin terminarlas, a orientar tu vida hacia el futuro.

Reduce o evita

- Azúcares refinados de toda clases (blancos, morenos, de caña...).
- Endulzantes concentrados (miel, sirope de arce...).
- Endulzantes refinados (mermeladas con azúcar, chocolate, sacarina, fructosa, mermelada para diabéticos...).
- Pastelería (galletas con azúcar, chocolate, helados...).
- Frutas y zumos tropicales.
- Estimulantes (café, té, bebidas con gas y azúcar...).
- Bebidas alcohólicas de todas clases.
- Exceso de picantes y vinagre.
- Aceite de grasas saturadas (nata, crema, leche...).
- Verduras solanáceas (pimientos, berenjenas, patatas, tomates, espinacas...).
- Comidas y bebidas heladas.
- Aditivos, colorantes, verduras congeladas, levaduras, aceites refinados, aderezos, salsas y aliños comerciales.

Incrementa

- Mayor cantidad de cereales integrales en cada comida.
- Un poco más de pescado y marisco, además del uso de las proteínas vegetales.
- Los condimentos salados en las cocciones (miso, salsa de soja, sal marina, umeboshi).
- Algas a diario (nori, wakame, dulse, kombu, arame, hiziki, espagueti de mar...).
- Cocciones más largas en general.
- Usa variedad de verduras, especialmente de raíz y redondas, y en cocciones largas (estofados, salteados...).
- Si tomas fruta, cocínala con una pizca de sal marina (tipo compota, purés, horno, salteados), o utiliza más fruta seca.

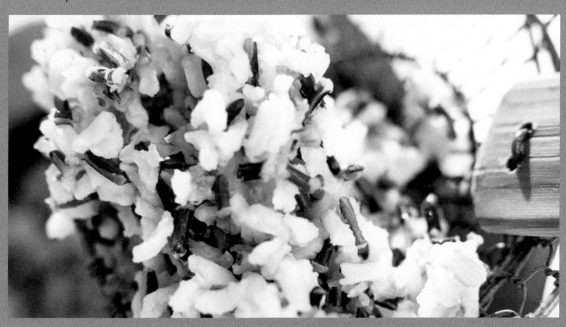

Efectos de los **extremos** de los alimentos

Efectos en el extremo yin de los alimentos

Hay tres grupos de alimentos yin extremos cuyos efectos se traducen en un aumento del peso corporal relacionado con la grasa superficial y la retención de líquidos: un **peso fofo**.

- Grupo de los **alimentos altos en calorías**: alcohol, bebidas gaseosas azucaradas, néctares de frutas, azúcar, chocolate, pastelería, bollería, helados, miel, sirope de arce, azúcar de caña, fructosa, sacarina, mermeladas con azúcar, etc.

- Grupo de los **alimentos que producen enfriamiento, apagan el fuego digestivo** (entorpecen la eliminación de las grasas saturadas), hinchan, expanden intestinos, y producen retención de líquidos por debilitar los riñones: exceso de frutas tropicales y locales, zumos, verduras solanáceas (tomates, pimientos, patatas y berenjenas), helados, bebidas o comidas frías, leche de soja, tofu crudo, leche y yogures, kéfir, alcohol y exceso de ensaladas crudas.

- Grupo de los **alimentos altos en grasa** saturada y con efecto enfriante (congelación de las grasas en nuestro cuerpo): leche, mantequilla, nata, cuajadas (mató), yogures, kéfir, quesos blandos y cremosos, helados, probablemente un exceso de aceite crudo.

Efectos en el extremo yang de los alimentos

Al consumirlos se producirá un efecto acumulativo extremo de acaparar, tensar, crear un exceso de calor interior, cuyas consecuencias serán tensión y un exceso de calor interior, no tan solo a nivel físico, sino también emocional (emociones muy temperamentales, calurosas, extremas y agresivas) y mental (rigidez de ideas, egocentrismo y ansias de controlarlo todo). Cuesta mucho eliminar esta obesidad. Puesto que la persona se encuentra impaciente (el hígado está afectado por grasas saturadas) le costará más asumir un estado de paciencia, relajación y apertura al proceso natural de depuración de su cuerpo.

Si deseamos saber qué alimentos nos han producido obesidad, solo tenemos que observar dónde están acumulados en nuestro cuerpo:

- Obesidad en la parte inferior del cuerpo producida por alimentos extremos yang: esta persona tenderá a la forma de pera, es decir, acumulación en la parte inferior del cuerpo, debido al consumo de alimentos de grasas saturadas, que se fijan al cuerpo y son más difíciles de eliminar.

- Obesidad en la parte superior del cuerpo producido por alimentos yin de grasas, y/o calorías. Esta obesidad (forma de manzana) es más fácil de tratar, eliminándose más rápidamente que la anterior.

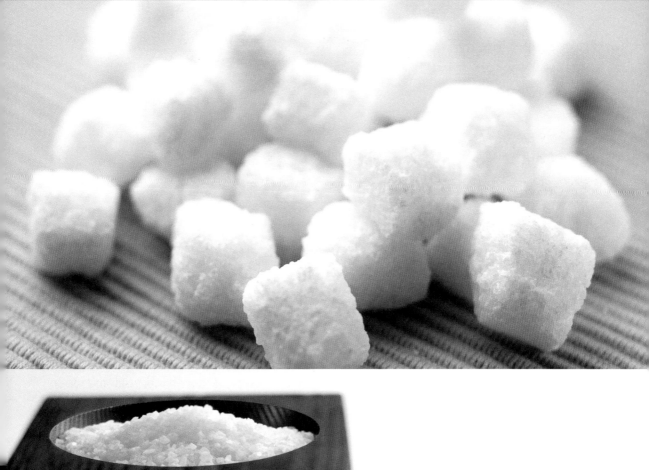

Aumento de peso con alimentos en los extremos Yin (arriba) y Yang (debajo)

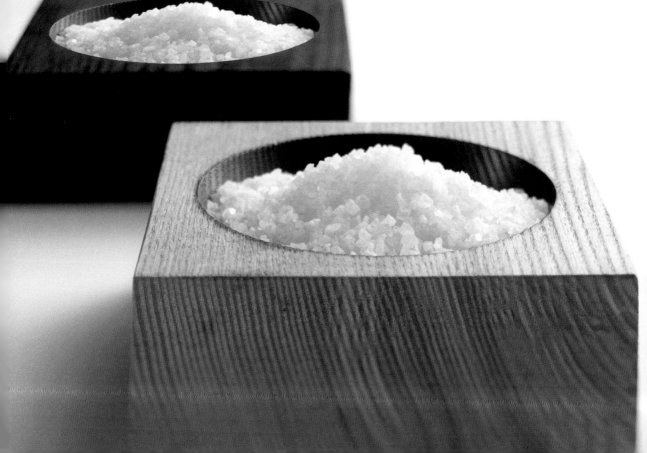

Energía extrema yin ▼▼▼

Centrifuga y expansiva, hincha, dispersa, enfría en extremo.
Produce un efecto de evasión. Es exterior y superficial. Produce peso fofo.

Drogas, alcohol, estimulantes (cafés, tés, bebidas gaseosas azucaradas).
Azúcares (azúcar blanco, moreno, de caña, miel, sirope de arce, helados, chocolate, fructosa, sacarina...).
Algas de lago y agar agar (espirulina, clorella, klamath, agar agar).
Lácteos blandos, leche de soja, tofu crudo (mantequilla, nata, crema, cuajada, quesos blandos, yogur, kéfir),
  productos del coco.
Especias (curry, pimienta negra, pimienta blanca, mostaza, ajo...).
Hierbas aromáticas.
Frutas tropicales o muy expansivas (plátano, piña, mango, aguacate, papaya, pomelos, higos, dátiles...).
Verduras solanáceas (pimientos, tomates, berenjenas, patatas).

Energía moderada

De uso diario

Endulzantes moderados naturales (melaza de cebada y maíz, miel de arroz,
amasake, concentrado de frutas naturales).
Frutas secas locales, sin sulfato (pasas, albaricoques, orejones, manzanas, peras...).
Frutas frescas, locales y de la estación (manzanas, peras, melocotones,
  albaricoques, nísperos, cerezas, fresas, sandía, melón...).
Semillas y frutos secos (sésamo, girasol, calabaza, almendras,
  avellanas, nueces, cacahuetes...).
Verduras locales y de la estación.
Verduras del mar: algas (kombu, wakame, dulse, arame, nori, espagueti de mar...).
Leguminosas y proteínas vegetales (lentejas, garbanzos, pintas, azukis, alubias, seitán, tempeh, tofu ahumado...).
Cereales integrales y pasta integral.
Pescado.

Energía extrema yang ▲▲▲

Centrípeta. Acumula, acapara y engorda. Produce peso denso.

Da calor y tensión en extremo. Vibración y efecto muy lento y profundo.
Aves.
Carnes y grasas saturadas.
Quesos secos y salados.
Huevos, embutidos, jamón, pizzas, horneados.
Condimentos salados (miso, salsa de soja, tamari, umeboshi).
Sal.

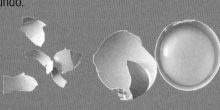

Efectos energéticos de los estilos de cocción

Una de las causas más importantes de una alimentación desequilibrada es no saber cocinar verduras. La mayoría de personas no las saben manipular, no sabe sacarles partido ni generar el efecto y la reacción que el organismo necesita.

Solo se cocinan, sin saber de qué forma, sin tener en cuenta la cantidad de agua, tiempo, sal u otros condimentos. Normalmente solo deseamos que sean «sabrosas» al paladar, que nos satisfagan a nivel sensorial. Y, sin embargo, el grupo de las verduras nos proporcionará importantes regalos y energías que nos ayudarán a compensarnos y a no desear energías y alimentos extremos. Una humilde zanahoria se puede preparar en todos los estilos de cocción que detallamos a continuación y generar efectos totalmente diferentes en nuestro organismo.

No es difícil aprenderlo, simplemente es cuestión de sentido común y flexibilidad para aprender algo nuevo. Si solo utilizamos a diario ensaladas crudas que nos enfrían, desearemos proteínas de origen animal para que nos den riqueza, densidad y calor. Al mismo tiempo, apenas acabar de comer, desearemos algo que nos depure y enfríe como la fruta cruda, generando de nuevo, al cabo de unas horas, apetencias por algo seco y denso, por ejemplo, horneados de harina, lácteos, quesos, embutidos, jamón, etc., para la cena.

O quizás optemos por cocinar unas judías verdes y patatas, de las que, en el momento de comerlas, ya tendríamos que omitir la palabra «verde», pues en ese momento ya están supercocidas y vitalmente muertas.

- **Efecto yin** *(vibración y efecto rápido)*: se consigue con menos tiempo, menos llama, menos presión, menos sal y más agua (es rápido, volátil y superficial, enfría, disipa, expande y abre).

- **Efecto yang** *(vibración y efecto lento)*: se consigue con más tiempo, más llama, más presión, más sal y menos agua (es lento, profundo, tensa, cierra, acumula y calienta).

Estilos de cocción

Si practicamos estos estilos de cocción a diario con verduras variadas, abriremos un campo de acción totalmente desconocido e increíblemente importante para equilibrar nuestras necesidades personales del día.

1. **Refrescantes/enfriantes**: prensados, macerados, encurtidos, germinados, escaldados.
2. **Ligeros** (uso diario): hervir, salteados cortos (con agua o aceite), vapor y plancha.
3. **Relajantes** (uso diario): estofados cortos, cremas y patés de verduras dulces.
4. **Calientes/refuerzan**: presión, horno, salteados largos y estofados largos.

Efecto yin

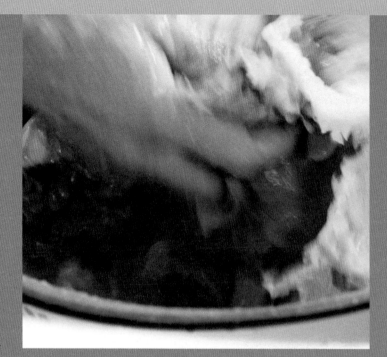

Vibración y efecto rápido.
Volátil y superficial: enfría, disipa, expande y abre. Se consigue con menos tiempo, llama presión y sal, y más agua.

1. **Crudos y licuados**: enfrían y dispersan, energía superficial. Sin llama.
2. **Germinados**: energía activa de apertura, depuración, ligera. Enfrían. Sin llama.
3. **Macerados**: efecto de apertura, textura crujiente, relajará a las personas muy yang. Efecto superficial. Sin llama.
4. **Prensados**: enfría, textura crujiente, sabor más dulce que crudo y con menos contenido de agua. Energía ligera, de apertura con efecto superficial. Sin llama.
5. **Pickles cortos caseros**: regeneran la flora intestinal, efecto ligero, superficial, aligeran y relajan al hígado. Sin llama.
6. **Escaldados**: ligeros, refrescantes, crujientes, efecto activo y superficial. Llama alta, sin tapa. Tiempo de cocción: unos segundos.
7. **Hervidos**: ligero, refrescante, crujiente, efecto activo y superficial. Llama alta, sin tapa, tiempo de cocción: unos minutos (de 3-5 min).
8. **Salteados cortos con agua**: ligero, sabor dulce, activo, dinámico, superficial. Llama alta, sin tapa, tiempo de cocción: unos minutos (de 5-10 min).
9. **Salteado corto con aceite**: ligero, sabor dulce, activo, dinámico, superficial, calienta ligeramente. Llama alta, sin tapa, tiempo de cocción: unos minutos (de 5-10 min).
10. **Plancha**: ligero, sabor dulce, activo, dinámico, superficial, calienta ligeramente. Llama alta, sin tapa, tiempo de cocción: unos minutos (3-7 min).
11. **Vapor**: ligero, superficial, calma, relaja, centra y estabiliza, realza el sabor dulce. Llama media/baja, con tapa, tiempo de cocción: unos minutos (de 7-10 min).

12. **Frito**: calienta interiormente, satisface, nutre, activa, estimula, crea dinamismo. Depende del alimento que se fría, su efecto será más superficial (verduras) o más profundo (pescado). Llama media, sin tapa, tiempo de cocción: 3-5 minutos. No recomendado para perder peso.

13. **Estofado**: centra, estabiliza, calienta interiormente, realza el sabor dulce de las verduras de raíz y redondas, nutre y satisface, refuerza si se utilizan algas, efecto más interior y profundo. Nutre el plexo solar y relaja. Llama media/baja, con tapa, tiempo de cocción: de 30 minutos a 1 hora.

14. **Presión**: energía concentrada, concentra, refuerza, calienta, para condiciones yin. Es recomendable usar este estilo para obtener los efectos descritos, en lugar de utilizarlo para ahorrar tiempo. Llama media/baja, con tapa, tiempo de cocción: dependerá del ingrediente a cocinar. No recomendado para perder peso.

15. **Salteado largo**: dulce intenso, nutre, calienta, refuerza, calma, centra y satisface. Más saludable que los fritos. Llama baja, con tapa, tiempo de cocción: 30-45 minutos.

16. **Papillote**: calienta interiormente, contrae, intensifica el sabor dulce de las verduras. Llama media, tiempo de cocción: dependerá del ingrediente.

17. **Horno seco**: calienta interiormente, contrae, intensifica el sabor dulce de las verduras, efecto más estático, denso y seco. Llama media, el tiempo de cocción dependerá del ingrediente.

18. **Barbacoa**: concentra, contrae, consistencia seca, calienta en profundidad. Energía más dinámica que el horno, pero todavía actuando interiormente en el cuerpo. No recomendado para perder peso.

19. **Ahumados**: se utilizan en pocas cantidades, especialmente, el tofu o el pescado. Efecto profundo, calienta, tensa, concentra y de densidad. No recomendado.

20. **Pickles largos**: fermentados largos de varios años, como el miso, salsa de soja, ciruelas umeboshi, o pickles de meses. Efecto muy yang, y debe usarse como condimento en pocas cantidades.

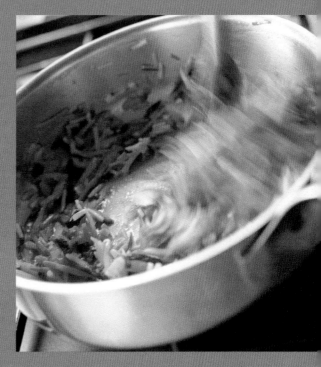

Efecto yang

Vibración y efecto lento y profundo. Da calor y tensión en extremo. Acumula y calienta. Se consigue con más tiempo, llama, presión y sal, y menos agua.

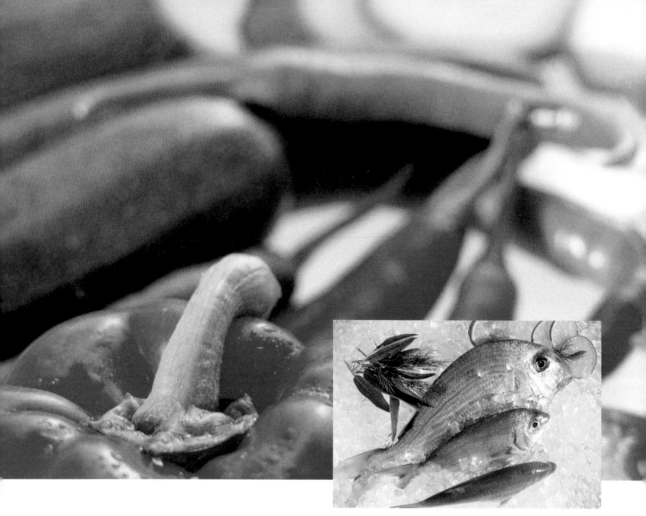

El equilibrio más moderado sería alimentarnos con:

- **7 partes del reino vegetal:**
  Cereales.
  Legumbres.
  Proteínas vegetales.
  Verduras de raíz, redondas y hoja verde.
  Verduras de mar (algas).
  Semillas y frutos secos.
  Frutas locales y de la estación.

- **1 parte del reino animal:**
  Pescado, ya que sus aceites no son saturados y nos beneficiarán.
  Huevos (podría ser un alimento extra, tan solo para personas con deficiencia de peso, niños, adolescentes, embarazadas y lactantes, si fuera necesario).

Las compensaciones energéticas

Recordemos que estamos formados de 1 parte de materia y 7 de agua, que equivalen de alguna manera a 1 parte de energía yang y 7 de energía yin. Al comer, equilibramos inconscientemente este modelo energético.

Si comemos alimentos extremadamente yang (por ejemplo, grasas saturadas), desearemos compensar con 7 partes de alimentos extremadamente yin (alcohol, azúcar, chocolate, estimulantes, etc.). Si comemos grandes cantidades de alimentos yang, la apetencia de alimentos extremadamente yin se convertirá en 14, 21, 28, etc.

Esto se aprecia perfectamente en cualquier restaurante; por ejemplo, si se come un bistec (yang), habrá también en la mesa un poco de vino (yin), habrá postres con azúcar, chocolate o helados (yin) acompañados de cafés (yin), probablemente con azúcar (yin) o licores (yin). Y todo esto, solo para compensar esta parte de energía yang que son las proteínas animales de grasas saturadas.

Como bien sabemos, la energía de la grasa saturada es centrípeta y su efecto es acaparar, tensar, acumular y engordar con un peso denso. Para compensar esta parte de energía centrípeta, nos apetecerá el extremo contrario, una cantidad mucho mayor de energía centrífuga, cuyo efecto es hinchar, expandir los intestinos y producir un peso blando.

Para conseguir un equilibrio más moderado, lo ideal sería armonizar este modelo, alimentándonos como se explica en el cuadro de la página anterior.

Varios principios energéticos fundamentales y básicos

- Todo lo que consumimos debe de ser eliminado.
- La calidad de la energía eliminada vendrá determinada por la calidad de la energía consumida.
- Los cambios bruscos y rápidos no duran.
- Un cambio lento es la base para una forma de vida sana, equilibrada y duradera.
- La importancia de la proporción 1/7.

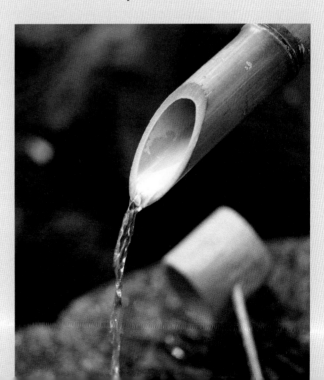

Las ruedas energéticas

Si observamos el equilibrio alimentario que se hace a nivel popular, veremos claramente cómo se producen muchos de los altibajos energéticos diarios: la acidez en la sangre, la desmineralización de nuestros huesos, el colesterol, la presión alta, acumulaciones de grasas y otros muchos problemas, que se podrían evitar si se comiera más en consonancia con lo que nuestro cuerpo necesita.

Rueda energética extrema

En una comida popular encontraremos proteínas de origen animal, carne o aves (grasa saturada), cuyo efecto en el extremo yang es calor, tensión y densidad, que se intentarán equilibrar con:

- Carbohidratos pobres, vacíos, como pan, pasta convencional, arroz blanco o patatas (yin), que se toman como primer plato.
- Verduras, pero solo las que son muy yin para compensar la carne (yang), como ensaladas y verduras solanáceas (pimientos, tomates, berenjenas o patatas).
- Alcohol (vino, cerveza...) de efecto extremo yin, junto con aliños muy exagerados con vinagres (yin).
- Postres (inevitables) entre los que escogeremos lácteos, azúcar, chocolate, helados... con efecto energético yin.
- Y estimulantes como el café (puede que con más azúcar) y algún licor, con efectos extremadamente yin.

¿Qué reacción originará esta comida al cabo de unas pocas horas? Una bajada energética importante de azúcar en la sangre, ya que no hay en nosotros un carbohidrato que actúe a largo plazo, que nos nutra y nos dé energía, vitalidad y concentración constantes. Todos los que hemos escogido son de efectos rapidísimos, que nos producen un estado de hiperactividad extrema... a muy corto plazo.

A nivel fisiológico, estos alimentos nos producirán acidez y desmineralización, ocasionando problemas en los huesos, el sistema nervioso, los dientes, el sistema circulatorio, etc.

A media tarde, no nos quedará más remedio que volver a ingerir rápidamente algún carbohidrato de efecto rápido (bollería, pastelería, chocolate...), regado con algún estimulante de efecto también rápido (café, té, bebidas gaseosas azucaradas) para poder llegar a terminar el día con nuestras actividades diarias.

Regresamos a casa cansados y sin energía, no nos apetece cocinar, y volvemos a caer de nuevo en esta rueda energética extrema: nos apetecen embutidos, quesos y lácteos, pan..., con lo que generamos de nuevo un efecto extremo yang y necesitamos equilibrarlo otra vez con alimentos de efecto extremo yin como azúcares, etc.

Es una rueda sin fin, que solo se puede parar si nos encaminamos al reino de las proteínas vegetales y las convertimos en nuestra base proteica de alimentación diaria.

Cómo se producen muchos de los altibajos energéticos

Rueda energética moderada

Esta vez, la comida es más ligera y razonable. Empezaremos con:

- Una proteína vegetal, sean legumbres o proteína en forma de seitán, tempeh o tofu (para más recetas ver mi libro *El libro de las proteínas vegetales*).
- A continuación desearemos un carbohidrato integral, en forma de cereal integral (arroz, cebada, mijo, quinoa, trigo sarraceno, etc.) que nos proporcionará energía, concentración y vitalidad estables a muy largo plazo.

Personalmente no tengo ningún problema en incluir en la misma comida un cereal integral y una legumbre, ya que me aportarán toda la cadena de aminoácidos completa, y me nutrirán tanto en carbohidratos como en proteínas, así que no sentiré ninguna carencia durante las próximas horas de ninguno de estos grupos.

Cuando no se come uno de los dos grupos en una comida, normalmente se tiende a suplirla con snacks al cabo de unas horas. Por ejemplo, si no comemos **carbohidratos integrales**, querremos azúcar rápido, pastelería, bollería, chocolate, galletas o pan a media tarde. Y si no hemos comido **proteína** en la comida, desearemos chocolate con frutos secos, patatas fritas, pastelería o algo que nos aporte la proteína que no hemos comido y necesitamos.

- Después de las proteínas vegetales y el cereal integral nos apetecerán verduras de tierra (raíces, redondas y de hoja verde), variadas y cocinadas de forma diferente. Puede que con un poco de ensalada, si nos sentimos con mucho calor, pero también nos apetecerán en ese momento otras formas de cocción de verduras; por ejemplo, verduras del mar: deliciosas algas cocinadas y puede que combinadas con otras verduras o proteína vegetal o el cereal.
- Hemos llegado al final de la comida sin necesidad de tomar alcohol ni azúcares refinados o estimulantes. Podemos permitirnos acabar con un buen café de cereales o una infusión.

Como podemos ver, no existen energías extremas que haya que compensar con otros extremos y que produzcan altibajos muy descompensados, que nos afectarían poco a poco la salud, la vitalidad y la energía. ¡Es un precio muy caro!

Si nos alimentamos de esta forma, podemos continuar la tarde concentrados, llenos de energía y vitalidad. Llegaremos a la cena con hambre y serenidad (sin arrasar la nevera).

Quizás más tarde podamos relajarnos con alguna compota de fruta, si apetece, que se digerirá estupendamente y nos permitirá dormir sin pesadez y con tranquilidad.

Ver y entender estas dos dinámicas energéticas es un paso muy importante para poder luego escoger cuál de ellas nos ayudará a seguir el camino con vitalidad, fuerza y claridad, generando paz y serenidad en nuestra conexión interior.

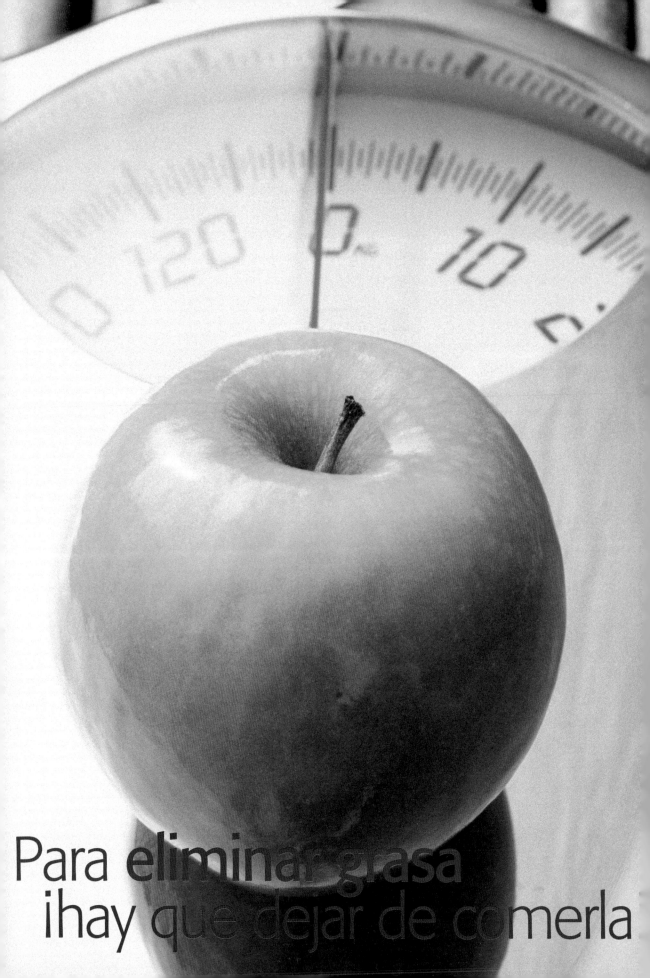

Para eliminar grasa
¡hay que dejar de comerla

El peso
y sus fluctuaciones

Es el momento de averiguar por qué algunas personas no adelgazan a pesar de todos sus esfuerzos y, en cambio, otras no engordan; por mucho que coman, siempre están delgadas e incluso con aspecto de desnutridas.

Obviamente, tiene mucho que ver el metabolismo y la forma en que vibramos y quemamos los alimentos. Si tenemos un metabolismo lento, producido por falta de fuego digestivo, los residuos de los alimentos y grasas no se queman debidamente y se acumulan, produciendo exceso de peso.

Si, por el contrario, tenemos un metabolismo activo y fuerte, éste nos permitirá absorber debidamente todo lo que comamos, nos sentimos llenos de vitalidad y mantenemos un peso equilibrado.

En cualquier caso, también hay que estudiar este tema a partir de la propia constitución física. Por esta razón, hemos dedicado todo el capítulo anterior a comunicar la dinámica energética que genera cada constitución.

La constitución yang y el peso

Las personas cuya constitución es yang vibran con más energía centrípeta; esto es energía de acaparar y, como podemos entender claramente, **de acumular peso**.

Si estas personas escogen comer alimentos con la misma energía centrípeta yang (especialmente los que poseen grasas saturadas: carnes, embutidos, jamón, huevos y quesos, exceso de sal y muchos horneados de harina) engordarán muchísimo y encontrarán una gran dificultad para perder estos kilitos de más.

Podríamos expresarlo de esta forma:

Constitución **yang** + alimentación extrema **yang** = **yang** = peso denso

Es posible que, en su pasado, la persona de constitución yang (energía centrípeta que acapara y acumula) haya comido muchas grasas saturadas, acumuladas de dos formas: en volumen (obesidad) y a nivel energético interior.

Si ahora decide comer todo lo contrario: un exceso de crudos en forma de ensaladas, exceso de frutas crudas, zumos y exceso de líquidos. ¿Qué resultados obtendrá? Pues que tampoco va a adelgazar, ya que está congelando o paralizando la grasa existente. La razón es que un exceso de crudos en la alimentación tiene las siguientes consecuencias:

- **Enfría**.
- **Debilita los riñones**.
- **Apaga el fuego digestivo**. Una forma de saber si nuestro *fuego interior* hace su trabajo con eficacia es observarnos después de una comida sencilla. ¿Cómo nos encontramos? ¿Nos quedamos sin energía durante la primera hora? ¿Necesitamos hacer la siesta, parar o, al contrario, tomamos más estimulantes (café...) para generar artificialmente la energía que en esos momentos no tenemos?
- **Expande nuestros intestinos**, produciendo gases, flatulencias, digestiones pobres.
- **Entorpece la eliminación de las grasas saturadas** existentes.

Así no podremos bajar de peso; por el contrario, creamos un peso fofo, grasa congelada y exceso de líquido, ya que nuestros riñones, al estar débiles, no hacen su trabajo con eficacia.

Con la grasa congelada ocurre lo mismo que con el aceite de oliva (grasa) cuando se enfría, que se vuelve sólido; así, nuestra grasa existente se enfriará y endurecerá, y será mucho más difícil adelgazar si comemos un exceso de crudo, tanto ensaladas como frutas, y enfriamos el cuerpo.

Para constituciones yang

Las personas con una constitución yang deben evitar:

1 **Alimentos que producen un peso denso:** alimentos con grasa saturada, todas las carnes, aves, embutidos, jamón, todos los quesos, huevos, excesos de sal y condimentos salados, horneados de harina y pan.

2 **Alimentos que producen un peso fofo,** que agrupamos en:

- El grupo de los **alimentos altos en calorías:** alcohol, bebidas gaseosas azucaradas, néctares de frutas, azúcar, chocolate, pastelería, bollería, helados, miel, sirope de arce, azúcar de caña, fructosa, sacarina, mermeladas con azúcar, etc.

- El grupo de los **alimentos que producen enfriamiento y apagan el fuego digestivo** (entorpecen la eliminación de las grasas saturadas), hinchan, expanden intestinos y producen retención de líquidos por debilitar los riñones: exceso de frutas tropicales y locales, zumos, verduras solanáceas (tomates, pimientos, patatas y berenjenas), helados, bebidas o comidas frías, leche de soja, tofu crudo, leche y yogures, kéfir, alcohol y exceso de ensaladas crudas.

- El grupo de los **alimentos altos en grasa saturada** y con efecto enfriante (congelación de las grasas en nuestro cuerpo): leche, mantequilla, nata, mató, yogures, kéfir, quesos blandos y cremosos, helados..., también se podría considerar un exceso de aceite crudo, producto del coco...etc.

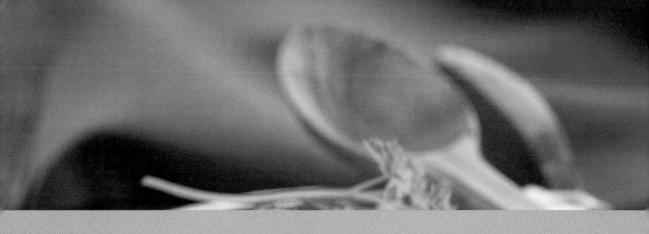

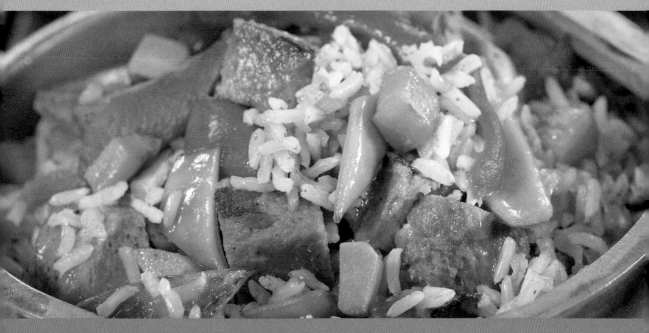

¿Qué hay que comer entonces?

No hay que inquietarse. Podemos alimentarnos y nutrirnos perfectamente con alimentos de origen vegetal. Las personas cuya constitución sea yang tienen que utilizar más a diario alimentos del reino vegetal, para complementar y equilibrar su estructura y su constitución.

Es posible cocinar con deleite la mayoría de alimentos vegetales, sean cereales, verduras, algas, postres, etc. de forma suculenta, nutritiva, sensorial y que nos aporten la energía y vitalidad que necesitamos a diario. Tenemos que aprender a cocinar especialmente las proteínas vegetales, para poder integrar en nuestro repertorio semanal los platos «de siempre» pero con ingredientes sanos y naturales.

*Hay que comer lo que se necesita,
y en la forma que se desea.*

Tenemos que aprender y practicar la alquimia en la cocina. No podemos vivir solo de ensaladas y arroz integral, ya que si lo hacemos, tarde o temprano volveremos a estos alimentos de origen animal (grasas saturadas) que hemos mencionado, buscando sabor, texturas, solidez, densidad o simplemente deseando compensar la carencia energética que nos falta con comidas estrictas, aburridas y sin variedad, ¡prácticamente monásticas!

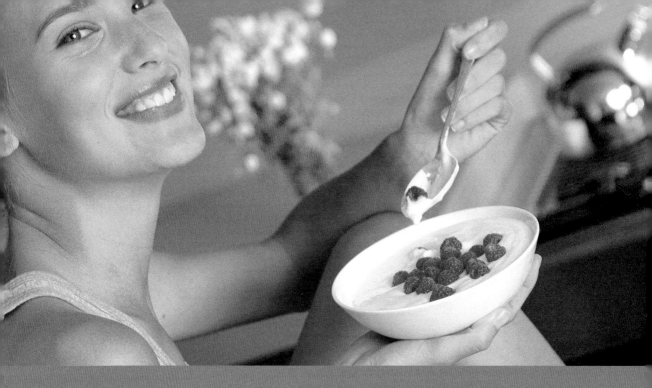

Para constitución yin.
Solo para personas delgadas

Las personas con constitución yin vibran con más energía centrífuga (energía que dispersa y expande). Sabemos muy bien que la lavadora centrifuga para poder expulsar el agua de la ropa, del mismo modo, los cuerpos con más energía centrífuga yin es normal que:

- «Centrifuguen» lo que comen con más eficacia que los yang y que rara vez tengan un peso excesivo. Al contrario, por más que coman, nunca acumularán ni un gramo de más.
- Puede que su fuego digestivo sea también muy débil o esté apagado y no puedan absorber apropiadamente lo que han comido.
- Tal vez su flora intestinal sea muy pobre, y no puedan absorber y asimilar lo que comen.
- A veces, las personas muy yin tienen tendencia a estar tensos y mostrar sequedad, y cuanta más tensión acusan, menos ganas de comer tienen. Deben relajarse primero con una buena calidad de dulce de verduras, para que puedan cambiar su energía, abrirse y poderse nutrir debidamente.
- O puede que estas personas de carácter idealista, acérrimos natos a una ideología alimenticia, se encierren en su mundo monástico, con una escasa variedad de dietas de efectos muy contractivos (yang), austeras y estrictas que lo único que harán es hacerles perder más peso y volverse más tensas, rígidas y secas.

Un ejemplo ilustrará lo descrito: si tenemos en la mano una esponja de mar (hueca-yin) y la apretamos, se hará mas pequeña. Si había agua, se irá y adquirirá un volumen más pequeño.
La constitución yin tiene esta particularidad. Si tomas dietas muy yang (contractivas), perderás el poco peso que tengas.

¿Dónde se acumula más la grasa y por qué?

Solo tenemos que observar y entender el efecto energético de lo que hemos comido y sabremos dónde se acumulará de nuestro cuerpo:

- Los alimentos grasos de origen mas yin, como grasas de mantequilla, nata, lácteos blandos, bollería, azúcares refinados, bebidas gaseosas azucaradas, chocolate, etc., se acumularán en la parte superior y exterior del cuerpo.

- Los alimentos de origen extremadamente yang (carnes, embutidos, quesos curados, huevos, horneados de harinas, se acumularan más hacia la parte inferior e interior del cuerpo.

¿Por qué las mujeres se quejan de que su parte inferior, (**barriga**, **caderas**, **trasero**, **nalgas**) es el lugar en que más peso acumulan? Para entenderlo, hemos de volver a utilizar nuestras herramientas clásicas, relacionadas con el yin y el yang.

La parte media de la mujer, a nivel de la barriga (en japonés, el hara) es la zona que posee más energía centrípeta, la que tiene el efecto acumulativo, la que acapara. De hecho, ¡acaparamos durante 9 meses a un bebé! Si la mujer se alimenta con alimentos que poseen esta misma energía centrípeta (de efecto acumulativo), acumulará lógicamente más peso en esta zona.

Hay mujeres que comen todos estos alimentos y no engordan. Como hemos mencionado antes, estas mujeres serán de constitución con tendencia yin, por lo que su energía centrí-

fuga, de carácter expansivo, no les dejará acumular las grasas.

En todo caso, descubriremos que cada persona acumula las grasas en diferentes partes del cuerpo, de acuerdo a lo que hayan comido. **La calidad de la energía acumulada vendrá determinada por la calidad de la energía consumida**.

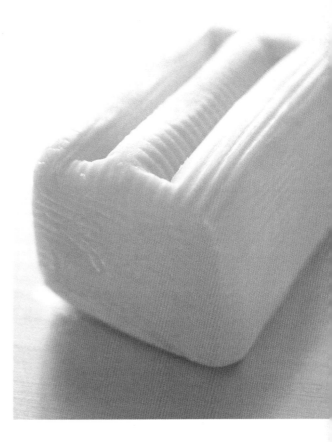

Hombre y mujer

No podemos generalizar o establecer reglas, pero observemos de forma muy general quién tiene más tendencia a engordar, hombres o mujeres, y por qué.

Las mujeres tienen una naturaleza interior más yang, de energía centrípeta, de acumulación y de concentración. Hemos de mencionar de nuevo el ejemplo del bebé; nuestra energía es muy yang (centrípeta) para poder acumular y retener durante nueve meses a un bebé durante el embarazo. Por eso, al poseer una energía más yang en el interior que los hombres, debemos compensar y nutrirnos con más alimentos yin del reino vegetal, para equilibrar nuestra naturaleza y expresarnos exteriormente de forma femenina.

La mujer y el peso

Hoy en día, la mujer, en general, se alimenta de una forma totalmente contraria a su naturaleza, produciéndose un exceso de yang, lo cual genera:

- Exceso de peso.
- Problemas en las menstruaciones.
- Problemas en la menopausia (sofocos, exceso de peso, sudores, todos ellos originados por el consumo de grasas saturadas), alimentos de energía y efectos muy yang y acumulativos.
- Desmineralización de los huesos, producidos por la sangre ácida y ocasionados por el consumo de alimentos extremos tanto yin como yang.

De ahí que, en todos los libros de medicina oriental se represente a la mujer como energía yin, pasiva, femenina, suave. Para tener estas características hemos de alimentarnos con estas mismas energías: la mayor parte de alimentos deben ser del reino vegetal. **Somos lo que comemos**.

En general, el hombre tiene una naturaleza interior más yin, **energía centrífuga**, de expansión. Por ello, para poder exteriorizar su parte masculina de fuerza, solidez, robustez, resistencia y fortaleza, hay que nutrirlo con alimentos de carácter más yang, cuya energía es más centrípeta: pescado, cereal, legumbres, proteínas vegetales, con más densidad y solidez; estilos de cocción a fuego, más tiempo, más aceite y más condimentos yang.

No podemos alimentar a un hombre solo de ensaladas, aunque muchos de ellos lo hacen, pues a corto o largo plazo, su cuerpo les avisará del error. Por eso, comiendo lo mismo, en general, las mujeres tienen tendencia a engordar con más rapidez que los hombres. Aunque el factor más importante a considerar será siempre la constitución de cada persona.

Hoy en día no es difícil ver a hombres con barrigas desmesuradas, con una constitución muy yang (centrípeta). Al comer excesos de alimentos muy yang (grasas saturadas animales-energía centrípeta) necesitan compensar la parte yang con 7, 14, 21... partes de yin y, normalmente, van directos a un consumo excesivo de alcohol, produciendo estas obesidades tan extremas.

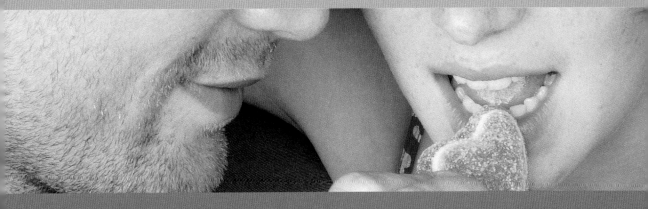

Comida basura

Esta clase de comida y bebida, si se pueden denominar así, no ayudan en absoluto a generar un peso estable y a que nuestro cuerpo esté en equilibrio.

Esta moda *fast food* está compuesta de aditivos, grasa saturada, aceites de mala calidad, colorantes, azúcares refinados, una gran cantidad de sodio y otros elementos químicos, sabores y colorantes artificiales para dar al paladar un sabor agradable momentáneo.

El precio a pagar es muy alto, y si fuéramos totalmente conscientes de nuestras acciones y salud, ni se nos ocurriría pensar en esta clase de alimentos, ni para nosotros, ni para nadie de la familia, especialmente los niños.

A nivel energético tienen efectos extremos, tanto yang (grasas saturadas, altos en sodio, etc.) como yin (azúcares, colorantes, aditivos, etc.). Nos hemos acostumbrado a leer en los titulares de periódicos y revistas cómo este país y todos los demás países occidentales se empiezan a denominar «países con sobrepeso».

En España, actualmente ya tenemos un 45% de los adultos y un 40% de los niños afectados de sobrepeso. ¡Son cifras impresionantes! Y mucho hay que deberle a **la comida basura, junto a la falta de actividad física, la pasividad y una vida absolutamente sedentaria.**

El sobrepeso se ha convertido en una epidemia y aunque no se transmita a nivel vírico, sí se transmite a nivel cultural y afecta a nuestra forma de vivir.

¡Hay que cambiar! Volvamos a la alimentación de nuestros abuelos, cuando nos nutríamos de alimentos del campo que la madre tierra nos ofrecía estacionalmente, sanos y naturales. Volvamos a la cocina casera y a valorar este arte que hoy en día está desvalorizado a nivel global por una sociedad de consumo vacía, con valores totalmente superficiales y carentes de profundidad.

El «templo» que es nuestro cuerpo ¡se merece mucho más! Cuando realmente empecemos a amarnos en profundidad, honraremos y respetaremos nuestro cuerpo físico. Entonces valoraremos la calidad de los alimentos que le ofrecemos, ya que tienen relación directa con nuestro estado integral de salud y vitalidad.

Al mismo tiempo, esto nos ayudará a conectarnos más fácilmente con esa parte interior que todos deseamos conocer.

El mejor momento del año
para adelgazar

El mejor momento del año para perder peso, desprenderse, diluir las grasas existentes, es desde principios de la primavera hasta finales del verano. En estas dos estaciones, el cuerpo está más abierto, es más flexible y está predispuesto al cambio.

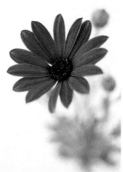

Durante los meses del otoño y en el invierno, el cuerpo esta energéticamente más cerrado, para guardar, acaparar y protegerse de los rigores de un clima frío. Desear perder peso en estas estaciones es ir en contra de la naturaleza. Es inútil intentar perder peso antes de las Navidades.

En cambio, en primavera y verano hay una vibración mas rápida, todo es más ligero, con mucho movimiento y apertura. Hay que aprovechar estos momentos.

Dietas, curas y ayunos para perder peso

Las dietas, sean cuales sean, no funcionan a largo plazo. No podemos estar toda la vida esclavos de un libro, mirando si podemos comer esto o aquello, si nos está prohibido o cuántos gramos nos dejan comer. ¡Qué pena, alimentarse de esta forma!

Estamos atados a la balanza, contando las calorías o renunciando a lo que nos apetece porque no tenemos ni idea de lo que nos engorda.

A veces parece como si nuestro cuerpo tuviera vida propia. No sabemos por qué y un día hemos engordado o nos hemos hinchado después de comer solo una ensalada o dos piezas de fruta. Este desconocimiento total del efecto y la reacción de lo que comemos produce esclavitud y un fanatismo muy grave.

Lo que hacen las dietas

Por otro lado, existen en el mercado dietas para todos los gustos que prometen una importante reducción de peso y milagros que ya sabemos que no son duraderos. Podemos analizarlas a nivel energético, para ver como actúan, pero creo que es mejor mostrar sus efectos. Lo único que hacen la mayoría de dietas, y solo momentáneamente, es:

- Reducir el líquido del cuerpo.
- Dejarnos hambrientos por falta de carbohidratos de buena calidad (azúcar estable).
- Desmineralizarnos totalmente.
- Acidificar la sangre.
- Dar lugar a un sistema nervioso débil.
- Producir unos huesos débiles y desmineralizados.
- Producirnos *ansias y apegos por ciertos alimentos* que antes no teníamos, y que son el resultado de carencias en nuestro cuerpo.

¡Obviamente, el precio a pagar es muy alto!

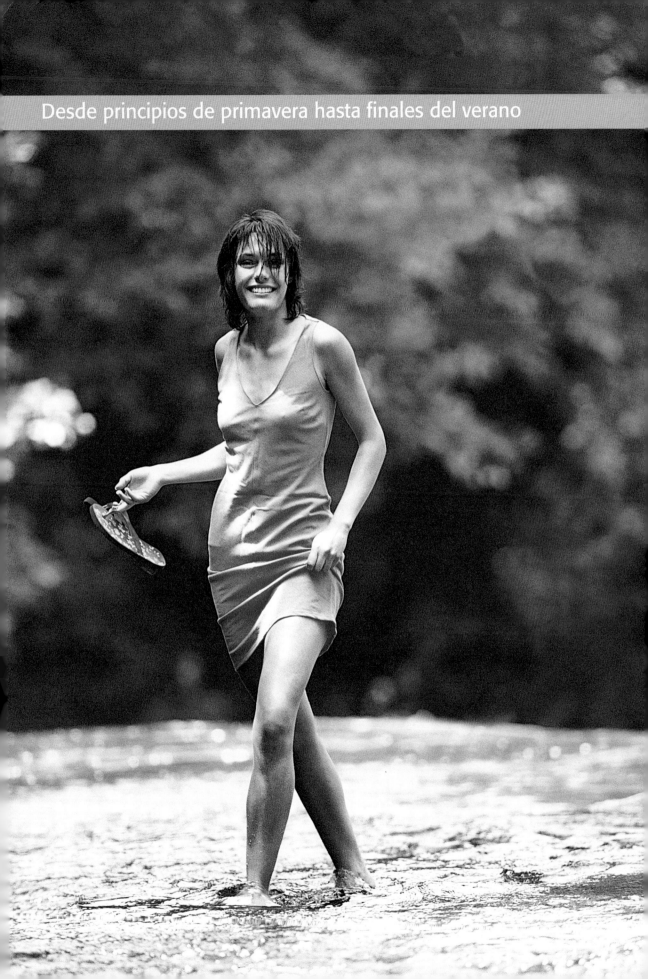

Los ayunos, para perder peso, ¡no funcionan a largo plazo!

A nivel energético, **el ayuno es una yanguización del cuerpo físico.** Al restringir el alimento o a bebida, el cuerpo físico se seca, pierde peso. Es como si estrujáramos una esponja de mar reduciendo su volumen.

Al ayunar, al no ingerir alimentos o bebidas, estamos más tranquilos, sentimos una mayor placidez, pensamos con más claridad (el cuerpo no tiene que usar su energía para digerir), de modo que los cuerpos emocional y mental están más relajados, serenos y sosegados.

Por contra, el cuerpo físico está más yang. Si hemos leído con atención la parte de la dinámica energética del peso, veremos que normalmente quien está obeso, es porque tiene una constitución yang y ha comido también alimentos extremos yang (grasas saturadas, etc.), o sea que, si empieza a ayunar, puede que al principio pierda líquido y parezca que haya eliminado masa exterior, pero interiormente su yang todavía habrá aumentado más.

En cuanto decida parar el ayuno, en muy pocos días, repondrá e incluso incrementará el peso que antes tenía. ¿Por qué? Porque no podrá parar de comer o beber para poderse yinizar, ya que a nivel energético está todavía más yang.

Comer mucho es una yinización. Es fácil verlo *el 25 de diciembre a las 6 de la tarde.* ¿Acaso todo el mundo está activo, con ganas de ir a la oficina, concentrado y lleno de ideas? No, están todos muy yin, se ha comido y bebido con exceso, y esto nos hace más pasivos. Cuando alguien no puede parar de comer o beber, es porque está muy yang, y desea yinizarse –relajarse– **«evadirse de su realidad»** con grandes cantidades de comida o bebida.

Pero esta afirmación no es tan fácil de descubrir. Muchas veces, puede que sea nuestro cuerpo emocional el que está tenso o yang, con acumulaciones energéticas que no hemos depurado en años. Y como no sabemos distinguir qué carencia corresponde a qué cuerpo (físico, emocional, mental), entonces empezamos a darle o no darle a nuestro cuerpo físico alimentos o bebidas con un efecto energético que no tiene nada que ver con el equilibrio del cuerpo físico.

Por ejemplo, cuando deseamos tomar mucho alcohol, esta sustancia nos produce un efecto de distensión, relajación, apertura y evasión. ¿Pero por qué lo necesitamos? Podría ser que estemos comiendo muy yang (mucha carne, embutidos, huevos, quesos…) y lo deseemos para compensar energéticamente.

También podría ser que estuviéramos muy débiles, con frío, sin energía y deseáramos alcohol para compensar la sensación yang de tensión, acumulación, calor derivados de emociones pasadas no depuradas. Al tomar alcohol, todavía estamos debilitando más nuestro cuerpo físico.

Son una yanguinización para el cuerpo físico

Socialmente, a nivel colectivo se utiliza el **soborno alimenticio con el intento de compensar y paliar sensaciones emocionales que no les gustan.** Es un intento inconsciente de ayudarnos, pero podemos ver claramente que no es la solución a largo plazo. Hay que trabajar el cuerpo emocional a diario: depurarlo, nutrirlo y cuidarlo, **¡aunque está claro que no con comida ni bebidas!**

Acabamos de ver claramente, o puede que ya lo hayamos experimentado en nosotros, que ni dietas, ni curas ni ayunos van a funcionar a largo plazo como forma de vida, para generar en nosotros la salud y la vitalidad que todos deseamos tener en nuestra vida.

La cena

Personalmente, creo que el mejor ayuno que podemos hacer a diario es aplicarnos el famoso refrán, ya mencionado antes:

«Desayuna como un príncipe, come como un rey y cena como un mendigo.»

Así al cenar temprano, tendremos muchas horas de ayuno hasta el día siguiente.

¡Piensa que para ir del comedor a la cama no hace falta una cena copiosa...! Podemos adaptarnos perfectamente a nuestros horarios y actividades, solo tenemos que organizarnos un poco al principio. Por ejemplo, si nos regalamos un tentempié nutritivo por la tarde, al llegar a casa por la noche solo vamos a necesitar una crema de verduras y una porción de hoja verde o un poco de compota.

Si nos adaptamos a estos conceptos, veremos que no necesitamos, ni pensamos, ni nos cuestionamos el hecho del «ayuno». Nuestro cuerpo no aullará, al contrario, estará agradecido y nos honrará, apoyándonos incondicionalmente en el quehacer del día a día, dándonos el placer de sentirnos ligeros, vitales y con salud.

Las personas delgadas y con falta de peso, por descontado, no deben seguir ninguna cura, dieta, ni ayuno. Tienen que explorar primero la causa de esa pérdida de peso, y luego alimentarse debidamente con una forma de vida satisfactoria, que nutra y revitalice el cuerpo en profundidad.

Inconvenientes de cenar tarde

- Es tan nocivo como comer carne.
- Crea una acumulación que afecta al hígado y a la vesícula biliar y aumenta el peso.
- Hay que utilizar las horas de descanso para reparar el sistema nervioso, no para digerir la cena.
- Puede generar insomnio.
- Si cenamos tarde, nos levantaremos cansados y malhumorados.
- Del sofá a la cama... ¡no hay que recorrer muchos kilómetros!

¿Preparados **para cambiar?**

Hay que conectar con esa parte sabia

En ambos casos, tendremos que hacer una pregunta básica: ¿estamos preparados para cambiar de hábitos? Si lo que hemos hecho hasta ahora no funciona y no estamos contentos con los resultados, ¿tenemos la disposición y ganas de cambiar? Con nuestros actos estamos generando una vibración determinada. Cada alimento nos produce un efecto y una vibración particulares.

Así que si cambiamos de hábitos, nuestra vibración será diferente; al principio tendremos que acostumbrarnos a sentirnos extraños, *diferentes*.

Mucha gente no puede hacer frente a este cambio y acuden rápidamente a la tapa alimenticia, volviendo a caer de nuevo en sus actuaciones pasadas. En cualquier momento, nuestra vibración es el producto de todas nuestras acciones, tanto alimenticias como de la forma de sentir y pensar hasta este momento.

¿Nos gusta cómo estamos? Para poder responder con autenticidad y humildad, primero tenemos que valorarnos por lo que somos y no por lo que hacemos.

Hemos de conectar con más profundidad con nuestra esencia, bajar el volumen de nuestra vida y el *ruido* exterior, elegir más espacio diario para nosotros, escuchar el susurro de nuestra voz interior, esa parte sabia que vive en nosotros y que sabe muy bien lo que necesitamos.

¿Nos gusta nuestro presente?

Si estamos orgullosos de cómo somos en general, y no queremos cambiar nada, podemos seguir fielmente nuestra forma de vivir. Si, por el contrario, nuestro cuerpo físico no está lleno de vitalidad, hay dolores, exceso o deficiencia de peso, etc... nuestras emociones y pensamientos no ayudarán a crearnos salud y vitalidad. En ese caso, puede que necesitemos un cambio a todos los niveles.

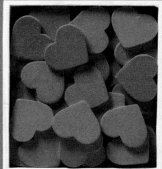

- ¿Vamos a jugar a este juego del autosabotaje toda la vida?
- ¿Cuándo vamos a crecer y a responsabilizarnos (habilidad para responder, para actuar con libertad y conciencia) de nuestra vida?
- ¿Vamos a continuar dando excusas «exteriores" o tendremos el coraje de ir hacia delante?
- ¿Vamos a amarnos y honrarnos como nos merecemos?
- ¿Nos pondremos por primera vez en el centro de nuestra vida?
- ¿Observaremos el miedo que tenemos al cambio, y seguiremos?

que vive en nosotros y que sabe muy bien lo que necesitamos

Si conectamos con ella veremos muy claramente nuestro camino y tendremos fuerzas para seguir con todo lo que la vida nos ofrece a diario, aprendiendo y cambiando en libertad, explorando territorios desconocidos, sin miedo al cambio.

El miedo al cambio está directamente relacionado con dos razones:

- **rigidez y falta de flexibilidad** (exceso **yang**).
- **carencia de energía y fuerza** (exceso **yin**).

A nivel de alimentación, los excesos de extremos yang (grasas animales saturadas) nos producirán rigidez, inflexibilidad, ataduras con el pasado, bloqueos en el canal espiritual, desconexión con nuestra esencia, agresividad, tendencia desmesurada a querer «hacer» y valorar la vida externamente por las posesiones materiales.

A las personas con exceso de peso, que podríamos considerar con exceso yang, les costará asumir los cambios y que necesitan cambiar su forma de alimentarse.

Los extremos yin: azúcares refinados, bebidas azucaradas, alcohol, chocolate, helados, lácteos... nos producirán debilidad, carencia de fuerza, dispersión y desconcentración, y nos debilitarán los riñones, por lo que generarán estados de apatía, frío, carencia de espíritu de aventura y numerosos miedos para ir por la vida.

A este grupo, por su carencia de energía, también le costará implementar nuevos cambios en su vida.

Como seres humanos y dualistas que somos, mientras no sintamos la necesidad de cultivar la sabiduría interior, seguiremos apegados a ese estado de dualidad que nos hace decir que deseamos una cosa, pero vamos en dirección opuesta para obtenerlo. Veo a personas diciendo que desean «melones»... ¡pero se encaminan en la dirección de las «sandías»! Decimos que deseamos hacer esto o aquello, pero escogemos actividades y trabajos que nos distraen de nuestro propósito.

Todos vamos hacia alguna «cima o meta» ¡tenemos toda la eternidad para llegar!, pero hay quienes eligen ir rectos, con determinación y claridad hacia la realización de su sueño y su pasión, mientras que otros escogen senderos sin salidas, se pierden o se confunden y tardan años en darse cuenta de dónde están.

¿Por qué pasa esto? Existen dos razones:

- **Falta de presencia**: divagan sin rumbo en su vida, viven en el pasado, arrastrando vivencias, emociones, creencias pasadas que no corresponden con la realidad y que frenan su vivir, o están haciendo «castillos en el aire», con muchas ideas que no se harán nunca realidad.

- **Miedo al triunfo**: creen que no merecen estar en la cumbre o alcanzar la meta, y se autosabotean con mil excusas para no llegar. Una forma de sabotearse uno mismo, claro está, es comer con desmesura para evadirse de la realidad, o dejar de comer, para sentirse débil, sin fuerzas, y no llegar a lo que se quiere.

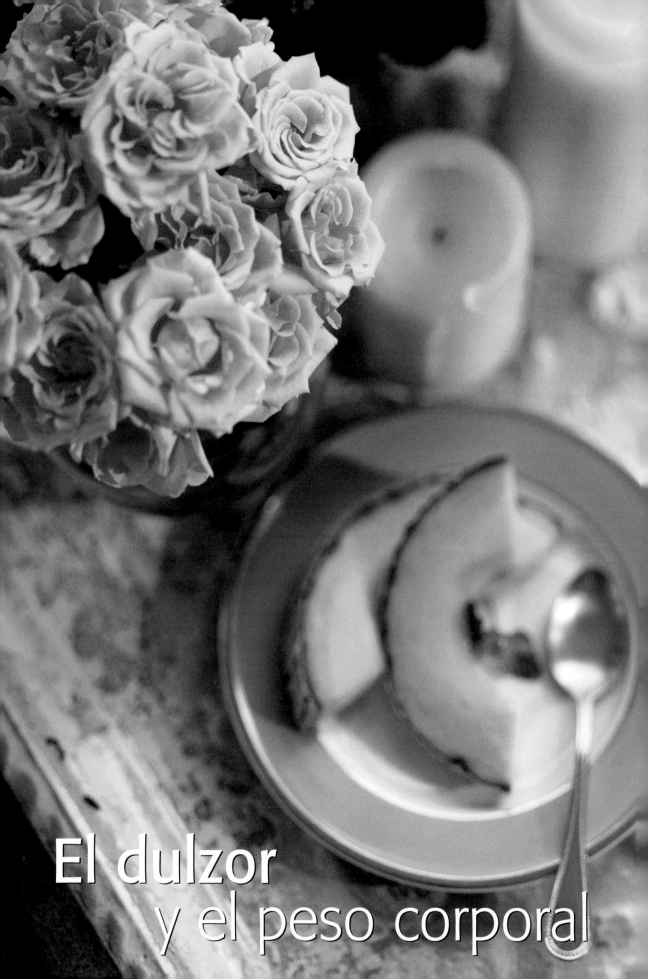

El dulzor
y el peso corporal

El dulzor de cada día

El factor dulzor es muy importante en el tema que tratamos en este libro, sobretodo para las personas que tienen exceso de peso.

Para perder peso

Las verduras bien cocinadas relajarán, aportando a los que deseen perder peso el dulzor que necesitan sin tener que recurrir al extremo de los azúcares refinados y pastelería, altos en calorías y grasas.

- Sabemos que las personas obesas tienen un yang interior extremo e intenso, y buscarán su compensación con alimentos extremos yin (azúcar, chocolate, pastelería, bollería, altos en calorías), o lácteos blandos (altos en grasas y con efecto de enfriar, acumular y solidificar) que no les beneficiarán en absoluto.

- En caso de obesidad, también existe mucha ansiedad. A menudo, cuando se empieza a comer, no se puede parar. ¿Por qué? Pues por lo mismo: cuando hay una gran fuerza yang interior (ansiedad, tensión, calor interior, emociones fuertes) necesitamos compensarlo con energía opuesta yin (de expansión, dispersión, evasión...), sea con alimentos extremos yin o con grandes cantidades de comida para relajarnos.

Por todas estas razones, si a diario intentamos cocinar poniendo énfasis en el sabor y la energía del dulce natural de las verduras, nos iremos relajando poco a poco.

El primer paso para perder peso. Conviene que nos hagamos varias preguntas:

- ¿De qué forma generamos dulzor en nuestra vida?
- En la cocina, ¿nos sentimos totalmente satisfechos por el dulce natural de lo que cocinamos a diario?
- Nuestro cuerpo emocional ¿recibe una buena calidad de dulce?
- ¿Creamos, con nuestro estilo de vida, hábitos y actitudes mentales, el dulce que necesitamos?

Si conectamos a nivel energético con la palabra dulce, ¿qué clase de efecto nos genera?

Tal vez un efecto de apertura, de sentirnos más relajados, abiertos a más opciones en la vida. O quizás un sentimiento de aceptación, de ir más despacio, saboreando cada momento con intensidad y con calidad. Puede que sintamos un calorcillo interno, de confianza, equilibrio, estabilidad y conexión interior. O de amor, cuando conectamos con esta palabra o cuando alguien nos relaciona con ella.

Hemos visto que necesitamos dulzor a todos los niveles de nuestro ser, y como todos están relacionados entre sí, su carencia se traducirá frecuentemente en querer saciarla con alimentos físicos, en comida con efectos extremos.

El dulzor en la cocina

Vamos a explorar en profundidad la carencia de dulzor a nivel físico, cuando en nuestra cocina diaria no lo creamos y por ello el cuerpo físico lo desea de forma extrema.

- Sabor dulce no significa **postres**. Hay que generarlo en todos los platos, con la sopa, con el primer plato y con el segundo. Es divertido observar a gente comiendo, o cuando van a decidir en un restaurante lo que van a comer.
- **¿Qué miráis primero** del menú? ¿La ensalada o la sopa que vais a comer, o qué postre os gustará más?
- El uso de **cremas dulces** de verduras nos dará el efecto de relax y sosiego que necesitamos después de un día ajetreado y con estrés, preparando nuestro sistema digestivo para absorber y digerir con gratitud todos los demás alimentos que seguirán.
- Utiliza **cereales integrales** de buena calidad y cultivo biológico. Cocínalos cuidadosamente, con tiempo y una llama baja. Los cereales integrales son carbohidratos, de modo que, al masticarlos y mezclarlos con la tialina de la saliva, se convierten en azúcares, en este caso glucosa de buena calidad. Nuestras funciones vitales necesitan glucosa para poder generar energía y funcionar debidamente.

Una pregunta que me hacen frecuentemente en los seminarios es: ¿Cuántas veces a la semana necesito comer cereales integrales? Mi respuesta es siempre la misma: ¿Cuántas veces a la semana deseas tener energía, vitalidad, concentración para estudiar y trabajar, andar, reír, mantenerte activo o activa?

Si queremos mantener una energía constante tenemos que añadir a cada comida una porción de cereales integrales, junto, por supuesto, con todos los otros componentes de nuestra «gasolina»: proteínas, verduras, algas, semillas...

- Usa también **leguminosas**, cocinadas con tiempo y con verduras dulces (de raíz y redondas). Tanto los cereales integrales como las leguminosas nos darán los carbohidratos y proteínas que nuestro cuerpo físico requiere para un óptimo funcionamiento.
- **Evitar la consecuencia.** Si solo utilizamos carbohidratos vacíos y pobres como pan

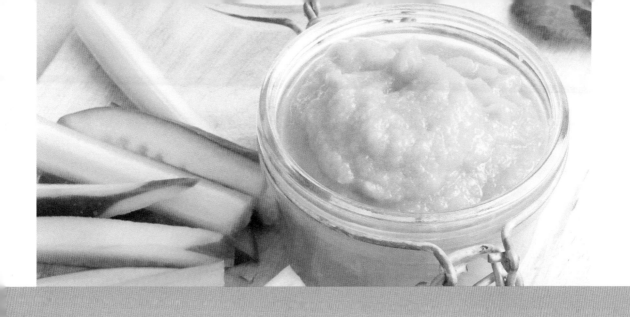

blanco, pasta blanca o patatas, por ejemplo, desearemos equilibrarlo en el ámbito energético con una proteína más densa, de origen animal, lo cual repercutirá inmediatamente en el deseo de azúcar refinado.

Una vez puesta en marcha, la rueda nunca se detiene. (lee de nuevo en el capítulo 2 *Las ruedas energéticas*). Hay que buscar el origen, lo que nuestro cuerpo nos susurra, y entender lo que nos está pidiendo a nivel energético.

- Las **variaciones** son innumerables: prepara suculentas sopas con cereales o leguminosas, estofados, ensaladas, paellas, risottos, cremas para desayunos con cereales integrales, etc., con ellas tendrás garantizado el sabor dulce de calidad que tu cuerpo físico necesita.
- **Cambios graduales**. Una nutrición pobre en proteínas hará que nuestro cuerpo desee mas dulce. Mucha gente que quiere optar por una forma de vida más natural reduce el aporte de proteínas o cambia drásticamente de una alimentación únicamente de origen animal a otra vegetal.

Este cambio brusco y sin amor a uno mismo hará que el cuerpo físico desee más dulce, especialmente refinado y extremo, y no llegarán nunca al punto de sentirse satisfecho, ya que el punto de partida y la solución están en otra dirección.

- **Grasas buenas**. La falta de aceite producirá ansias de dulce. En la dieta mediterránea no existe el problema; a veces, incluso, se utiliza demasiado aceite, pero puede darse en personas que cambian drásticamente a dietas de origen vegetal y reducen a la vez la cantidad de aceite.
- En la **dieta mediterránea** el resultado final de cada plato no es dulce. Los platos se enmascaran con mucho aceite, especias, vinagres y sal. ¿Por qué será? Es estupendo poderlo entender a nivel energético: al usar excesivamente productos animales de grasas saturadas, necesitamos los efectos opuestos de vinagres y especias. No es lo ideal para nuestro cuerpo físico, ya que además de cargarnos con cantidades innecesarias de grasas saturadas, nuestro estómago se resentirá.

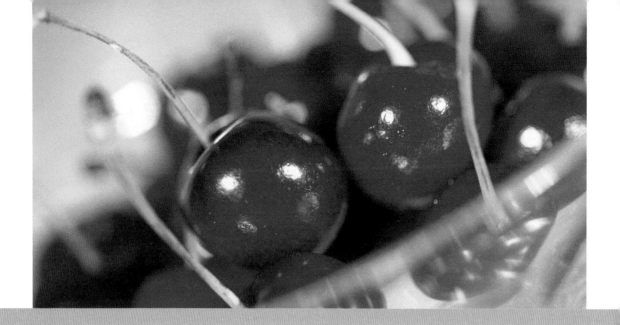

● Las **verduras** son fundamentales para dar al cuerpo un buen aporte de dulzor, además de frescura, ligereza, apertura y relajación. Hay que hacerse amigo de las verduras, conocer el carácter y la personalidad de cada una de ellas y saber sacarles partido, para que se relajen, se rindan a nosotros y nos den el dulzor que poseen.

Cuando se habla de cocina natural y sana, una y otra vez, se cree que la única forma de cocinar las verduras es al vapor, ya que así conservan todas sus propiedades. Una creencia con base lógica y de peso, pero hay que ir algo más lejos.

Conviene aventurarse a conocer y experimentar energías. Según la forma de cocinarlas: al vapor, hervidas, salteadas, fritas, a presión, al horno, crudas, maceradas o en cremas, tendrán un efecto diferente. Hay que nutrirse tanto de variedad de alimentos como de variedad de efectos energéticos; ya que en una cocina monótona se acaba por necesitar alimentos extremos como compensación.

Para que las verduras nos ofrezcan su máximo dulzor, hay un factor fundamental a considerar: el factor tiempo. Cocinando las verduras de raíz o redondas, poco a poco, con cariño, obtendremos la calidad energética de centro, equilibrio y relajación que tanto necesitamos en nuestras vidas. **Es igual que cuando le dedicamos tiempo y atención a algo o a alguien, también en la vida recogemos su dulzor.**

● Las **frutas naturales** y de temporada también nos ofrecen sus regalos. Hay que honrar las estaciones y agradecer en cada momento lo que la madre tierra nos ofrece con tanta abundancia.

La **fruta fresca** aligera, aporta frescor y depura. Su sabor puede que sea dulce, pero no tan intenso como cuando la cocinamos. El dulzor de la fruta cocida, aparte de no enfriar tanto, aporta una dulzura intensa, más penetrante, que nutre y relaja.

La **fruta seca**, por su parte, juega un papel fundamental en una alimentación sana y natural. Un puñado de pasas o una crema de orejones y almendras serán dulces que satisfarán totalmente, a la vez que no crean adicción, hábitos repetitivos y sentido de culpabilidad.

El efecto en nuestras emociones y pensamientos

Coge papel y lápiz y dibuja un círculo grande. Imagina un día cualquiera en que entras en la cocina para preparar una comida. ¿Es mediodía o es la cena? Es igual. Responde a estas preguntas:

- ¿Cómo te encuentras al entrar en la cocina?
- ¿Qué pensamientos vienen a tu mente?
- ¿Tienes ganas de cocinar?

Llena el círculo que acabas de dibujar con expresiones, frases y palabras que describan cómo te encuentras en estos momentos, al cocinar un día cualquiera. Cuanto más llenes el círculo, mejor.

Cuando hayas terminado, dibuja al lado del círculo, es decir, del plato, un tenedor y un cuchillo, e intenta comer lo que hayas escrito. ¿Son pensamientos dulces, energías positivas? ¿Te encantaría comértelos y saborearlos? ¿Que sean parte de ti?

¿O son en realidad pensamientos de cansancio, aburrimiento, resentimiento, ira o desgana. ¿Eres capaz de *comértelos*? Es fácil de ver: a veces, alguien de nuestra familia, o incluso nosotros mismos, no queremos comer lo que hemos preparado.

En la cocina hay que generar dulzor a todos los niveles, ¡incluidos nuestros pensamientos!

Una salud integral está basada en una completa unidad de ingredientes, forma de cocción y actitud al prepararlos. Si adquirimos un conocimiento energético, podremos entender y aceptar con más claridad lo que nuestro cuerpo físico intente comunicarnos.

Hemos de observarnos con objetividad y sin prejuicios y, poco a poco, comprenderemos lo que necesitamos.

Esta sugerencia también se aplica a otros niveles de nuestro ser: cuerpo mental y cuerpo emocional. Cada uno vibra, se nutre y se equilibra de una forma diferente.

Tenemos que usar el nivel de vibración que corresponde a la carencia. Si necesitas dulzor a nivel emocional, por mucho chocolate que comas, nunca te saciarás...

Hemos de encontrar la solución a nivel emocional. Lo mismo sucederá si nos sentimos sin confianza o dirección en la vida. Hay que buscar el coraje y el propósito en nuestro corazón, conectar con nuestro dulzor, ¡que es la fuerza interior que todos poseemos!

La cocina
de la **abuela**

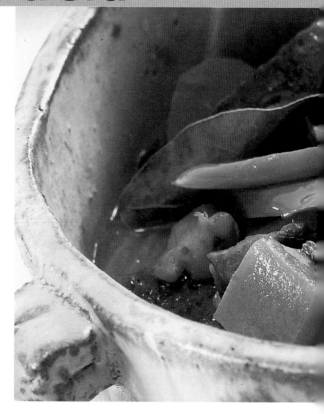

Cuando alguien pronuncia la expresión «cocina de la abuela», todo el mundo entiende enseguida de qué se trata. Puede que vengan a nuestra mente platos como un estofado de legumbres, un caldo casero, o un suculento plato de proteínas, hecho con cuidado, **amor**, **dedicación** y **tiempo**.

Platos que no se producían descongelándolos en el microondas o comprándolos ya hechos.

Con ingredientes básicos, se elaboraban platos que nos ofrecían toda su energía, vitalidad y solidez. Y nos satisfacían y nutrían a todos los niveles.

No toda la cocina tradicional era saludable, pero es necesario volver a esta clase de cocina casera, de toda la vida, para que en algunos años no se pierda totalmente y todavía pueda servirnos de cierta referencia.

Esta clase de cocina abarcaba la parte sensorial, tradicional y los ingredientes naturales (principalmente del reino vegetal, lo que la madre Tierra nos ofrecía estacionalmente).

Puede que a nivel inconsciente, también sabía los efectos de las combinaciones de los alimentos y su alquimia. Podía «reanimar a un muerto». Platos de siempre, que nos nutrían a todos los niveles más profundos de nuestro ser.

Podemos recuperar muy fácilmente esta clase de cocina, con alimentos principalmente del campo, de origen vegetal (cereales integrales, legumbres, variedad de verduras, frutas, semillas, frutos secos, y verduras del mar), éstos son los alimentos que comúnmente componen la **dieta mediterránea** y con los que nuestros antecesores se alimentaban principalmente.

Podemos crear platos estupendos con estos alimentos **de la estación y del campo**, si sabemos cómo combinarlos y cocinarlos. Creando recetas que «deseamos» con alimentos que «necesitamos». Es un tipo de cocina muy importante, tanto para los casos de **obesidad** como de **delgadez**. Porque equilibra el organismo, y también el peso corporal... para siempre.

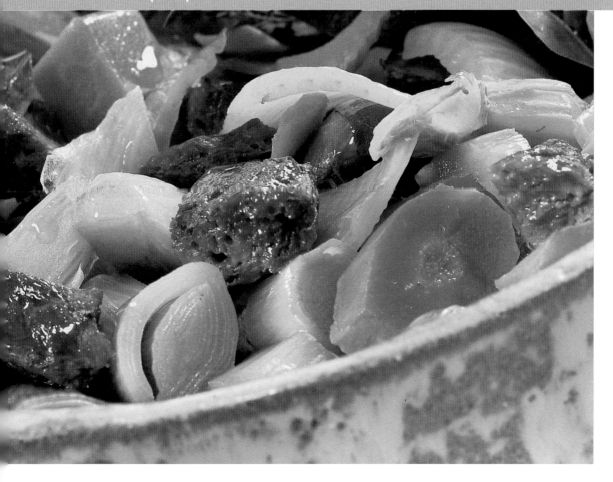

Si queremos adelgazar...

Necesitamos esta clase de cocina, para que nos dé el aporte de satisfacción que necesitamos y no deseemos platos con proteína animal de grasas saturadas.

Si deseamos adelgazar, y decidimos comer tan solo ensaladas, frutas y tan solo verduras al vapor, veremos que en poco tiempo, queremos alimentos con grasas, proteína animal (lácteos, carnes, embutidos, jamón, huevos, etc...) fritos, cocina densa y estos son los que nos harán engordar, incrementando de nuevo la energía Yang interior. (De acumular y acaparar).

Tenemos que aprender a preparar con proteínas vegetales, platos sensoriales y ricos para que no deseemos lo que no nos conviene. Podéis referiros para más profundidad a mi libro sobre *Las proteínas vegetales*, en el cual hay ideas y recetas muy apetitosas y simples.

También es importante saber preparar las verduras de formas que nos aporten dulzor, calor y densidad suave. Especialmente las verduras de raíz y redondas, con ellas podemos preparar un sin fin de platos que nos den el efecto de nutrirnos, pero sin tener que recurrir a las grasas saturadas de proteínas animales.

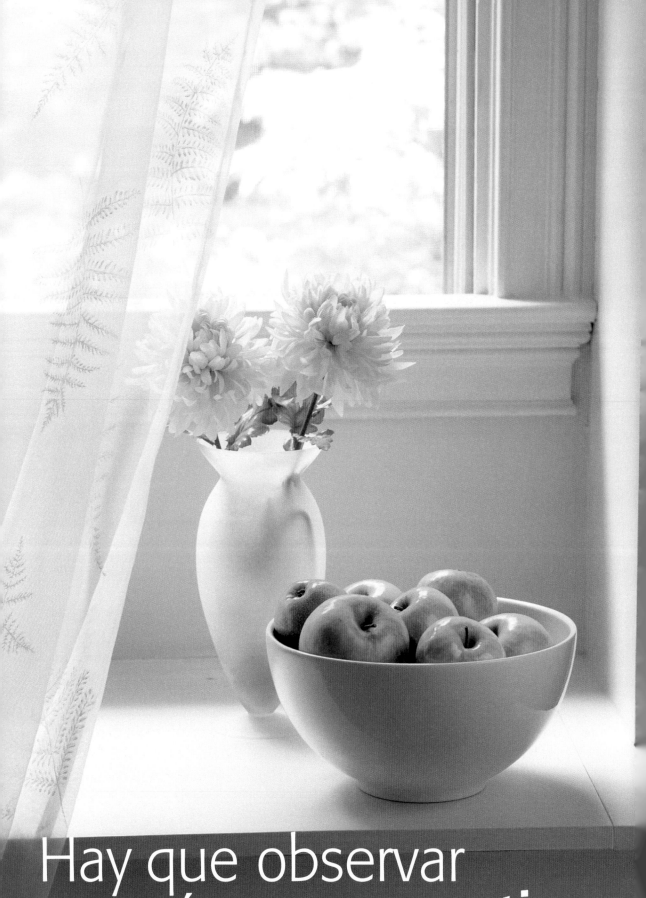

Hay que observar
cómo nos **sentimos**

Alimentación y emociones

¿Por qué utilizamos **comida física para paliar nuestros estados emocionales**? ¿Qué conexión existe?

Además de preguntárnoslo, ante todo conviene tener en cuenta que el cuerpo emocional vibra a una frecuencia muy diferente que el cuerpo físico. Así que su modelo de «*alimentación*» es muy distinto.

Nuestro cuerpo emocional no tiene sistema digestivo, ni dientes, así que no es necesario darle esa clase de comida *física*, ¡no la necesita! Bien al contrario, es una forma de «tapadera» de «autosabotaje» momentáneo para no sentir y evadirnos de nuestra realidad.

El alimento ideal para nuestro cuerpo emocional son pensamientos y creencias positivas de nosotros mismos, creadas en momentos de paz y silencio interior. Si deseamos conocer la calidad de nuestros pensamientos, solo hemos de observar cómo nos sentimos. Una mente dirigida y potenciada hacia la luz, el amor, la serenidad y la positividad, solo puede generar emociones de estabilidad, sosiego, paz y alegría.

Las teorías acerca de por qué existe este vínculo, este apego, entre la comida física y la emocional pueden ser múltiples. Veamos algunas:

- Al momento de nacer, lo primero que se hace a un bebé es ponerlo directamente al pezón de la madre, para que se empiece a alimentar y, al mismo tiempo sentirse seguro, protegido, arropado. Son nuestros primeros sentimientos de protección, cobijo y seguridad conectados con la comida.
- Durante los primeros meses, puede que los padres intenten inconscientemente paliar con comida cualquier desasosiego del bebé. Pero no siempre que el bebé llora está reclamando alimento; quizá, al contrario, está demasiado lleno, pesado, con gases... O puede que el llanto responda a una queja porque desea que le cambien el pañal, haya demasiado ruido o mucha luz en la habitación, tenga calor o frío, desee un abrazo de su madre... Pero, con muchísima frecuencia, se soluciona dándole el pecho, un biberón o, en el peor de los casos, ¡poniéndole un chupete!

De adultos hacemos lo mismo con nosotros mismos. Nos atiborramos de comida si nos encontramos incómodos o desasosegados. No exploramos lo que nos pasa: ¡lo solucionamos con comida!

- Vamos creciendo, y muchas veces oímos cómo los mayores, sean familiares, conocidos, amigos... quieren premiar al niño con dulces. «Si te comes esto, te daré postre»; «Si te portas bien, te compraré un helado...»; «Qué niño tan guapo, ¿quiéres un caramelo?».

  Se festejan momentos especiales con pastelería, dulces... siempre como recompensa emocional para mejorar la forma en que nos podamos sentir.

  Seguimos instruyendo al niño. Si hace lo que queremos, si se porta bien, lo premiaremos con comida... y con dulces refinados y chucherías.

- Crecemos totalmente conectados al alimento físico como base emocional para sentirnos bien internamente. Aunque sabemos muy bien que en caso de que existan conflictos emocionales, ¡el pastel de chocolate no lo solucionará!

- Llegamos a adultos habiéndonos *portado bien*, haciendo lo que la sociedad deseaba de nosotros, sin cuestionarnos lo que realmente nos apasiona y nos hace vibrar.

  Si no nos sentimos libres de expresar y hacer lo que deseamos, puede que utilicemos la comida para encontrar libertad –comer libremente sin freno–.

- O puede que, en lugar de saciarnos con comida, estemos actuando de la forma opuesta, sin darle al cuerpo físico su comida física, porque nos encontramos mal emocionalmente. Dejamos de comer, pensando que así, todos nuestros problemas se van a acabar. Pero, como sabemos muy bien, ¡tampoco es la solución!

- Usar azúcares refinados nos crea una adicción con altibajos constantes de energía, que nos hacen desear de nuevo estos ali-

Alimentos para el cuerpo emocional

Podemos reflexionar ahora mismo, observarnos y escribir en un papel **todo** lo que hemos *comido* hoy. Qué hemos desayunado, almorzado, quizá merendado, y qué estamos a punto de cenar. Toda esta lista de **alimentos** son para nuestro **cuerpo físico**, el que tiene sistema digestivo para digerirlo.

¿Qué comida le hemos dado hoy a nuestro cuerpo emocional y mental? Podemos de nuevo escribirlo en un papel. No hablamos de tostadas con mermelada, paella o ensalada. Hablamos de **alimentación con una vibración mucho mas sutil**, alimentos como un abrazo, decir «te quiero» a alguien, mirar a los ojos de un niño, oler una flor, observar el cielo... alimentos que nos hacen vibrar hasta lo más profundo de nuestro ser. Alimentos que ayudan a conectarnos hacia nuestro interior, a sentirnos satisfechos y nutridos espiritualmente.

Ésta es la verdadera y única nutrición para nuestro cuerpo emocional y mental.

mentos. Es como si estuviéramos en una montaña rusa todo el día. ¡Acabaríamos rendidos!

Conviene tener en cuenta que este consumo excesivo de azúcares refinados también daña directamente los órganos situados en nuestro plexo solar, especialmente **bazo** y **páncreas**. Se trata de dos órganos muy emocionales, que cuando se desequilibran nos crean unas emociones de falta de confianza en nosotros mismos, hipersensibilidad a las influencias exteriores e inseguridad.

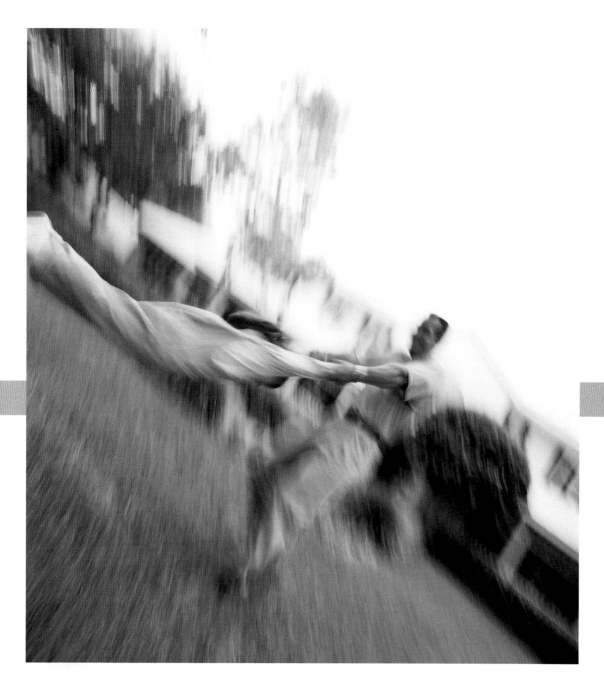

La armadura
y la **evasión**

Hay otra causa por la que utilizamos «comida física» en lugar de enfrentarnos a nuestros sentimientos y merece ser presentada de forma especial. A veces se hace de forma totalmente inconsciente o automática, pero está claro que, sin saberlo, utilizamos el efecto y la reacción de lo que vamos a comer o beber como tapadera emocional.

Así pues, como hemos visto, existen dos grupos de alimentos extremos:

- **Energía extrema yang** con el efecto de: **acumular, acaparar, cerrar, condensar, engordar**, generar **calor interior** y **tensión** en extremo. Y también de formar, a nivel energético, una armadura o coraza de protección entre nosotros y nuestro exterior.

Todas las grasas saturadas de carnes, embutidos, jamón, aves, huevos, quesos secos y curados, horneados de harina, excesos de galletas y pan, sal cruda o exceso de alimentos salados, nos generan una coraza de aislamiento. Puede que algunos lo consideren protección, pero ¿de qué nos tenemos que proteger? ¿Para qué necesitamos un caparazón?

Puede que para protegernos de los demás o de las situaciones externas que sentimos que nos afectan demasiado. Decidimos comer en exceso estos alimentos, que quizá nos produzcan un peso excesivo, una protección física de peso, para no sentir el dolor que podrían producirnos esas situaciones o personas conflictivas. O para no atraer la atención, para que la gente no se fije en nosotros nos enmascaramos con peso.

Un exceso de estos alimentos extremos **yang** también creará estagnación y acumulación, no solo de peso, sino también de emociones. De apegos al pasado. Eso hace que las energías que fluyen por nuestro canal espiritual no circulen con facilidad. Y nos sintamos estancados en el pasado.

Es importante observarnos cada vez que deseamos picar entre comidas, y sin hambre, un pedazo de embutido o de queso, o un trozo de pan y algo de bollería. Deberíamos preguntarnos: «¿Por qué y para qué lo hacemos?»

- **Energía extrema yin** con efectos de **expandir, dispersar, evadir** con reacción y movimiento muy rápido.

Todos sabemos bien que los extremos **yin**, tanto las drogas, como el alcohol, los estimulantes, como los azúcares refinados, chocolate... son sustancias que se utilizan muchas veces para crear estados ilusorios y una realidad ficticia.

De nuevo deseamos utilizarlos para evadirnos de la realidad que no nos gusta. Deseamos escondernos durante unos instantes, minutos. Pensamos que utilizando estos extremos huire-

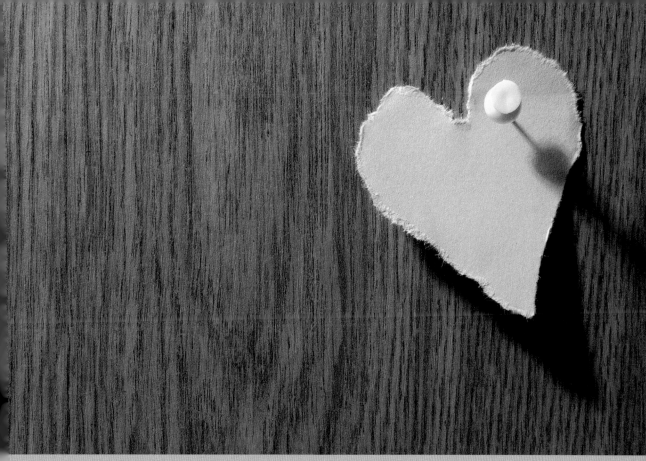

mos del dolor de algo que no aceptamos de nuestro presente.

Cuando tomamos sustancias extremas yin, huimos de nuestro presente, para quedarnos en un futuro ilusorio. Nos apegamos a un futuro que existe tan solo en nuestra mente por unos minutos.

Los alimentos también se usan a nivel colectivo para crear corazas de protección o para evadirnos de lo que no nos gusta. Es una reacción muy adolescente, huir de algo que está en nuestra vida para ayudarnos a madurar y aprender.

Huir haciéndonos las víctimas, o enfrentarnos a ello con agresividad y espíritu de lucha ciega, ¡no nos ayudará a pasar esta asignatura! ¿Cuántas veces, al levantarnos, planificamos nuestro día de forma exageradamente ambiciosa e irreal?

Planes magníficos y perfectos de cómo haremos eso o aquello, iremos a miles de lugares, hablaremos, estudiaremos, trabajaremos, etc.

Pero el día llega a su fin sin haber realizado ni la cuarta parte de lo planeado en nuestra mente, y entonces empieza un calvario de pensamientos destructivos: «¿Por qué no soy capaz de hacerlo? ¿Cómo es posible que sea tan apática, perezosa, que no pueda hacer lo que me propongo, llegaré algún día a hacer algo con mi vida si sigo así?» etc. La mente vuelve a ser la que manda, generando sobre nosotros pensamientos y creencias negativos y destructivos... que mueven también emociones de esta índole.

Con ello baja nuestra autoestima, propósito y pasión por la vida. Creemos que no llegaremos a nada y así lo creamos en nuestra vida.

¿Qué hacer?

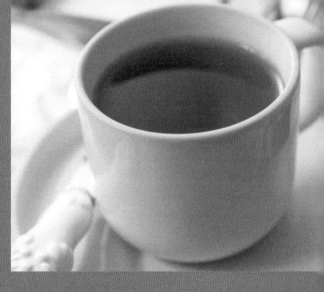

¿Por qué sucede esto? Porque no estamos en conexión total con todos los aspectos que hay en nosotros. Nuestra mente controla nuestra vida de forma irreal e ilusioria. Nuestro cuerpo físico intenta llegar, como si fuera una carrera, una competición que nunca ganará, y nuestras emociones son el resultado de unas creencias dictadas por la mente.

Cada aspecto de nosotros vibra en una frecuencia muy diferente. El cuerpo físico no puede ir tan deprisa como la mente. Sus movimientos, vibración , velocidad de acción y resultados son a la larga infinitamente más toscos y lentos que nuestra mente.

Nos empeñamos en comprometernos internamente con planes fantásticos que sabemos muy bien que no podremos realizar en tan corto plazo. Y con ello nos autocastigamos al no obtener los resultados que deseamos a nivel mental. Es una desconexión de la realidad, entre nuestro cuerpo y nuestra mente.

El trabajo de acallar nuestra mente, de apaciguarla y hacerla más real, es muy importante. Se trata de que haya una conexión entre lo que el cuerpo físico puede realizar de forma natural y lo que la mente puede mandarle hacer. Hay que bajar los estándares del «hacer», para subir los del «ser».

¿Cómo ayudarnos por medio de la alimentación, uno de los factores primordiales, aunque no sea el único?

- **Relajando la mente**. No tomar alimentos o bebidas que nos estimulen en extremo, ya que construirán este mundo de ilusión y de irrealidad, acelerando nuestra mente y desconectándonos de nuestro corazón. Por ejemplo, si tomamos demasiados estimulantes como el café, alcohol y azúcares refinados, tendremos muchísimas ideas y planes, pero se quedarán en el aire por falta de conexión y solidez con nuestro cuerpo físico. Dichos estimulantes, además, nos desequilibrarán y nuestro sistema nervioso se irá debilitando.

- **Reforzando nuestro cuerpo físico**. Dándole alimentos que lo tonifiquen y que no lo debiliten. Alimentos naturales de vibración tranquila, sólida y remineralizante. Hoy en día estimulamos la mente a niveles irreales, debilitando nuestro cuerpo físico al extremo, lo cual es un auténtico contrasentido.

Cuando «somos», integramos todos los aspectos en nosotros y estamos muchísimo más satisfechos de los resultados diarios.
No nos imponemos metas irrealizables, no hace falta; tan solo vivir con integridad y realidad nuestro presente nos hace sentir totalmente satisfechos y agradecidos a la vida.

Los archivos del pasado

Todos tenemos un pasado del que hemos aprendido mucho de la vida. En estos momentos somos el resultado de ese pasado.

Podemos verlo como lo que es, un aprendizaje, y seguir nuestro camino; o podemos quedarnos encallados dándole más y más vueltas a sucesos que pasaron y que no podemos cambiar.

¿Por qué nuestra mente sigue recordando, potenciando e incrementando la energía de sucesos que forman parte de nuestra historia?

Y con este masoquismo y modelos de conducta de un momento determinado, pretendemos vivir el presente. O quizá, incluso, juzgar al futuro, prediciendo lo que ocurrirá si hacemos esto o aquello, porque en el pasado nos ocurrió una determinada circunstancia. Una de las lecciones más útiles para todos es darnos cuenta de que *ahora* es otro momento. Somos diferentes, las circunstancias son otras y el resultado no tiene por qué ser el mismo. Tenemos miedo de probar algo nuevo por si se repite el pasado. Nos volvemos muy inflexibles y rígidos, juzgando todo y todos los que pasan por nuestra vida.

Estos modelos de conducta son debidos a que no existe, a nivel general, la habilidad de aclarar, honrar y purificar el pasado. Cuando ocurre cualquier situación, tenemos miedo de comunicarlo a quien sea con respeto y claridad. De entender **el qué y el porqué** ha sucedido tal incidente, y luego, con humildad y amor, dejar que se desvanezca. Tenemos que volver de nuevo a los procesos de digestión que hemos hablado en el primer capítulo. **Si digerimos bien** lo que nos ocurre en la vida, luego podremos **absorber su valor y aprender de la experiencia.** Y finalmente **eliminar lo que ya no necesitamos.**

La calidad de comunicación entre personas es muy pobre. Cuando hablamos con alguien, no estamos integrando solo lo que nos dice; nuestra mente ya prepara la frase siguiente para rebatir lo expresado. No hay silencio entre frases, para dejar que, a nivel energético, el mensaje nos llegue de forma total y con mucha más profundidad que las palabras.

Así, perdemos totalmente el verdadero mensaje de quien desea comunicarse con nosotros. Tenemos prisa, no hay tiempo.

No digerimos lo que recibimos, nos creamos una indigestión que hará imposible absorber algo de la experiencia y aprender lo que la vida nos desea enseñar. Todo quedará acumulado en la mente. Generaremos falsas creencias de la situación, modelos de conducta que solo existen en nuestra mente, y con ellos emociones pegajosas, llenas de carga emocional del pasado.

Así llevamos nuestra *oficina interior*, con archivos del pasado que tendrían que airearse y purificarse a menudo. Es curioso que podamos pensar en ayunos para depurar nuestro cuerpo físico y nunca hablemos de procesos para desintoxicar y purificar nuestras emociones.

Proceso interior

Nos relajamos y acomodamos en un lugar tranquilo, que nadie nos moleste durante varios minutos. Desconectamos teléfonos y cerramos la puerta.

Sentados, con la espalda bien recta, hacemos varias respiraciones, inspirando y expirando muy lentamente; sintiendo nuestro cuerpo relajarse y acomodarse mejor donde esté sentado.

Podemos enviar una imagen de solidez a nuestros pies, imaginando unas raíces poderosas que crecen hacia el interior de la Tierra, enraizándonos y sintiéndonos más sólidos.

Tendremos a mano un cuaderno y un lápiz para poder escribir en este proceso.

Vamos a imaginar o visualizar una habitación en la que nos encontremos muy a gusto. Primero miraremos alrededor, cómo está decorada, qué colores, muebles, plantas, objetos hay... Si hay luz natural, si existen ventanas... Podemos diseñarla en nuestra mente como la deseemos. ¿Es un lugar muy agradable, en el que nos encontramos en paz?

A un lado de esta habitación está nuestro lugar de trabajo, donde pasamos muchas horas, planeando, desarrollando y también plasmando experiencias pasadas en cuadernos o archivos.

Vemos que existen muchos archivos de toda nuestra vida, vemos sus colores, su edad, todo está en orden. A otro lado hay un archivo especial, su color es un poco más oscuro, más añejo por la edad, parece muy desgastado. Es un archivo muy especial, en el que hay plasmadas experiencias del pasado, de las que todavía estamos apegados. Todavía no se han purificado, digerido, ni aprendido.

Tenemos el valor de coger ese archivo, sentirlo entre nuestras manos y abrirlo.

Vamos a coger una página, la primera que deseemos. Puede que esté anotado con palabras, o puede que nos surja una imagen que represente cierto momento del pasado.

Con humildad, reflexionaremos sobre ella. ¿Qué es lo que todavía estamos guardando de este suceso? ¿Qué es lo que todavía no hemos digerido? ¿A qué tenemos apego?

Vamos a dejar un poco de espacio para meditar unos momentos sobre esa situación. A escribir en la misma página, si lo deseamos, algunas frases de cómo nos sentimos todavía.

Vamos a enviar luz, amor y perdón a la situación. Podemos incluso escribir, si lo sabemos, qué es lo que la vida nos ha enseñado de tal circunstancia.

Si sentimos que estamos a punto de desapegarnos de ese pasado, podemos quemar esta página, tanto física como mentalmente. Purificando el pasado y honrando el suceso como una parte más de nuestro aprendizaje en esta vida.

Depurar e ir purificando nuestro pasado es algo importantísimo. Para que vaya perdiendo su fuerza y podamos vivir con más espontaneidad, autenticidad, seguridad, ligereza y apertura el momento presente. ¿Estamos a punto para desapegarnos?

¿O queremos continuar lamentándonos por lo que pasó o lo que nos hicieron? Ésta es otra forma de atraer atención, de dar pena a los demás para que nos den unas migajas de su amor.

Pero si continuamos ofreciendo esta imagen y creencia de nosotros, de víctimas, ¡el universo continuará aportándonos circunstancias que reafirmen nuestras creencias!

«Atraes hacia ti
todo aquello que temes,

atraes hacia ti
todo aquello que agradeces.»

El hecho de no acarrear tanto exceso de emociones pasadas, también nos influencia positivamente en la forma de alimentarnos. Cuando nos sentimos bien, en equilibrio, es cuando deseamos comer más sano. Cuidando la calidad y la cantidad.

Cuando nuestras emociones son pesadas, pasadas y pegajosas, es cuando deseamos más alimentos de energías extremas, incluso puede que no queramos comer.

Todo, sencillamente, con el único fin de crear un caparazón de protección o para evadirnos momentáneamente de nuestra realidad.

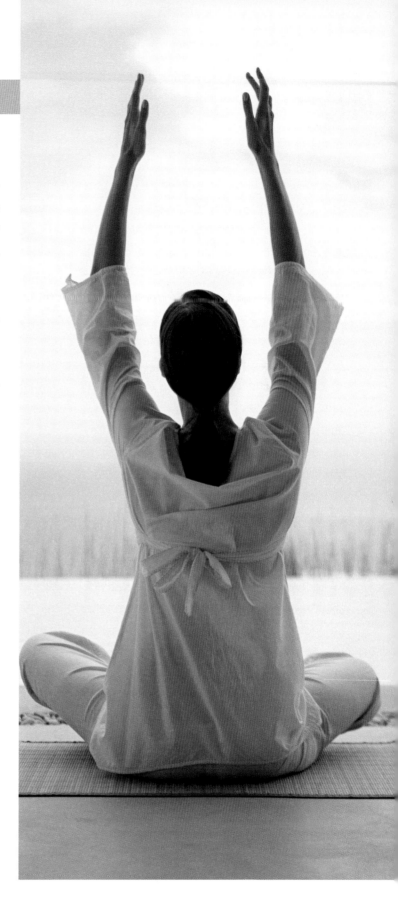

El miedo a los cambios

«Lo que resistes persiste y lo que aceptas se transforma.»

¿Por qué tenemos tanto miedo a los cambios? Preferimos quedarnos esclavos de nuestras rutinas alimenticias (sabiendo que no nos benefician) a probar algo nuevo.

O puede que haya personas que han probado muchísimas «dietas», con fe ciega, sin realmente cuestionarse en profundidad lo que hacían y sin escuchar las reacciones de su cuerpo.

En mi experiencia en grupos de peso, tanto para adelgazar como para engordar, veo, en general, una reticencia al cambio. Se desea una imagen diferente, más energía, vitalidad... pero no queremos cambiar nada de lo que hacemos.

- Cualquier acción genera una reacción.
- El resultado de lo que somos hoy viene dado por nuestras acciones del pasado.
- Si deseamos un futuro diferente, hay que empezar a hacer cambios en el presente, en el ahora.
- Los cambios mueven energía, nos dan vida, ilusión y energía.
- La inflexibilidad y el miedo al cambio producen estancamiento y apagan nuestra chispa.
- La energía renovada nos potencia y alimenta.

Comprendemos muy bien que si plantamos lechugas en nuestro huerto... ¡no podemos esperar melones, ni quejarnos de ello!

Así pues, si deseamos perder peso, perder grasa, ¡tenemos que dejar de comerla!

Y del mismo modo, si deseamos incrementar peso, hay que comer alimentos que nos den la vitalidad, calor y energía que nos falta. No podemos estar comiendo solo ensaladas o frutas.

Puede que a nivel mental, cuando estamos oyendo una explicación sobre este tema, lo comprendamos y nuestro corazón vibre, con las ganas de ponerlo en práctica. Pero luego, ¿qué ocurre? ¿Por qué no lo hacemos? ¿Qué nos bloquea o nos autosabotea?

Cuando deseamos un cambio «de verdad» de hábitos en nuestra vida, hay que trabajar con profundidad. Nos gusta la estabilidad y no deseamos cambios.

Cambiar significa volvernos a conocer y para muchos es un esfuerzo. Perder nuestra entidad egocentrista y volver a reinventarnos. Hay miedo, de este momento en que nos sentimos desnudos, este momento en que hay un vacío. Es el momento transitorio en que dejamos algo, pero todavía no hemos integrado lo nuevo.

Hay que tener unas sólidas raíces de conexión interior, para que nos afiancen a nuestra vida y, pese a los cambios, podamos perseverar y seguir con intuición y fortaleza. Las raíces están en conexión con nuestro yo interior, nos potencian, ayudan, animan y nos dirigen hacia ello. Es una luz interior, que nos ilumina en este nuevo camino que no conocemos. Sin esta ayuda, nuestros primeros esfuerzos se difuminarán en poco tiempo.

El camino
del **cambio**

● **Acepta el período de desequilibrio**

Todo nuevo proceso tiene su parte de miedo, vacío, caos. Acéptalo. Sucede lo mismo cuando decidimos hacer limpieza a fondo de una habitación o cambiar los muebles de sitio. Movemos sillas, mesas, sofás, alfombras... En esos momentos nos sentimos incómodos, el caos se apodera de la habitación durante minutos o, incluso, horas. Pero luego, de nuevo vuelve a reinar el orden. ¡Y nos sentimos más a gusto!

● **Expresa cómo te sientes - Comunícate**

Comunicarse en estos momentos es importantísimo, para no sentirse solo y agobiado en este cambio. Comunícate primero contigo mismo, escribe a diario cómo te sientes. Y deja que los demás te apoyen. Si lo llevas en silencio, escondiéndote de lo que deseas hacer, puede que lo dejes en un momento de debilidad.

Cuando hacemos un cambio de domicilio, lo comunicamos a nuestro alrededor. Comunicarlo puede servirnos para que la gente que nos quiere, nos apoye.

Ya sé que siempre hay la persona sarcástica, que hace comentarios que no nos sirven en absoluto. Pero debemos de pensar que el sarcasmo es otra forma de coraza y de protección para la persona que tiene miedo y desconocimiento del tema.

Comparte tu proceso con alguien en una situación parecida, para que podáis apoyaros mutuamente, o con alguien cercano a ti que te quiera.

● **Vive el día a día con presencia y optimismo**

Tenemos que comprender que el cuerpo físico vibra muy lentamente, en comparación a las emociones y la mente. El resultado de nuestro cuerpo físico, nuestra obra maestra del presente, es un trabajo que empezó hace muchísimo tiempo.

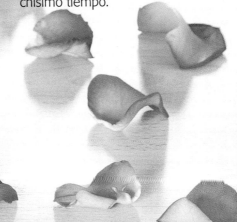

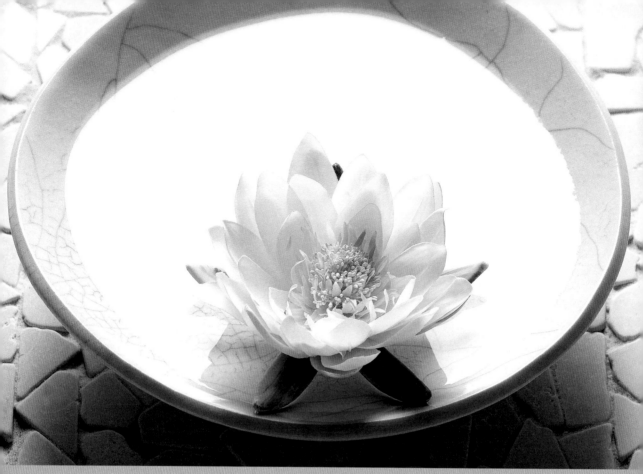

Los cambios profundos son lentos, pero... ¡duran siempre!

Una mezcla de la forma en que hemos absorbido la vida (comiendo, pensando, sintiendo, oyendo, viendo...) ha ido moldeándose desde hace mucho tiempo. Por eso no podemos esperar que, porque en una comida hayamos comido lo que debíamos, nuestro cuerpo mañana vaya a ser diferente. En temas de «peso» suele existir mucha impaciencia y la idea de que se puede cambiar al momento. No es así.

Cualquier cambio profundo será muy lento; pero eso sí, ¡será para siempre!

Vive el día a día con ganas y optimismo. Practica la gratitud y cambia las ideas negativas por positivas.

«Tengo el peso que deseo.»

Evita la ansiedad por vivir el futuro, no olvides vivir el presente.

Es el único tiempo que realmente existe.

Intenta recordar cada noche, antes de dormir, tres sucesos positivos que te hayan sucedido durante el día. Es un ejercicio muy simple, que ayuda a potenciar nuestra positividad y agradecimiento a la vida.

- **Hazte amiga/o de tus resistencias**

«Lo que resistes, persiste». En vez de huir de lo que sentimos, escuchemos primero nuestras emociones. Vamos a aceptarlas, sin taparlas, observando sin juzgar el vínculo que existe entre lo que sentimos y lo que comemos o no comemos.

Nuestras emociones son el resultado de nuestra forma de pensar y creer en nosotros. Y estos pensamientos han sido moldeados de acuerdo a experiencias pasadas que todavía no hemos depurado.

- **Vívelo como una lección en la escuela de la vida**

Vivir según la idea de que «estamos en la *escuela de la vida*» puede ayudarnos al desapego de experiencias y a no estar tan sumergidos o involucrados emocionalmente en el proceso. Nos ayudará a crear una distancia para poder resolverlo con claridad y serenidad, sin ser conducidos ciegamente por emociones pesadas y negativas.

- **Potencia tu luz y tus cualidades**

¿Puedes escribir en un papel, por lo menos, veinte cualidades de ti mismo de las que te sientas muy orgulloso? Ahora no es el momento de ser humildes, hay que valorarse y estar agradecidos por todas las cualidades que poseemos.

Repítelas ahora en voz alta.

Mírate a un espejo y repítelas

¿Te sientes a gusto?

Todos poseemos una multitud de cualidades que casi no valoramos, ni potenciamos.

Si a una pequeña hoguera, no se le continua suministrando leña o lo que necesite para seguir dando luz y calor, pronto se apagará. Hay que continuar, a diario, potenciando nuestros

«Si cerráis las puertas a todos los errores, también la verdad se quedará fuera.»

Rabindranath Tagore

«Si no te equivocas de vez en cuando, es que no te arriesgas.»

Woody Allen

«El que se pierde es el que encuentra las nuevas sendas.»

Nils Kjaer, escritor noruego

«Experiencia es el nombre que le damos a nuestras equivocaciones.»

Oscar Wilde

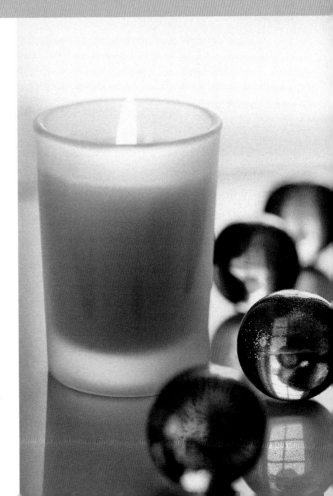

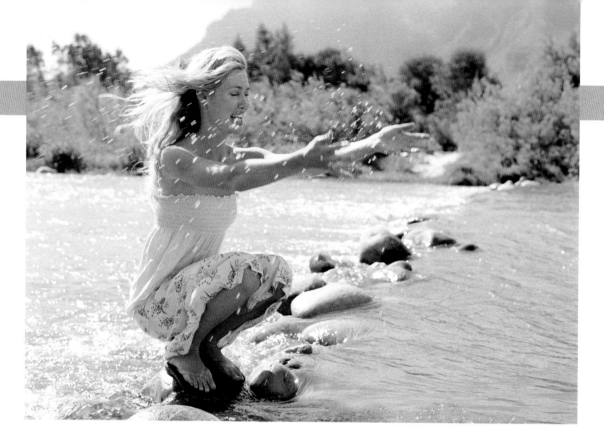

valores, limpiando estas joyas interiores, para que resplandezcan más y más.

Así nos crearán un bienestar interior, que nos ayudará a valorarnos y amarnos sinceramente. ¿Por qué siempre esperamos que los demás (pareja, amigos, hijos...) nos digan algo agradable para sentirnos a gusto con nosotros mismos?

¿Por qué esperar a recibir una energía del exterior, para ser feliz?

Empecemos a diario nuestro proceso de autoestima, reflexión y paz interior.

¡Todos tenemos los utensilios necesarios para llegar a ello!

● **Intenta hacer algo nuevo a diario**

Aunque sea tan solo limpiarte los dientes con tu mano opuesta. O levantarte 5 minutos más temprano/ tarde, o decir buenos días a alguien que no conoces cada día, o comprarte una flor, etc. Esto te ira animando, potenciando para sentirte más seguro contigo mismo y generar confianza hacia lo nuevo.

¡Inténtalo, verás como funciona!

«Todo lo que somos es el resultado de nuestros pensamientos.»

«Creas tu propio universo durante el camino.»

● **Alegría y chispa**

Creo que cuando hay desequilibrios importantes a nivel de peso la alegría y la chispa, no forman parte diaria de nuestra familia interior. Deseo que podamos llegar a las raíces de los desequilibrios del peso.

No tan solo dar directrices de qué comer o no comer, ya que quedaría muy pobre y superficial. No llegaríamos a ayudar a nadie a largo plazo. Hay que llegar a la raíz, al nacimiento

Celebrar la vida cada día genera dinamismo interior y fortaleza

del desequilibrio y desde allí, empezar a crear unos cimientos sólidos y duraderos para toda la vida.

¿Hay alegría en tu vida? Celebrar la vida cada día, estar alegres, con sentido del humor, y con ilusión por las cosas pequeñas, nos generará un dinamismo interior nuevo, una gran fortaleza, y ganas de vivir, de descubrir y de aprender.

Este es el primer escalón que, más o menos, podemos superar. Aunque sea difícil, podemos hacer un esfuerzo de auto-observación diario e intentar dirigir nuestros pensamientos hacia la gratitud y la positividad.

Si logramos salvar este primer escalón, eso nos creará, poco a poco, ilusión y chispa. Una nueva forma de ver la vida y, con ello, más fuerza interior para dirigir nuestra vida hacia donde queramos, sin estar controlados por lo exterior.

Muchas veces, personas que padecen problemas de peso (tanto en exceso como en carencia), se sienten víctimas de la vida. Viven demasiado «hacia fuera», haciendo, pensando y actuando lo que creen que los demás esperan de ellos. Carecen de centro firme, convicciones claras de cómo dirigirse en la vida, es como si el caudal de la vida les condujera sin freno, sin poder decidir por sí mismos. Se dejan influenciar por el exterior» ya que su centro es débil, no se ha cultivado.

Es importantísimo tener espacio para uno mismo, aunque se viva en familia, hay que honrarse y respetarse lo suficiente como para sentir que nos merecemos un espacio diario para la reflexión. Reflexionar nos ayuda a ver nuestra vida de forma objetiva, sin apegos ni ataduras físicas, emocionales o mentales que nos conducen ciegamente hacia un rumbo sin conexión con nosotros mismos.

Hay que buscar nuestra parte de sabiduría interior, para que nos conduzca por el camino de la autorrealización y la felicidad.

● Sigue tu pasión

Muchas personas no tienen ni idea de lo que quieren en la vida, de su meta, de su propósito, qué trabajo les satisface más, van de trabajo en trabajo, como una abeja de flor en flor, a ciegas y sin claridad.

Lo que nos gusta y nos da placer puede ser una señal para ver nuestro potencial escondido, el camino o la luz que nos llevará a realizar nuestro propósito en la vida.

A veces tenemos muchas ideas y proyectos, pero son como castillos en el aire, que no se hacen realidad. En ocasiones les asusta incluso probarlo, ya que en lo más escondido de su ser tienen la creencia de que no se lo merecen. Y continúan haciendo el mismo trabajo, que no les llena. Se venden unas horas al día haciendo lo que no les gusta, y esto es el camino directo hacia una muerte interior, una pasividad impuesta que les conduce a problemas emocionales importantes, y a la desconexión con su interior.

Algunas personas compensan este «vacío» con la alimentación. Llenando o no llenando su cuerpo físico con alimentos para equilibrar la falta de cariño, amor y satisfacción personal.

Momentos de autorreflexión

- ¿Qué cuerpo necesito **depurar**? ¿físico, **mental, emocional**?
- ¿De qué necesito desbloquearlo?
- ¿De qué forma me he creado este exceso?
- ¿Qué emociones pasadas todavía necesito **depurar**?
- ¿Con quién necesito **desapegarme**?
- ¿Qué apegos tengo, que ya no me ayudan en mi vida?
- ¿Qué/quién/cómo me bloquea mi vida?
- ¿Qué creencias tengo de mí?
- ¿Estoy cargando con el exceso de otros?
- ¿Me identifico demasiado con los problemas de los demás y esto me crea confusión y bloqueo en mi vida?
- ¿Qué beneficio me da el cargar con las sombras de los demás?

Sugerencias de forma de vida

- Movimiento físico a diario, andar, bailar, hacer yoga, montar en bicicleta...
- Vida **clara, simple, limpia** y **sin excesos**.
- Incluir los elementos de la naturaleza a diario (sol, aire, agua y tierra).
- Vivir al día, en el **presente**.
- Tener muchas plantas en toda la casa.
- Limpiar la casa a fondo, reciclar objetos, ropa, libros, muebles que ya no necesitamos. Visitar todos los rincones de la casa y depurarlos. Utilizar incienso de buena calidad o aceites esenciales.
- Depurar el cuerpo emocional expresándolo de forma constructiva y positiva: cantando a solas en casa, limpiando a fondo, fregando, corriendo por la playa, cavando en el huerto, tirando piedras al mar...

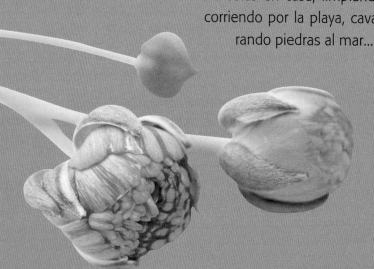

¿Qué expresan nuestros **cuerpos**?

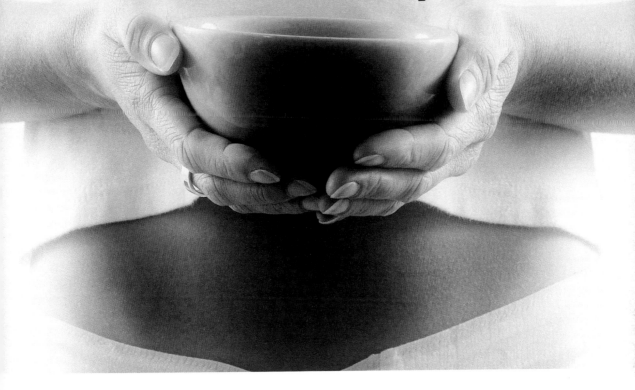

Muchas personas vienen a mi consulta pidiéndome sugerencias para perder peso, pero muy pocas de ellas están realmente interesadas en seguir las pautas sugeridas. Hay que desearlo desde lo mas interior de nuestro ser y estar claramente abiertos a este cambio.

Para ello, hay que entender que tenemos tres cuerpos, tres utensilios que nos ayudan a diario en nuestro caminar por la vida. Sin ellos, no podríamos aprender, ni evolucionar. Éstos son el cuerpo físico, el cuerpo emocional y el cuerpo mental.

Cada uno de ellos, a su manera, nos ayuda, pero también puede que nos entorpezca si no existe una comunicación directa desde nuestro yo interior hacia ellos de lo que deseamos. O si cada uno de ellos está yendo en direcciones opuestas; así será muy difícil llegar a todos como una unidad a la meta deseada.

La claridad, la dirección, el propósito, la pasión, la meta a la cual deseamos llegar viene dada por nuestra parte de conexión interior. Para poder escucharla, cada día con más fuerza, necesitamos mucho silencio exterior. Dedicarnos a mirar más hacia nuestro interior para que este susurro, tímido al principio, se vaya convirtiendo en una voz clara y cristalina, llena de fuerza e intensidad, que nos guíe a diario en nuestro camino.

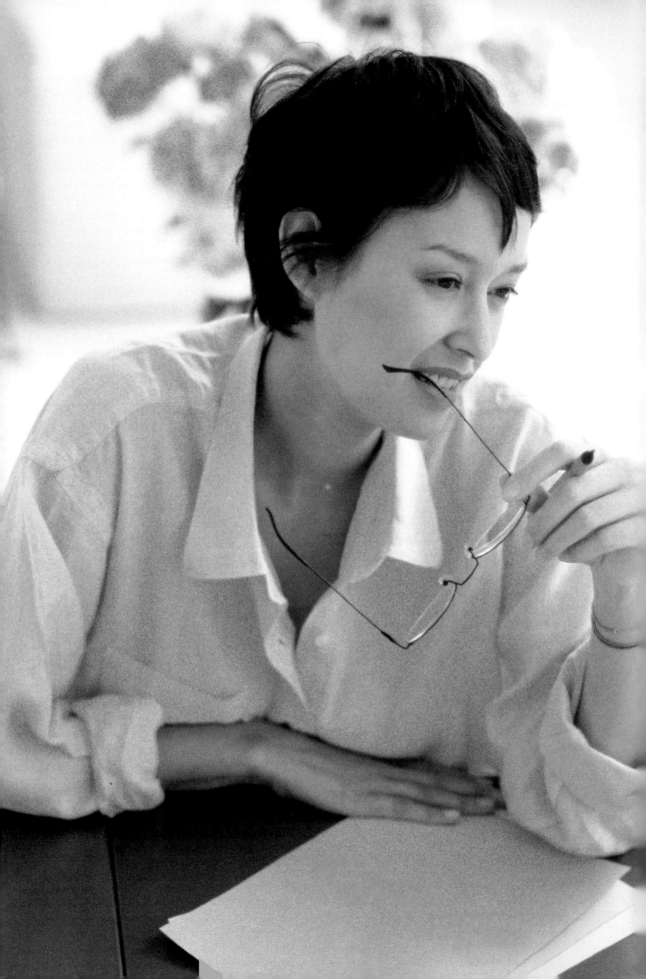

Y tú, ¿qué quieres?

Vamos a hacer otro ejercicio para intentar clarificar nuestros deseos. Vamos a coger un papel y a dibujar un círculo. Dentro del círculo vamos a escribir:

Quiero perder peso

Luego, alrededor del círculo, dibujaremos una serie de líneas. En cada línea, vamos a escribir todas las excusas posibles que nos damos a nosotros mismos para no hacer lo que decimos que queremos.

Por ejemplo: *Quiero perder peso, pero...*
- *No tengo tiempo.*
- *Qué dirá mi familia si como algo diferente.*
- *No me gustan las verduras.*
- *Nunca lo he podido conseguir.*
- *¡Tendré que dejar de comer jamón!*
- *No puedo pasar sin mis galletas...*

Continuamos con el ejercicio y haremos un nuevo círculo. Dentro ahora vamos a escribir:

Tengo el peso que deseo

De nuevo dibujaremos una serie de líneas alrededor del círculo. Rápidamente vamos a rellenar cada línea con alguna frase que se nos ocurra y relacionada a la frase central. Cómo nos sentiríamos si obtuviéramos el peso que deseamos. Vamos a imaginar que tenemos el físico que deseamos. Escribe en las líneas cómo te sentirías (en presente). Por ejemplo:

Tengo el peso que deseo:
- *Ahora puedo renovar mi vestuario.*
- *Me siento valorada por los demás.*
- *Mi pareja me adora tal y como estoy ahora.*
- *Me siento más segura de mí misma.*
- *Mi mundo ha cambiado, me siento en el centro de mi vida...*

Luego, con calma y honestidad, reflexionaremos a cerca de lo que hemos escrito y expresado. Los ejercicios que sugiero en este capítulo son todos de autoayuda, para quien realmente desee de corazón un cambio. Quizá puedan aportar un poco de luz, claridad y dirección a este proceso.

Cuando deseamos un cambio de esta índole, nos podemos sentir muy solos. Aunque hayan millones de otros seres humanos que deseen lo mismo, nos sentimos como los únicos que estamos sufriendo estas circunstancias. Y es importante sentirnos apoyados.

Desde aquí, en estos momentos, os envío **energía, valor, coraje y mucho amor.**

Adelante, vales la pena. ¡Eres la persona más importante de tu vida!

Proceso interior

Nos relajamos y acomodamos en un lugar tranquilo, que nadie nos moleste durante varios minutos. Descolgamos teléfonos y cerramos la puerta.

Sentados, con la espalda bien recta, hacemos varias respiraciones, inspirando y expirando muy lentamente; sintiendo nuestro cuerpo relajarse y acomodarse mejor donde esté sentado. Podemos enviar una imagen de solidez a nuestros pies, imaginando unas raíces poderosas que crecen hacia el interior de la Tierra, enraizándonos y sintiéndonos más sólidos. Tendremos a mano un cuaderno y un lápiz para poder escribir en este proceso.

En la primera hoja, pondremos un título: **cuerpo físico**

Al lado de este título, vamos a dibujar algo que represente nuestro cuerpo físico en estos momentos. Puede ser la primera imagen que se nos ocurra: ser, persona, animal, planta, objeto, forma, color...

Ya con el título y la pequeña imagen, vamos a contestar a varias preguntas y, al mismo tiempo, dejar que nuestra mano se deslice sobre el papel y conteste, escribiendo las respuestas.

Sea lo que sea, tenemos que estar libres de juicios y expresarnos con honestidad y apertura. Si no somos honestos con nosotros mismos, ¿cómo nos podemos conocer, ayudar y cambiar?

- **Cuerpo**, ¿cómo te encuentras?
- ¿Qué necesitas?
- ¿Cómo te sientes?
- ¿Cómo puedo ayudarte?
- ¿Te sientes con fuerza y vitalidad?
- ¿De qué forma te debilitas?
- ¿Qué necesitas para continuar?
- ¿Estás debidamente nutrido?
- ¿Deseas un cambio?
- ¿Qué te parece el cambio hacia una alimentación más natural y con conocimiento energético?

- ¿Estas de acuerdo? ¿Me apoyas en el cambio?
- ¿Hay algo más que me desees comunicar, cuerpo?
- ¿Algo más para sentirte totalmente en equilibrio?

Iremos contestando con tranquilidad las preguntas expuestas, plasmando sobre el papel lo que se nos ocurra en ese momento, sin juicios ni segundos pensamientos. Terminado este proceso, le daremos las gracias a nuestro cuerpo, por haberse comunicado con nosotros y escogeremos otra página en blanco.

En la segunda hoja, pondremos este título: **emociones**

Al lado de este título, dibujaremos algo que represente nuestras emociones en estos momentos. Lo primero que se nos ocurra: ser, persona, animal, planta, objeto, forma, color...

Ya con el título y la pequeña imagen, vamos a contestar a varias preguntas y, al mismo tiempo, dejar que nuestra mano se deslice sobre el papel y conteste, escribiendo las respuestas.

- ¿Cómo estáis **emociones**?
- ¿Cómo os sentís?
- ¿Cómo os puedo ayudar?
- ¿Qué es lo que os genera desequilibrio?
- ¿Cómo os podéis sentir más amadas, valoradas y aceptadas?

y entender con más claridad cómo están nuestros cuerpos

- ¿Estáis de acuerdo en cambiar hacia una alimentación más natural y equilibrada?
- ¿Me vais a sabotear si hago el cambio?
- ¿Me vais a apoyar?
- ¿Hay algo más que me deseéis comunicar?
- ¿Algo más para sentiros potenciadas y ayudarme en el día a día?

Terminado este proceso, les daremos las gracias a nuestras emociones, por haberse comunicado con nosotros y escogeremos otra página en blanco.

En la tercera hoja, pondremos este título: **mente**

Al lado de este título, vamos a dibujar algo que represente a nuestra mente en estos momentos. Puede ser la primera imagen que se nos ocurra: ser, persona, animal, planta, objeto, forma, color...

Ya con el título y la pequeña imagen, vamos a contestar a varias preguntas y, al mismo tiempo, dejar que nuestra mano se deslice sobre el papel y conteste, escribiendo las respuestas.

- ¿Cómo estás mente?
- ¿Cómo te sientes?
- ¿Cómo puedo ayudarte?
- ¿Te encuentras totalmente en armonía?
- ¿Qué pensamientos te desequilibran?
- ¿Qué creencias de ti del pasado desearías dejar atrás?
- ¿Estáis de acuerdo en cambiar hacia una alimentación más natural y equilibrada?
- ¿Me vas a sabotear si hago el cambio?
- ¿Me vas a apoyar?
- ¿Hay algo más que me desees comunicar, mente?
- ¿Algo más para sentirte totalmente en equilibrio?

Terminado este proceso, le daremos las gracias a la mente, por haberse comunicado con nosotros y escogeremos otra página en blanco.

Invoquemos ahora a nuestra **parte sabia interior.** Podemos llamarla como queramos: parte de conexión interior, de amor incondicional y de sabiduría... Vamos a darle también la imagen de un ser, persona, animal, planta, objeto, forma, color... Le podemos dar el título de sabiduría interior.

Vamos a preguntarle su parecer sobre las respuestas de estas tres partes de nosotros, de lo que han contestado, de la ayuda que necesitan. De cómo fomentar un propósito común para las tres, para que caminen en la misma dirección y se apoyen para conseguir la misma meta.

¿Cómo pueden ayudarse y potenciarse unas a las otras? Esta parte sabia de nosotros no juzga, no critica. Con su amor incondicional tan solo nos orienta y nos encauza hacia un trabajo de unidad y hacia un fin común.

Podemos escribir también estas comunicaciones. Escribiendo libremente y rápidamente todo lo que se nos ocurra.

Luego vamos a leer, comprender y reflexionar sobre este ejercicio.

- ¿Podemos aprender algo nuevo sobre nosotros?
- ¿Podemos caminar con claridad y energía hacia una meta común? ¿sabiendo que todas las partes en nosotros nos apoyan?

Es un ejercicio muy interesante que se puede aplicar en la vida, en cualquier dilema que se nos presente. Estas reflexiones nos pueden dar mas claridad sobre el problema y ayudarnos a generar pautas de acción mas simples y precisas.

El
sobrepeso

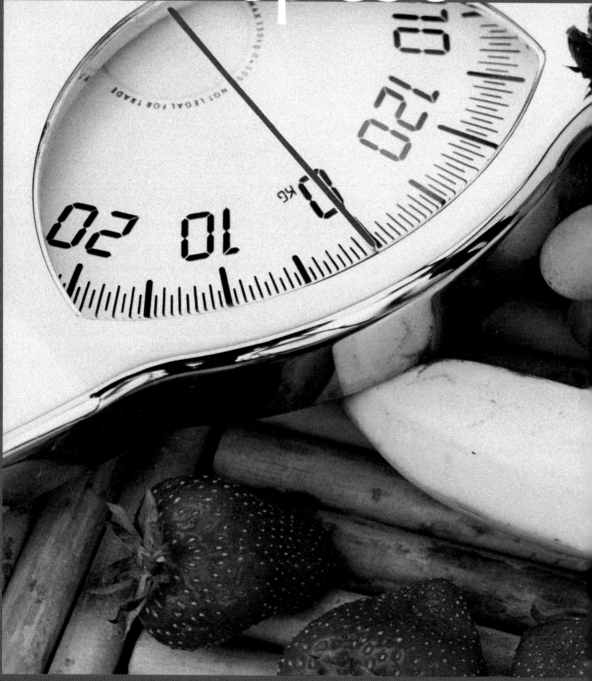

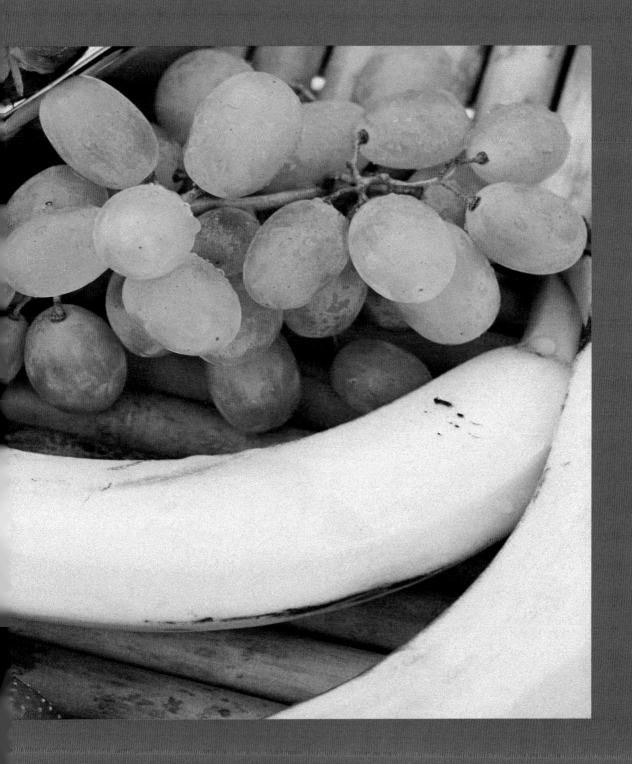

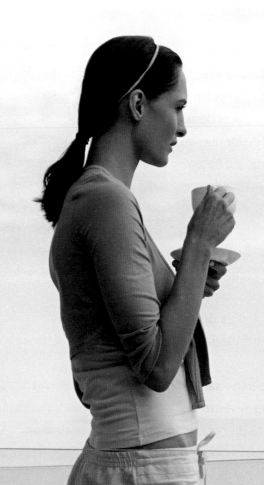

Encontrar **momentos**
para conectar
con nosotros mismos

El sobrepeso
y su comprensión energética

Muchos estudios recientes hablan por sí solos de las **alarmantes cifras de obesidad en todo el mundo.** Es una epidemia, que aunque no se transmite, provoca muchas víctimas. Se produce, sobre todo, por el desconocimiento total de muchas facetas de la forma natural de vivir y la falta de respeto por nuestro cuerpo, al que no honramos ni aportamos todo lo que necesita a todos los niveles. Lo hacemos regularmente con nuestro coche; en cambio, abusamos y nos olvidamos totalmente de nuestro «templo».

Este desconocimiento de lo que nuestro cuerpo necesita viene por una desconexión, una pérdida de memoria ancestral, de supervivencia, de no escuchar nuestra intuición.

Vivimos el día a día de forma automática, actuando como la sociedad y los modelos exteriores nos han enseñado. No nos cuestionamos lo que realmente es importante para nuestra vida, cómo deseamos vivir, alimentarnos, actuar...

Hay una **pérdida de conexión con la parte más profunda de nuestro ser, porque escogemos vivir más hacia «fuera»,** llevados por los estándares que la sociedad de consumo nos impone.

Ésta es la parte sabia de nosotros que está conectada a nuestra alma. Es donde reside la claridad, nuestro verdadero propósito en la vida, nuestra pasión, nuestro amor incondicional hacia nosotros mismos y hacia los demás, nuestra paz. Si estamos ocupados viviendo hacia fuera, no habrá conexión y nos sentiremos insatisfechos, vacíos, con mucha confusión y niebla para seguir nuestro camino, ya que no sabremos lo que queremos. **A estos momentos de oscuridad e inseguridad, les sigue una compensación de saciedad y saturación con «comida física».**

Es un deseo de «recibir» ya que nos sentimos vacíos. Pero este vacío, no es de alimento físico, es de alimento espiritual, de riqueza, amor y conexión con nuestro **ser interior.** Hay que buscar momentos en el día para cultivarlo, conocerlo, y tenerlo como nuestro mejor amigo y aliado.

Los aullidos
de las estadísticas

- De los **niños** españoles, de 2 a 17 años, el 8,5% presentan ya obesidad y el 18,2% ya se les puede denominar con sobrepeso.

- España es un **país de gordos**. Afecta al 45% de los adultos y al 40% de los niños.

- 2.500 millones de euros al año, el 7% del **gasto sanitario** total en España, representan las **enfermedades** relacionadas con la obesidad, según la Sociedad Española para el estudio de la obesidad (SEEDO).

- Entre el 2 y el 8% de los **gastos de salud** en los países occidentales son imputables directamente a la obesidad.

- El 6,2% de los niños y jóvenes españoles **no desayunan** habitualmente, según la encuesta Nacional de salud 2003 del Ministerio de Sanidad. Este problema se manifiesta en mayor magnitud a partir de los 14 y hasta los 18 años.

- 1 de cada 3 muertes prematuras por **enfermedades cardiovasculares,** y entre el 30 y el 40% de los cánceres, están asociados a la dieta, según Sanidad.

- Se ha producido un **incremento de la diabetes** y la **osteoporosis** debido a la obesidad.

- Las cifras de obesidad en el mundo son escalofriantes. La Organización Mundial de la Salud cifra en más de 1.200 millones el número de personas con **sobrepeso**, que es aproximadamente el mismo número de personas que sufren de **desnutrición**. Los estudios epidemiológicos muestran que el 55% de la población adulta, presenta sobrepeso y el 22% es obesa. Si no actuamos con rapidez esta epidemia será incontrolable; debido a las enfermedades secundarias a la obesidad, la **expectativa de vida** será menor y además la **calidad de vida** estará muy deteriorada.

- La obesidad está asociada a **otros trastornos**, como colesterol alto, hipertensión y enfermedades cardiovasculares, diabetes, asma, y ciertos tipos de cáncer. Pero ya los niños obesos comienzan a sufrir trastornos: «Tienen problemas en la columna, pie plano, dolores en rodillas o caderas, estrías, problemas en la piel debido a los pliegues. Y la diabetes tipo 2 empieza a aparecer en la adolescencia», subraya la doctora Valeria Hirschler, del Servicio de Nutrición del Hospital Durand.

La obesidad en cifras

El sobrepeso y la obesidad tienen graves **consecuencias para la salud**. Las enfermedades cardiovasculares (especialmente las cardiopatías y los accidentes vasculares cerebrales), que ya constituyen la principal causa de muerte en todo el mundo, con 17 millones de muertes anuales. La diabetes, que se ha transformado rápidamente en una epidemia mundial. La OMS calcula que las muertes por diabetes aumentarán en todo el mundo en más de un 50% en los próximos 10 años. Las enfermedades del aparato locomotor, y en particular la artrosis. Algunos cánceres, como los de endometrio, mama y colon.

En los primeros años, la mayor influencia la ejercen los padres. «Si no les gustan las frutas o las verduras, no se las introducen a los hijos», observa la doctora Edith Szlazer, directora de BACE, centro especializado en desórdenes de la alimentación. Y agrega otro factor: «Algunas mamás usan **calorías de más para dar sabor** a las comidas. Para que los chicos coman, ponen más leche o mantequilla a los purés, o azúcar a las frutas». La idea de que «comida es salud» señala uno de los mitos que fomentan el sobrepeso: nene gordito es nene sano.

La **OMS** calcula que en 2015 habrá aproximadamente 2.300 millones de adultos con sobrepeso y más de 700 millones con obesidad. La OMS señala también que la obesidad está ligada al 60% de las defunciones por enfermedades no contagiosas (trastornos cardiovasculares, cáncer o diabetes). Se prevé que esta cifra aumente hasta el 73% en 2020.

Solo el 60% de los obesos desea **bajar de peso por cuestiones de salud**, y no por belleza exterior. Solo el 20% de las personas con problemas de peso iría a un especialista en nutrición para adelgazar.

Un 31% ha probado las **dietas rápidas** o milagro para adelgazar rápidamente, entre los cuales un 7% ha intentado dejar de comer por un determinado lapso de tiempo, poniendo en riesgo su salud.

Como todos sabemos, los trastornos alimentarios (TCA) están tomando un papel protagonista entre las **enfermedades psiquiátricas** de nuestra sociedad. La incidencia de este tipo de trastornos aumenta en los jóvenes: un 2% padece anorexia, el 4% bulimia y el 5% trastorno por atracón.

(Datos del 2006)

La constitución yang
y el peso

La constitución yang y el peso

Antes de empezar a leer este capítulo os aconsejo que leáis y entendáis bien los primeros capítulos del libro, especialmente el capítulo 2. Sin esta comprensión, será más complicado entender lo que sigue.

No es difícil, se trata tan solo de abrir la percepción. Es una forma diferente de ver el mundo de las energías.

Si aplicamos sus principios, vemos que nos ayudan infinitamente, no solo a comprender nuestra relación personal con el peso, sino también a ver todas las dinámicas de la vida con ojos nuevos.

Pueden parecer unos conceptos tan simplistas, que quizá dudemos de que realmente podamos entender con ellos los problemas de peso. Con tantas dietas, teorías, curas, libros... **¿cómo puede ser tan simple?** Bueno, el entendimiento a nivel mental, puede ser simple, pero su práctica no implica dejar apegos, hábitos tanto físicos como mentales, formas de co-

Personas con exceso de peso

Aunque momentáneamente parezca que hemos reducido peso externo, (energía yang tensa y contrae, puede que perdamos al principio líquido), esta energía yang se acumulará todavía más en nuestro interior, produciendo luego su efecto contrario:

- Gran apetencia a los azúcares refinados (pastelería, chocolate, azúcares, chucherias…)
  Es un deseo extremo por carbohidratos, pero simples, o sea azúcares rápidos
- Mucha ansiedad
- No podemos parar de comer
- En general un gran apego a los alimentos extremos Yin (que nos harán expandir, hinchar... ¡e incrementar nuestro peso todavía más!)
- Recordad la dinámica Yin/Yang. Siempre equilibraremos 1 parte de Yang por 7 de Yin (1/7). ¿Por qué? Pues porque somos 7 partes de agua y 1 de materia
- Así que si tomamos por ejemplo una tortilla, desearemos 7 partes de azúcar, alcohol, vino, café, helados, postres, etc.. Si la tortilla es de 2 huevos, pues 14 partes de energía expansiva. (ver «Las ruedas de energía», en el capítulo 2)

Constitución yang + alimentación extrema yang = yang = peso denso

mer de muchos años... En este libro ya comenzamos a ir no solo a la parte física del qué comer o no comer, sino también a nuestra parte emocional y mental. Que puede que sean las partes que no estén de acuerdo con el cambio... Así que, por favor, si habéis abierto el libro por este capítulo, os recomiendo encarecidamente, que empecéis por el principio. Hay una lógica, una sucesión de información que es necesaria antes de llegar aquí.

Las personas con constitución **yang** vibran con más **energía centrípeta**. Ésta es una energía de acaparar, acumular, condensar, tensar y como podemos entender claramente, de acumular peso.

Por eso, si dichas personas escogen comer alimentos con esta **misma energía centrípeta**, **yang** (especialmente los de grasa saturada: carnes, embutidos, jamón, huevos y quesos, exceso de sal y muchos horneados de harina) **engordarán muchísimo** y tendrán muchísima dificultad para perder esos kilitos de más.

Recordémoslo de nuevo

Si deseamos quitarnos grasa... ante todo itenemos que dejar de comerla!
Es de lógica aplastante, pero todavía existen dietas que pregonan su uso para poder perder peso. En resumen: todas esas personas que comen cantidades de productos cárnicos y grasas saturadas... ¿esperan perder peso?
No existen atajos para llegar más deprisa. Tan solo una forma natural de respetar nuestro cuerpo. Así, él mismo nos responderá con gratitud, vitalidad, energía y un peso estable.
Tampoco rebajaremos peso creando un **peso fofo** (grasa congelada y exceso de líquido), ya que nuestra digestión y riñones, al estar débiles, no harán su trabajo con eficacia. Por ejemplo, ¿qué ocurre con el aceite de oliva (grasa) cuando se enfría? Se vuelve sólido. Así, nuestra grasa existente se endurecerá, enfriará y será mucho más difícil adelgazar si comemos un exceso de crudo, tanto ensaladas como frutas.

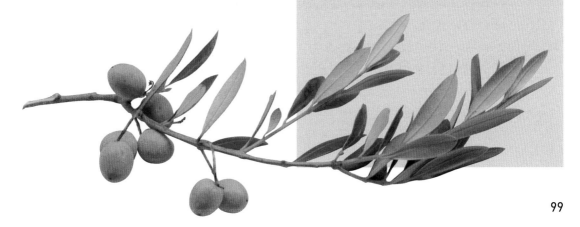

99

¿Qué hay que comer?, se preguntarán los lectores. No hay que inquietarse: podemos alimentarnos y nutrirnos perfectamente, con más alimentos de origen vegetal.

La persona con constitución yang tendrá que utilizar a diario más alimentos de este reino para complementar y equilibrar su estructura y constitución yang.

Podemos cocinar con deleite alimentos vegetales, tanto cereales, legumbres y proteínas vegetales, verduras, algas, postres... de forma suculenta, nutritiva, sensorial y que nos aporte la energía y vitalidad que necesitamos a diario.

Tenemos que aprender a cocinar, especialmente las proteínas vegetales, para poder integrar en nuestro repertorio semanal los platos «de siempre» pero con ingredientes sanos y naturales para el deleite de toda la familia. *(Ver capítulo: «Comidas diarias»).*

«Comer lo que se necesita,
pero en la forma que se desea.»

Hay que aprender **la alquimia de la cocina**: ino podemos vivir solo de ensaladas y arroz integral!

Si nos alimentamos así: solo con ensaladas y arroz integral, tarde o temprano, volveremos a los alimentos de origen animal (grasas saturadas), con los inconvenientes que hemos visto, buscando sabores, texturas, solidez, densidad o deseando compensar la carencia energética que nos falta con comida estricta, aburrida, sin variedad o monástica.

¿Dónde se acumulan los alimentos que producen obesidad?

Si deseamos saber qué alimentos nos han producido obesidad, tan solo hay que observar dónde están acumulados.

- **Obesidad en la parte inferior del cuerpo** producidos por alimentos extremos **yang**: Esta persona tiende más a la forma de pera. Acumulación en la parte inferior debido al consumo de alimentos con grasas saturadas, que se fijan al cuerpo y son más difíciles de eliminar.

- **Obesidad en la parte superior del cuerpo** producido por alimentos **yin** de grasas, y/o calorías: Esta obesidad (forma de manzana) es más fácil de tratar y se elimina más rápidamente que la anterior.

Ensaladas, frutas o exceso de crudos: ¿la solución?

Veamos ahora un poco más sobre la constitución yang (energía centrípeta), que acapara y acumula. Puede que, en el pasado, esa persona haya comido muchas grasas saturadas, acumuladas a nivel físico exterior, de volumen, (obesidad) y a nivel energético interiormente. Y ahora decida comer todo lo contrario: un exceso de crudos en forma de ensaladas, frutas, zumos y líquidos.

¿Qué resultados obtendrá?

Pues que tampoco va a adelgazar, ya que está congelando, enfriando, paralizando la grasa existente, ya que un exceso de crudo:

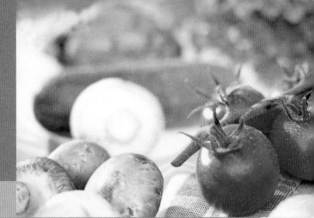

- Enfría.
- Acumula.
- Debilita los riñones.
- Expande nuestros intestinos, produce gases, flatulencias, digestiones pobres y lentas.

- Apaga nuestro fuego digestivo. Una forma de saber si nuestro fuego o caldero interior está haciendo su trabajo con eficacia es observarnos después de una comida sencilla: ¿Cómo nos encontramos? ¿Nos quedamos sin energía durante la primera hora? Necesitamos hacer la siesta, parar o por el contrario tomamos más estimulantes (cafés...) para generar artificialmente la energía que en estos momentos no tenemos.
- Entorpece la eliminación de las grasas saturadas existentes (quedan bloqueadas).

En resumen,
la constitución **yang**

Alimentos que nos producirán
peso denso

- Alimentos con grasa saturada.
- Todas las carnes, aves, embutidos, jamón y quesos.
- Huevos, exceso de sal y condimentos salados.
- Horneados de harina, galletas y pan.

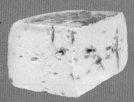

Alimentos que nos producirán
peso fofo

- **El grupo de los alimentos altos en calorías:**

  Alcohol, bebidas gaseosas azucaradas, néctares de frutas, azúcar, chocolate, pastelería, miel, bollería, helados, sirope de arce, azúcar de caña, fructosa, sacarina, mermeladas con azúcar.

- **El grupo de los alimentos que producen enfriamiento:**

  Apagan el fuego digestivo (entorpecen la eliminación de las grasas saturadas), hinchan, expanden intestinos y producen retención de líquidos al debilitar los riñones: exceso de frutas tropicales y locales, zumos, verduras solanáceas (tomates, pimientos, patatas y berenjenas), helados, bebidas o comidas frías, leche de soja, tofu crudo, leche y yogures, kéfir, alcohol y exceso de ensaladas crudas.

- **El grupo de alimentos altos en grasa saturada y con efecto enfriante:**

  (congelación de las grasas en nuestro cuerpo): leche, mantequilla, nata, mató, yogures, kéfir, quesos blandos y cremoso, helados, exceso de aceite crudo y productos del coco.

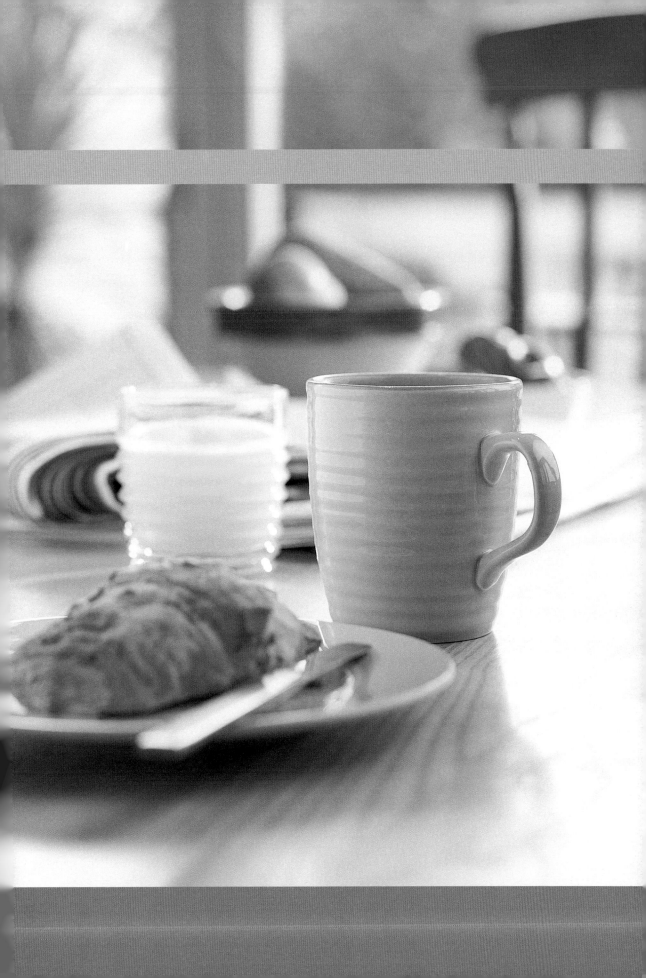

La constitución yin
y el **peso**

Siempre delgadas

Como podéis intuir, a las personas con constitución **yin** (energía centrífuga, de dispersión, y apertura energética) les será casi imposible engordar.

Son personas que pueden comer todo lo que quieran y nunca engordan; se mantienen igual o, si se descuidan y no comen, pueden incluso adelgazar en exceso.

La dinámica del peso es muy fácil de entender, pero más difícil de aplicar, ya que las personas que desean adelgazar normalmente son muy impacientes, una emoción asociada con el hígado y la vesícula biliar (órganos en desequilibrio debido a un exceso de grasas saturadas).

Desean perder peso hoy, y si fuera posible «ayer». Pero no podemos pedirle a un cuerpo físico, que vibra muy lentamente y que hemos construido con excesos durante años de hábitos, que cambie de una semana a otra. Es totalmente imposible. ¡Un cambio rápido no dura!

Hay que armarse de paciencia y entender los procesos naturales de nuestro cuerpo. Lo difícil es mantener una resolución clara y permanente durante tiempo.

Queremos adelgazar, entonces aplicamos cuatro normas y al cabo de una semana, ¡ya nos hemos olvidado! De esta manera no podemos obtener ningún resultado tangible y sólido.

Yo os sugeriría que viérais este cambio que deseáis hacer como una asignatura pendiente en la escuela de la vida. Y que mantengáis la claridad y el propósito a diario; con perseverancia, los cambios llegan de forma totalmente natural y para siempre.

También vale la pena recordar que **las mejores estaciones para perder peso son la primavera y el verano,** pues son estaciones de expansión y movimiento. El cuerpo desea abrirse, y estará mucho más receptivo para un cambio profundo.

No podemos pretender adelgazar en otoño, o invierno, cuando el cuerpo físico empieza a cerrarse y tiende a acaparar más para resguardarse del frío. Querer depurar y perder peso en estas estaciones es ir en contra de la energía de la naturaleza. Es un trabajo inútil y con mucha pérdida de energía y salud. El mejor momento del año para perder peso, desprenderse, diluir las grasas existentes, es desde el inicio de la primavera hasta finales del verano.

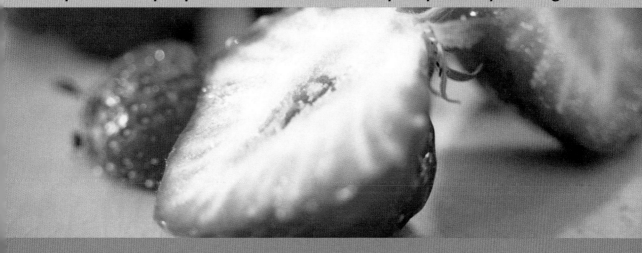

El peso y la edad

A medida que nos vamos haciendo más mayores nuestro metabolismo se va haciendo más lento. Si a este factor le añadimos:

- Haber ingerido, durante muchos años, alimentos altos en grasas saturadas (alimentos acumulativos extremos yang).
- Disminución del ejercicio físico.
- Vida más sedentaria a medida que nos vamos haciendo más mayores.
- Con la edad nos vamos yanguizando. No solo por lo que hemos comido durante toda nuestra vida (alimentos de grasas saturadas) sino que fisiológicamente vivimos una yanguizacion del organismo.

Veremos que con la edad nos resulta mucho más difícil perder los kilitos de más que hemos añadido durante el verano o después de las Navidades.

También se puede ver que la gente mayor se siente muy atraída hacia el dulce y el alcohol (energía yin extrema). Esos alimentos yin extremos también son altos en calorías, o sea que engordarán.

También podemos observar que engordarán más las personas mayores de constitución yang, ya que por naturaleza poseen más energía de acumulación.

Y si miramos quién se engordará más, el hombre o la mujer, por regla general, somos las mujeres quienes lo hacemos, ya que poseemos una naturaleza energética más yang, con energía de retención y acumulación profunda.

Paciencia, ansiedad e insomnio

En estas dos estaciones, el cuerpo está más abierto, flexible y predispuesto al cambio.

En otoño e invierno el cuerpo está energéticamente más cerrado, para guardar, acaparar y protegerse de los rigores del clima frío. **Querer adelgazar en estas estaciones es ir en contra de la naturaleza**. Aunque queramos perder peso antes de las Navidades, no tiene sentido y será muy difícil lograrlo de forma natural. En cambio, en primavera y verano, la vibración es más rápida, todo es más ligero, con mucho movimiento y apertura. Hay que aprovechar estos meses.

Puntos para reflexionar

1. ¿Qué pensamientos de mí mismo me crean ansiedad?
2. ¿Qué situaciones de mi vida me crean ansiedad?
3. ¿En qué momentos del día tengo ansiedad?

El insomnio
¡Cuántas veces escuchamos lamentarse del insomnio a los que lo padecen!

Hay dos clases de insomnio: de origen yin y de origen yang.

Insomnio de origen yang: Las personas de insomnio denominado yang duermen más o menos plácidamente, pero entre las 2 y las 4 de la madrugada se despiertan y les cuesta mucho volverse a dormir. Se sienten ansiosos y tensos, debido a que el hígado y la vesícula biliar están tensos y cargados.

Una sugerencia práctica y fácil de seguir es tener sobre la mesilla de noche un termo con jugo de manzana caliente (puede ser jugo fresco de manzanas o concentrado de manzana diluido con agua). Sin encender la luz, tomaremos unos sorbitos lentamente. Esto ayudará a relajarnos y a conciliar el sueño de nuevo.

Insomnio de origen yin: Personas cuya energía está en la cabeza; su cuerpo está frío y débil, con una mente muy activa, pero físicamente sin energía. Tienen tendencia a irse a dormir muy tarde, pero no pueden conciliar el sueño. Piensan constantemente, no pueden parar de darle vueltas a asuntos de la vida, o quizá están preocupados por el futuro.

No podemos dar una pócima mágica que les ayude a dispersar el exceso de energía en la parte superior del cuerpo. Hay que optar por algo físico, de movimiento, de masaje, de yoga, unas respiraciones, caminar, tomar aire fresco antes de ir a dormir para que así puedan equilibrarse y conciliar el sueño.

Paciencia

Por tanto, sugerimos tener mucha **paciencia**, que es algo que no se tiene habitualmente. Las personas que desean perder grasa tienen además, por regla general, el hígado y la vesícula biliar con exceso, con acumulación energética y en desequilibrio, y esto repercute directamente en sus emociones.

Cada órgano genera una serie de emociones, tanto si está en equilibrio como en desequilibrio. Cuando el hígado y la vesícula biliar están en exceso se genera mucha impaciencia y ansiedad. Nos sentimos irritables, densos, pesados, con falta de creatividad y apertura.

Queremos perder peso al instante, pero sin darnos cuenta de que lo que hemos construido durante años, nuestro templo, ¡no se puede derrumbar en días!

Nuestro cuerpo físico vibra muy lentamente, se va construyendo poco a poco, y si optamos por algún método «milagro» para perder peso rápido, en lo único que repercutirá será en nuestra salud a muy largo plazo.

La **ansiedad** viene dada la mayoría de veces por un **exceso yang**. Sentimos en nuestro interior un cúmulo de energía, que nos hace sentir tensos, rígidos, con emociones fuertes encerradas, muchas veces, en nuestro interior.

Esta ansiedad puede estar producida por muchas causas (ver cuadro, derecha), **puede ser una de ellas o la mezcla de varias de las que exponemos a continuación:**

- **A nivel físico,** por un exceso de alimentos extremos yang (productos animales de grasas saturadas, exceso de sal y condimentos salados, exceso de horneados, pan...)
- **A nivel emocional,** por un exceso de emociones no expresadas, o no digeridas ni purificadas del pasado, que vamos acarreando en el presente. Puede ser a nivel consciente o inconsciente. Esto nos genera acumulación emocional y ansiedad. Conviene entender que las emociones son el resultado de nuestra manera de pensar y ver la vida. Si nuestros pensamientos son autocastigadores, se generarán emociones con la misma carga energética.
- **A nivel mental,** por ideas, creencias mentales rígidas, miedos, sentido de culpabilidad que nos autoimponemos y que no nos ayudan en nuestro caminar por la vida. Por inflexibilidad para ver la vida tal como es; nos resistimos a abrirnos a los cambios que la vida nos da a cada momento, a bailar y a fluir con el día a día. Si padecemos momentos de ansiedad importantes, ¡comer en exceso no nos ayudará lo más mínimo! Podemos sentirnos unos minutos más relajados, pero tendremos que acarrear ese exceso de peso durante muchos meses... ¡o incluso años! El precio a pagar por solo dos o tres minutos de placer sensorial no compensa en absoluto.

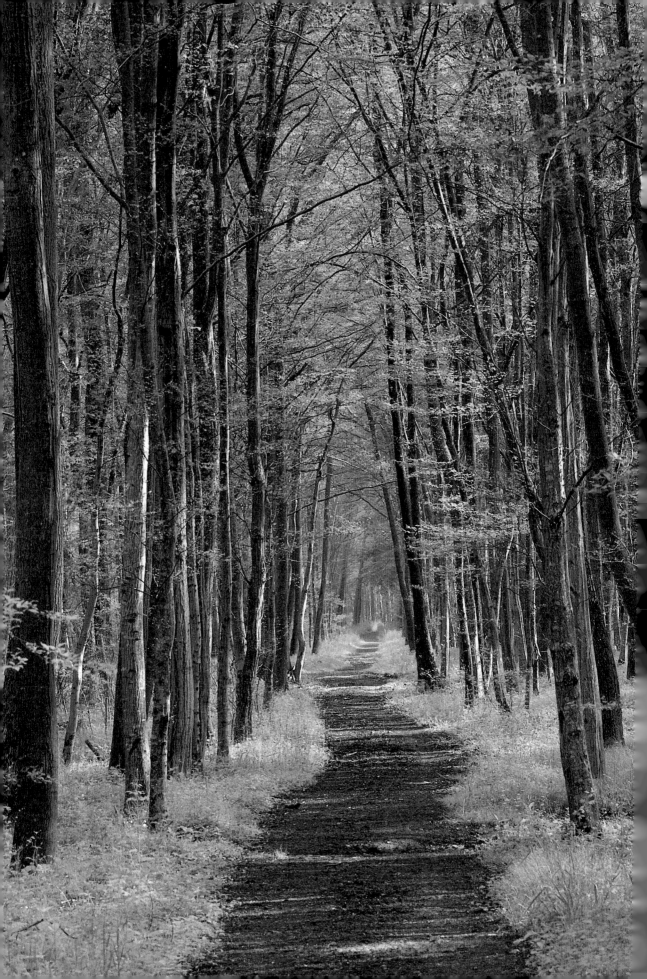

Tu propósito, tu alimento, tu camino

La obesidad es uno de los problemas de salud más serios, en países ricos, ya que condiciona la aparición de enfermedades degenerativas, que son la principal causa de muerte y enfermedad en las sociedades desarrolladas: cardiovasculares, diabetes, hipertensión...

La obesidad también afecta, hoy en día, a los niños. Nuestros hijos, con una vida sedentaria, son víctimas de enfermedades que antes solo afectaban a personas de edad avanzada.

Un gran porcentaje de la obesidad que se padece podría estar totalmente solucionado, si se dedicara más tiempo y se diera más valor a la cocina casera.

Es una rueda sin principio ni fin: al desvalorarse el hecho de cocinar, no le dedicamos tiempo, ni atención, ni amor. Compramos platos rápidos, parcial o totalmente cocinados, en los que, para satisfacer nuestro paladar, añadimos gran cantidad de sal, condimentos, aceite y grasas, que generan unos segundos de discutible satisfacción sensorial, pero muchos problemas de salud a largo plazo.

Tenemos que aprender a cocinar de nuevo y recuperar los valores del pasado, pero adaptados a nuestras necesidades del presente.

Tu propósito

Empezaremos por adoptar formas de vida más saludables:

- Cocina casera simple a diario.
- Alimentos integrales.
- Cenar temprano (mínimo dos horas antes de acostarse).
  Cenar tarde es tan nocivo como comer carne; produce acumulación energética en el hígado y en la vesícula biliar.
- Adoptar una pauta de comidas diarias equilibrada (como mínimo 3 veces al día).
- Buen desayuno en casa, almuerzo (en la escuela, trabajo o en casa) y cena en casa.
- Desayunar como un príncipe, comer como un rey y cenar como un mendigo.
- Masticar bien (ver sus beneficios en capítulo 1).
- Tener conciencia de lo que se come y disfrutarlo.
- No comer snacks durante el día, especialmente antes de ir a dormir.
- Cenar alimentos del reino vegetal.

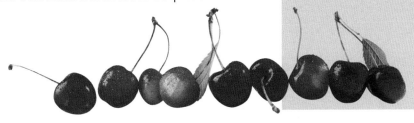

Alimentos a evitar

Reduce y evita el consumo de alimentos extremos yang:

Para comprender estos conceptos, lee con detenimiento primero la tabla energética de los alimentos en el capítulo 2.

Todos estos alimentos producirán una energía de concentración y acumulación, de acaparar peso y pesadez, de guardar, generando tensión, calor interno y peso denso.

Estos efectos son completamente opuestos energéticamente a lo que necesitamos: dispersión, ligereza y depuración.

Evita el consumo de alimentos extremos acumulativos muy yang:

- Horneados (pan, galletas, pizzas, etc.).
- Toda clase de excesos de grasas saturadas de origen animal:
  - todas las carnes y embutidos
  - huevos
  - lácteos (quesos, leche, mantequillas, nata, yogures...)
- Sal cruda, condimentos salados, snacks salados (patatas fritas, frutos secos salados, etc.).
- Comidas *fastfood* (hamburguesas, pizzas, patatas fritas, bocadillos, etc.).
- Exceso de fritos y aceite.
- Alimentos ahumados de origen animal.

Somos lo que comemos, así que si nos alimentamos con grasas saturadas (carne, embutidos, huevos y lácteos) tendremos en nuestro cuerpo físico una acumulación de grasas.

Es difícil llevarlo a la práctica, pero si queremos perder grasa, ¡hay que dejar de comerla!

Efectos de las proteínas animales

Las proteínas son imprescindibles para el desarrollo y el mantenimiento celular, pero no solo existen las de origen animal. Hay una gran cantidad de alimentos de origen vegetal con una elevada proporción de proteínas de mucha mejor asimilación por parte del organismo humano.

También existe una concepción errónea sobre la cantidad de proteínas que necesitamos para vivir. Como se sabe, una persona con gran actividad física necesitará un mayor porcentaje, así como los niños, las embarazadas y los lactantes. En cambio, quienes llevan una vida sedentaria necesitan una menor cantidad, al no desgastar tanto.

Según algunos autores, aquellas sociedades y grupos de individuos que se han alimentado con proteínas animales tienden a desarrollar una forma más agresiva de vivir. Por el contrario, el desarrollo ha sido más pacífico en otras culturas cuyas fuentes alimenticias principales han sido cereales y proteínas de origen vegetal. Por otra parte, a lo largo de la historia, grandes

Si queremos perder grasa, **¡hay que dejar de comerla!**

maestros y hombres ilustres adoptaron un régimen de vida natural y más vegetariano: Pitágoras, Sócrates, Platón, Aristóteles, Leonardo Da Vinci, Isaac Newton, Séneca, Voltaire, Gandhi y otros muchos, favoreciendo la búsqueda interior y aportando paz y serenidad al cuerpo, la mente, las emociones y el espíritu.

Efectos que produce el consumo de carnes en el organismo humano

- Nuestro cuerpo gasta mucha energía y minerales para metabolizar la proteína animal.
- Si observamos el comportamiento de los animales carnívoros cuando matan a sus presas, comprobamos que no solo devoran la carne (proteína), sino todas sus partes: el estómago (donde se almacenan vegetales –fibra–), la carne y los huesos (minerales).
- La proteína animal crea una condición muy ácida de la sangre, con efecto desmineralizante y a largo plazo osteoporosis.
- La carne contiene grandes niveles de ácido úrico.
- A través de la digestión (fermentación) de la carne en los intestinos, se producen pérdidas importantes de flora intestinal. Además, causa un estado ligero de

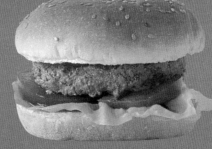

toxemia, produciendo estrés en los órganos dedicados a limpieza y eliminación.

- Casi todos los productos animales contienen grandes cantidades de grasas saturadas que se convierten en colesterol.
- El pescado es el alimento ideal para sustituir a las carnes (sus grasas no son saturadas).
- Para poder preservar y manufacturar productos cárnicos es necesario añadir muchas sustancias químicas y conservantes.

Así se evita la multiplicación de microorganismos tóxicos y a la vez se incrementa un mejor color, olor, textura y presencia. Además, hoy en día, las reses son alimentadas con hormonas y productos de síntesis desde el nacimiento.

- Entorpece la eliminación de las grasas saturadas existentes (quedan bloqueadas).

De todas formas, aunque pudiéramos consumir carne de la mejor calidad, orgánica, sin aditivos), como la consumían nuestros antepasados, tendríamos todavía que plantear otras cuestiones, por ejemplo: ¿Con qué frecuencia consumían carne? ¿Qué cantidad de carne en relación a las cosechas del campo (cereales, leguminosas, verduras, frutas, frutos secos...)? ¿Cómo era su actividad física? ¿Cómo era la calidad de vida en general?

El peso natural

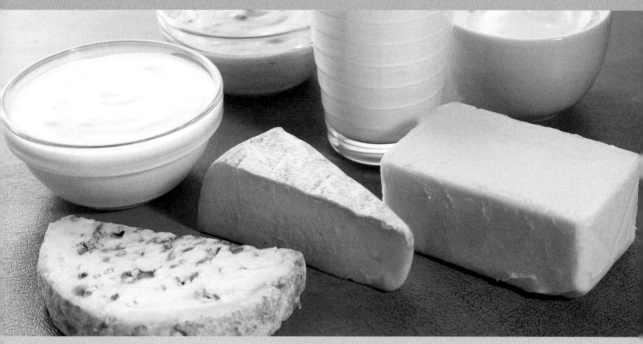

Los efectos de los lácteos

Existe una publicidad desmesurada en relación a los lácteos, con la idea de que son un alimento ideal para el consumo humano. No obstante, incluso en medicina convencional se han podido constatar sus desventajas y los problemas que produce su consumo. También existe la idea generalizada de que son esenciales para la vida humana, pero, ¿realmente es así?, ¿se consumen lácteos en todos los países y rincones de nuestro planeta?

La respuesta es que en todos los países de Oriente (China, Corea, Japón...), en sus tradiciones alimenticias, nunca se han incluido los lácteos. Por supuesto, su estatura es más pequeña, no han crecido tanto; no se han expandido o desarrollado con desmesura como nosotros los occidentales.

La leche es el alimento de los mamíferos durante su etapa de crecimiento. La leche de cada especie animal contiene el equilibrio de nutrientes específicos para su desarrollo correcto.

La leche de la vaca contiene muchas más hormonas de crecimiento que la leche humana, y esto es lógico, ya que el ternero pesa al nacer unos 40 kg, y al convertirse en adulto (a los dos años) puede llegar a pesar ¡más de 400 kg!

En comparación un ser humano no alcanza su madurez física hasta los 21 años, con pesos que oscilan entre los 50 y 80 kilos.

Las **diferencias entre la leche humana y la leche de la vaca** hablan por sí solas, como podemos ver a continuación:

Si los lácteos no son tan favorables para el desarrollo de un bebé, cómo pueden serlo para los adultos? También es importante tener en cuenta que ningún otro mamífero en este planeta, consume leche después del destete.

- La leche de vaca contiene **tres veces más calcio y proteínas** (para un crecimiento veloz). Contiene también el triple de sodio, pero solo la mitad de carbohidratos (necesarios para el desarrollo del sistema nervioso). Posee cinco veces más cantidad de fósforo y diferentes clases de azúcares.

- El equilibrio entre **ácido y alcalino** es diferente respecto a la leche humana.

- La leche de vaca produce un desarrollo veloz de **huesos y músculos**, mientras que la humana desarrolla el **sistema nervioso**.

- La proteína de la leche de la vaca (caseinogeno) es **difícil de asimilar** por el sistema digestivo humano. Suele producir perturba-

ciones porque se digiere parcialmente; **sobrecarga el hígado** y provoca irritación en los tejidos y en la piel, en un intento del organismo por eliminarla.

- La **lactalbumina**, principal proteína de la leche humana, se digiere sin ningún tipo de dificultad.

- El organismo humano segrega una **enzima** capaz de asimilar la leche materna, desde el nacimiento hasta los 2-3 años, desapareciendo gradualmente.

Para mantener una óptima calidad de huesos, lo esencial no es la cantidad de calcio que consumimos, sino de qué forma perdemos el calcio que poseemos.

Evita el consumo de alimentos solidificantes, acumulativos y altos en calorías. Extremos muy yin

Los dos siguientes grupos de alimentos producirán una energía expansiva extrema y, con su alto contenido en calorías, un peso fofo.

- **El grupo de los azúcares refinados** (azúcar blanco, moreno, de caña, sirope de arce, chocolate, helados, bollería, chucherías, pasteles, bebidas gaseosas azucaradas, alcohol). Todos estos productos también producirán obesidad, por su alto contenido en calorías vacías. Una obesidad fofa, de cuerpo expandido pero sin energía, ni vitalidad.

- **El grupo de los crudos**, exceso de ensaladas, frutas locales, frutas tropicales, verduras solanáceas (pimientos, patatas, berenjenas y tomates), alimentos o bebidas frías, exceso de aceite crudo y vinagres.

Estos alimentos nos enfriarán, paralizarán, congelarán las grasas existentes. Es como si colocamos una botella de aceite de oliva en el refrigerador, al cabo de un rato se habrá congelado y su aspecto será sólido. Cuando comemos muchas grasas saturadas, es lógico que después nos apetezcan muchos crudos. Sin embargo, éstos solidifican las grasas y resulta mucho más difícil depurarnos.

También es debido a que todo lo crudo tiene la energía de enfriar, principalmente a nuestros riñones. Si los riñones se debilitan, no tendrán la fuerza necesaria para depurar y filtrar las toxinas, creando acumulación en nuestro interior y exceso de peso fofo.

Alimentos de uso **diario**

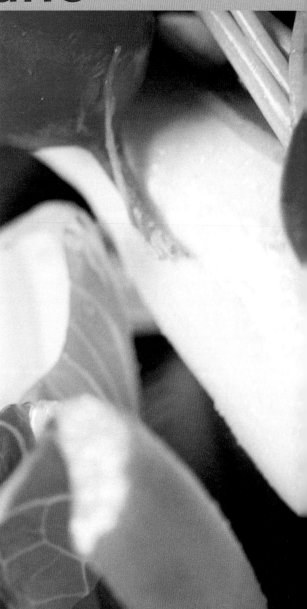

Algunas sugerencias sencillas para depurar y contribuir a la pérdida de peso:

- Utiliza rabanitos y nabos, tanto crudos como en cocina. Empieza a utilizarlos en lugar de patatas. Puedes añadirlos a cremas y purés de verduras.

- Champiñones y toda clase de setas. Si la obesidad es más bien fofa, con frío y retención de líquidos, utiliza principalmente champiñones secos llamados shiitake.

- Verduras de hojas verdes frondosas e intensas, tales como: col verde, brócoli, puerros, apio, borrajas, berros, hojas de nabos, rabanitos... y cocinadas muy ligeramente, sin tapa y solo 3 minutos. Aprende a hacer ensaladas tibias, ya que te aportarán una cantidad muy importante de fibra, clorofila y minerales.

- Utiliza a menudo jengibre fresco, ajo y especias.

- Variedad de plantas aromáticas frescas en cada comida: perejil, cebollino, albahaca, menta, cilantro...

- Verduras depurativas: alcachofas, espárragos, remolacha, endibias, hinojo o apio.

- Utiliza el aceite de sésamo en lugar del de oliva. ¿Por qué? Si colocamos aceite de oliva y aceite de sésamo en la nevera, veremos que el de oliva se solidifica más deprisa.

- Para perder peso, puedes utilizar durante unas semanas o meses (el tiempo que deseemos depurar) aceite de sésamo para cocciones de

Sugerencias simples para **depurar y ayudar a perder peso**

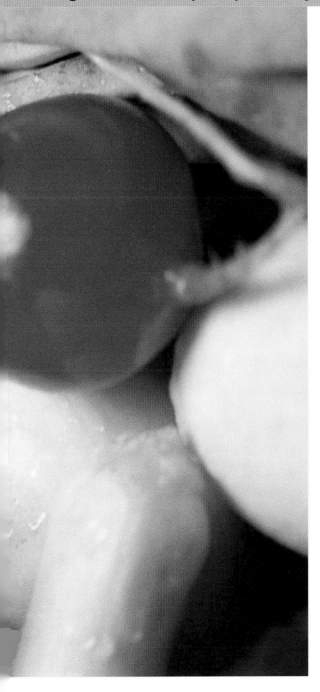

Poner énfasis en las verduras

Conviene que apreciemos más a nuestras amigas **las verduras**. No se comen las suficientes. Hay que *aprender* a deleitarnos con ellas, utilizándolas en la mayor parte de nuestras comidas. Lo importante es saberlas preparar. ¡No podemos vivir solo de ensaladas!

Las verduras nos aportan un efecto de alcalinidad en la sangre que otros alimentos no nos dan. Primero hay que conocer la gran variedad que hay y luego cómo cocinarlas y presentarlas.

Por ejemplo, si solo hacemos las verduras al vapor, en pocos días, ¡nadie se las querrá comer! Pero si esas mismas verduras las salteamos rápido y les añadimos tacos de tofu ahumado o seitán, o algunos frutos secos, o semillas, o un poco de pescado, o plantas aromáticas frescas, o maíz... todo el mundo se las comerá. O puede que las deseemos hacer a la plancha con algún delicioso aliño.

En los meses de invierno, quizá deseemos generar un calor más penetrante, así que, ¿por qué no un buen estofado de verduras, o hacerlas al horno con plantas aromáticas?

Si lo que deseamos, en cambio, es que refresquen, habrá que hervirlas poco tiempo, para que estén crujientes y preserven sus colores naturales y su textura, y aliñarlas con alguna vinagreta... Las combinaciones son casi infinitas, y ahí podremos utilizar toda nuestra creatividad.

verduras o añadir unas gotas de aceite de sésamo tostado en aliños, ensaladas, salteados rápidos de verduras, woks, etc.

115

Cómo preparar las verduras
Recomiendo dos formas

1. **Verduras verdes** - cocción corta - sin tapa - sin tiempo (solo 3 minutos)

Aquí se incluyen verduras verdes como: brócoli, judía verde, kale, apio, puerro, col verde, escarola, calabacín, borrajas, berros, col china... Estas verduras verdes, al cocinarlas *al dente* solo 3 minutos, a parte de la fibra que nos aportan, también son ricas en calcio, hierro y clorofila.

Lo más importante al cocinar estas verduras verdes en cualquiera de los estilos ligeros mencionados anteriormente, es tener cuidado de no utilizar gran cantidad de aliños salados y de reducir la cantidad de aceite al cocinarlas. Y, por descontado, no añadir ningún condimento salado crudo y aceite a la hora de servir.

2. **Verduras** - cocción larga - con tapa - con tiempo

Con las verduras de raíz y redondas podemos obtener calor, dulzor y satisfacción, pero de forma ligera y depurativa. Verduras como: nabos, rabanitos, zanahorias, calabaza, chirivía, cebollas, remolacha, col, hinojo, etc.

Cuando no se sabe cocinar las verduras, tan solo se obtienen resultados con proteínas animales de grasas saturadas, que son las que producirán acumulaciones y obesidad.

Podemos utilizar verduras de raíz y redondas, con cocciones como: salteados largos, estofados, plancha, mantequillas de verduras y cremas. Es imprescindible incluir siempre en todas estas cocciones nabos o rabanitos. Su poder depurativo será invaluable para ayudarnos a paliar la obesidad. Utilizar nabos en lugar de patatas.

Para aprender bien toda la gama de estilos de cocción, ver mi primer libro *La alimentación natural y energética*.

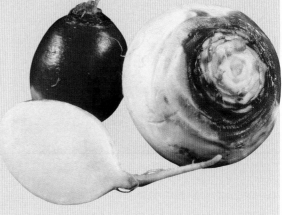

La importancia **de las verduras**

Las personas que deseen perder peso deben preparar el plato con el 50% de verduras.De esta manera, la mitad del plato (sea cual sea su tamaño) estará formado por verduras: 25 % de verduras de hoja verde (cocina sin tapa - 3 minutos) y 25% de verduras de raíz y redonda (cocción larga con tapa).

En todas las ensaladas hay que incluir rabanitos (crudos o escaldados) o nabo rallado crudo.

Dependiendo del peso de la persona, si es denso o fofo, tendremos que ir con cuidado en el consumo de ensaladas.

Si la persona tiene un peso fofo, con retención de líquidos, con frío, eso nos indica que la persona no tiene la suficiente fuerza digestiva como para metabolizar lo que come. Un exceso de crudos le perjudicará. Es mejor comer verduras cocidas en diferentes formas, pero dándoles el calor que necesita. Utilizar también jengibre fresco en las cocciones.

En las ensaladas es importante **eliminar** ingredientes muy salados como: olivas muy saladas, u otros ingredientes que encontramos frecuentemente tales como: huevos duros, anchoas, atún en lata y, por supuesto, embutidos y quesos.

También tendremos cuidado con los aliños, ya que al utilizar un exceso de sal o aceite, no nos dará el efecto de depurar que deseamos. Por supuesto, los aceites deben de ser presión fría y biológicos de buena calidad. El mejor aceite para depurar es el de sésamo, ya que es menos graso que el aceite de oliva. Si optamos por utilizar aceite de sésamo tostado, con aroma y sabor muy fuerte, tan solo tendremos que utilizar un par de gotas, por lo que la cantidad se reduce al máximo.

Tenemos un abanico impresionante de formas de cocinar las verduras. No solo los estilos que hemos mencionado con anterioridad. También existen otros estilos que nos aportarán más dulzor.

Purés y cremas de verduras

Tomar a diario cremas de verduras. El mejor momento podría ser para la cena.

La crema no sustituye la cantidad de verduras que tenemos que comer en nuestro plato; es tan solo la parte de sopa. Todas las cremas tienen el efecto de relajar, y creo que es importante después de un día cargado de responsabilidades y trabajo.

Incluso, a veces, si no tenemos mucha hambre, una buena crema podría ser nuestra cena de mendigo. Su dulzor nos relajará y, al mismo tiempo, nos sentiremos equilibrados y satisfechos.

Algunas combinaciones de cremas:

- 20% de cebollas o puerros pochados como base de la crema.
- 40% de nabos.
- 40% de una verdura dulce: zanahoria, calabaza, chirivia, boniato, coliflor, remolacha, hinojo, calabacín...

Condimentos frescos

Juegan un papel importantísimo a la hora de **depurar**, aunque la cantidad cambia la calidad. Utilízalos con moderación; procura que en cada comida tengas:

- **Una especia**: jugo de jengibre fresco, ajo, mostaza, pimienta, curry...
- **Varias plantas aromáticas frescas**: menta, perejil, cebollinos, albahaca...
- **Un sabor ácido**: ralladura o jugo de cítricos, jugo concentrado de manzana, vinagre de arroz, vinagre balsámico...
- **Germinados**: especialmente de alfalfa, mostaza, cebollas, remolacha, semillas de girasol de gusto ligeramente picante. Los germinados de leguminosas, pueden causar gases e indigestión a según qué personas, ya que son difíciles de digerir.
- **Pickles caseros**. Fermentados de verduras hechos en casa de corto plazo. (Especialmente de nabos, rabanitos, zanahorias, col, remolacha...)
- Una vez al día: comer cuatro cucharadas soperas de **nabo** o **rabanito** y zanahoria rallados y aliñados con unas gotas de jugo concentrado de manzana y vinagre de umeboshi.

Cereales integrales

Nuestro cuerpo requiere carbohidratos de buena calidad, para poder obtener **energía** y **vitalidad**. Por lo tanto, necesitamos consumir un poco de cereales integrales.

Si los omitimos, nuestro cuerpo querrá azúcares rápidos o pan, pastelería, consistencias secas, densas, crujientes, productos animales, snacks salados... que no nos ayudarán a llegar a nuestra meta final: **depurar**.

Consumir pequeñas cantidades de cereales integrales en cada comida, en forma de ensaladas con verduras o en formas ligeras y refrescantes. No es necesario que el apartado de cereal sea muy abundante en cada comida; bastará con un 25% en nuestro plato. Este cereal también puede estar preparado con verduras en forma de ensalada, paella...

Los cereales más indicados son: la **cebada**, el **arroz integral** de grano largo o *basmati* y la **quinoa**. También pequeñas cantidades de pasta integral y polenta, se pueden utilizar para crear variedad en nuestra cocina diaria.

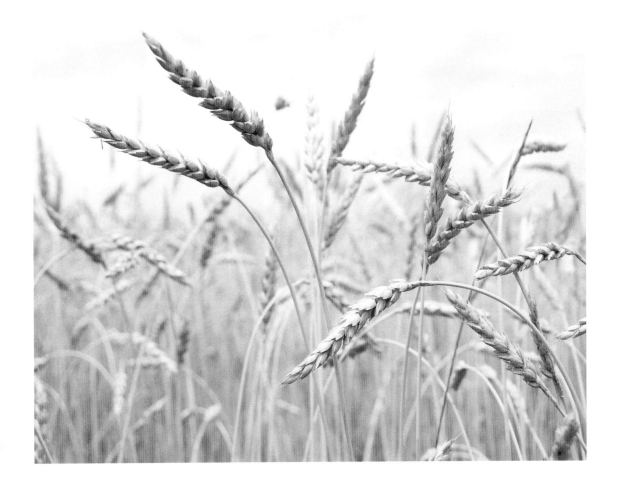

Algas, las verduras del mar

Las algas poseen un pigmento verde llamado «clorofila» y son capaces de producir su propio alimento mediante fotosíntesis; necesitan la luz solar para desarrollarse. Estas saludables verduras, de agua dulce o salada, poseen diversas sustancias coloradas que tienen la tarea de captar la energía luminosa y aprovecharla por medio de reacciones fotoquímicas. Las algas son las verduras con más alto contenido en sales minerales y oligoelementos.

Algas depurativas y remineralizantes
imprescindible en cualquier alimentación sana

Las algas, o verduras del mar, nos aportan efectos muy **depurativos** y **remineralizantes**. Su uso es imprescindible e insustituible en cualquier alimentación natural y sana. Recomiendo utilizar variedad de ellas, especialmente las más ligeras como:

- **Wakame, dulse** y **arame**. Éstas necesitan tan solo ser remojadas 2-3 minutos e integrarse a cualquier plato, desde ensaladas a salteados de verduras, sopas, etc.
- **Agar agar**. Es importantísima para **depurar**. Se puede encontrar en el mercado en forma de copos, barras o tiras. Podemos remojarla o macerarla y utilizarla en ensaladas. O cocerla con zumos de frutas durante 10 minutos, para confeccionar deliciosas gelatinas, mousses y jaleas.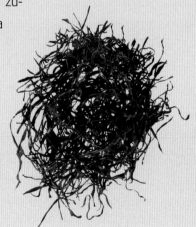
- Por supuesto podemos utilizar las demás: **nori**, en sushis, troceada para guarniciones, **kombu** para sopas y legumbres....
- **Espaguetis de mar**, en platos de verduras, con champiñones, con ajo y perejil...

Poseen un alto contenido en sales minerales y oligoelementos

Algas de agua dulce
con excelentes propiedades para perder peso

Estas algas son ideales para personas con condición y constitución muy yang (peso denso).

Alga espirulina

Tiene mucho éxito por sus propiedades saciantes y su alto contenido en clorofila. Ayudan a perder peso y aportan casi todos los nutrientes que necesitamos. Es un alga muy práctica, ya que se suele tomar en cápsulas o en comprimidos. Y es difícil de imaginar que una fuente tan concentrada de nutrientes como la espirulina, no tenga un alto contenido de grasas y calorías.

La espirulina solo tiene el 7% de grasas y están en forma de ácidos grasos esenciales que forman parte de la membrana celular de las células de nuestro organismo.

Entre otros muchos beneficios, ayudan a controlar niveles elevados de azúcar y de colesterol.

Cuando nos alimentamos con una dieta alta en proteína de origen animal, la ingesta de toxinas es sumamente alta y el costo es elevado para el hígado, los riñones y todas las vías de eliminación.

Aquellas personas que se han alimentado durante años con un exceso de proteínas animales y alimentos refinados, especialmente aquellas con exceso de peso denso, sufren ansiedad por la comida, y en particular por los dulces.

Alga chlorella

Regula el sistema digestivo, desintoxica, reestablece el peristaltismo con lo que ayuda en el estreñimiento crónico, ayuda a cicatrizar las úlceras y combate la halitosis.

El alga chlorella actúa como agente **desintoxicante** interno, neutralizando metales pesados, dioxinas, pesticidas, herbicidas..., y disminuye la tasa de **colesterol** en sangre, compensa la hipertensión (reduce la máxima).

Alga fucus

Buen **tonificante intestinal**. Es ideal en dietas de adelgazamiento por su efecto saciante. Ejerce una suave acción laxante. Ayuda a disminuir los niveles de colesterol.

Es eficaz contra la **celulitis**. Terapéuticamente es utilizada en tratamientos de gota o en excesos de ácido úrico.

En el caso de esas algas de lago, ¡**no hay que tomarlas todas**! Basta con elegir una y utilizarla a diario, acompañada de un poco de líquido. Podría ser por la mañana, acompañado de un licuado de zanahoria y una hora antes de que tengamos el momento «difícil» del día. Por sus cualidades saciantes y expansivas, ayudan a contrarrestar la ansiedad (yang interior) que sentimos. Nos sentiremos más relajados y sin apetencia de empezar con el «atracón».

Frutas y zumos

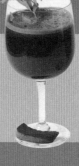

Ayudan a depurar

Las frutas son importantes para **depurar**, pero no por ello hemos de hacer solo una cura de frutas durante días. Cualquier acción extrema repercutirá a efectos y reacciones extremos.

Una merienda con fruta cocida, nos ayudará a relajarnos y a reducir la «**ansiedad por dulce**» a media tarde.

Fruta cocida

Compotas, al vapor... nos dará un dulzor intenso, nos relajará y saciará el sabor dulce que nuestro cuerpo desea.

Es mucho mejor comer **compotas** (tanto de fruta fresca o seca, o una mezcla), que pastelería y azúcares refinados. Al cocer la fruta, añadid unos granitos de sal marina y bastante ralladura de limón o naranja.

También es aconsejable utilizar especias como: canela, clavo de olor, jengibre o vainilla natural.

Fruta fresca

Nos refrescará, activará, depurará, limpiará. No nos dará el dulzor intenso que nos aporta la fruta cocida, pero son esenciales, tanto para comer, como en zumos o en licuados.

Las mejores horas para tomar frutas frescas o zumos: justo al levantarnos o durante la mañana. Las frutas cocidas son preferibles por la tarde y noche, momento de relajarnos.

Bebidas depurativas

- zanahoria.
- zanahoria y manzana.
- zanahoria, manzana y apio.
- zanahoria, apio y unas gotas de limón.

- zanahoria, manzana y remolacha.
- apio y manzana.
- zanahoria y jengibre.
- zanahoria, nabo y manzana.

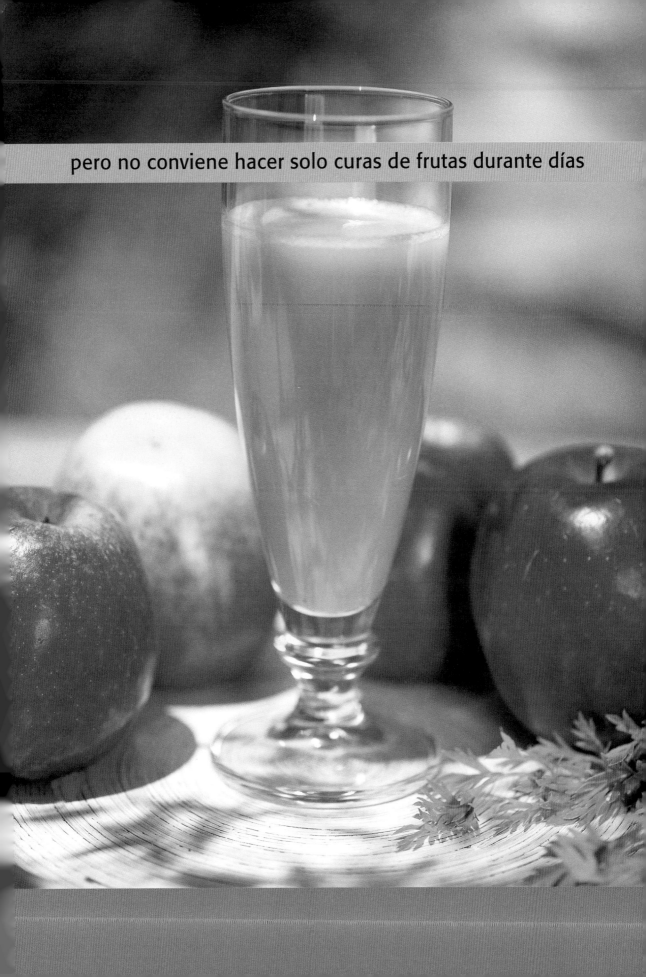

pero no conviene hacer solo curas de frutas durante días

El uso de las proteínas

Este apartado es importantísimo, ya que la causa principal de la obesidad es el excesivo consumo de grasas saturadas en forma de proteínas animales.

Este excesivo consumo es uno de los factores culpables de la obesidad en general.

Tenemos que aprender a cocinar platos sensoriales y tradicionales de nuestra cultura y familia, usando las proteínas vegetales.

Nuestro cuerpo y nuestra forma de vida sedentaria no pueden acarrear un excesivo consumo de proteínas animales. Personalmente, opino que nuestro cuerpo es vegetariano y no está construido para el consumo de proteínas animales.

Podemos ver que todos estos problemas de obesidad, colesterol, hipertensión, triglicéridos altos, enfermedades cardiovasculares, diabetes, osteoporosis, etc.. son propios de países desarrollados, en los que se consumen proteínas animales en exceso.

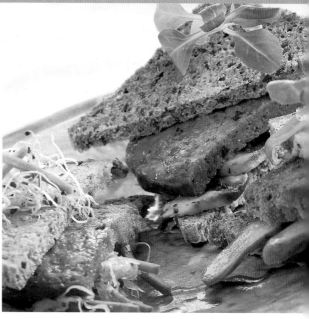

Pero nunca las podremos reducir, si no sabemos cómo cocinar platos suculentos que nos satisfagan y nos alimenten. En todos mis libros hay decenas o cientos de recetas que nos van a aportar, tanto a nivel nutricional como sensorial, el efecto que deseamos. En este caso podéis ver especialmente mi libro *Las proteínas vegetales*.

Algo para «picar» Si necesitas picar, utiliza:

- Tiras de verduras
  (apio, zanahoria, nabo, pepino, endivias...)
- Fruta cruda,
- Fruta cocida (compotas, vapor....)

- Licuados de verduras y frutas
- Ensaladas....
- Mermeladas o patés de verduras dulces

Si deseamos utilizar endulzantes, recomendamos los procedentes de cereales, como:

La miel de arroz, melaza de cebada y maíz, *amasake*... Éstos no tienen tantas calorías como los azúcares refinados.

Si deseamos utilizar algún sustitutivo de los lácteos (grasas saturadas), recomendamos leche de cereales (arroz, cebada, mijo, etc.). No de avena ni de soja.

Otras bebidas importantes para **depurar**:

- **Infusiones hepáticas** (boldo, cardo mariano, diente de león, ortiga, alcachofera...)
- **Té verde**
- **Infusiones de menta, anís, hinojo, manzanilla**...

Tened en cuenta que la cantidad de líquido variará según las necesidades de nuestro **cuerpo físico**, ¡no mental!

En resumen, si nuestra alimentación se compone de todos esos alimentos, no necesitaremos litros y litros de agua, ya que el líquido lo obtendremos de forma natural de verduras, frutas y de la masticación.

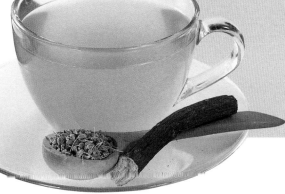

Veamos la obesidad a otros niveles

Por descontado, ya sabemos que no todos los problemas de obesidad son del cuerpo físico o tan solo de lo que comemos.

Una carencia de ejercicio, de movimiento, también nos puede producir obesidad.

Después de adoptar una alimentación natural más o menos equilibrada como la descrita, tendríamos que reflexionar sobre otros planos o niveles de nuestro Ser:

- ¿Hay conflictos emocionales que nos hacen comer demasiado?
- ¿Desde cuándo existe la obesidad?
- ¿Ha habido algún percance puntual que haya originado su inicio?
- ¿Nos recubrimos de peso para protegernos de algo o de alguien?
- ¿Nos hemos desvalorado hasta el nivel de no importarnos nuestro peso?
- ¿Qué beneficios me conlleva la obesidad?

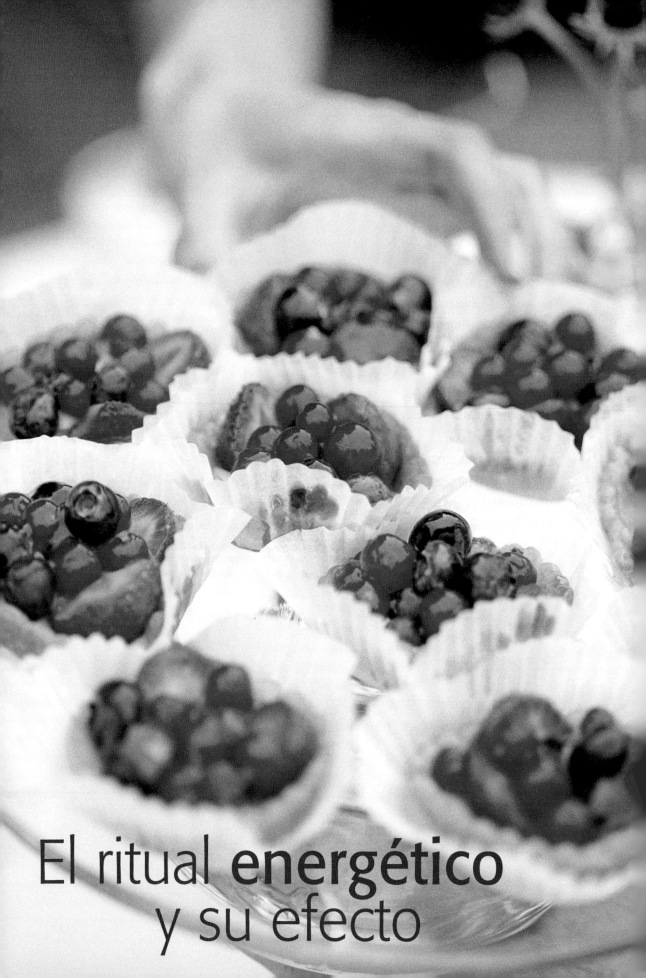

El ritual **energético**
y su efecto

La pantera rosa
en acción

Todos podemos visualizar a la sigilosa pantera rosa, que tanto hemos visto en los medios de comunicación durante años. Es una figura que utilizo a menudo, ya que ilustra muy bien a muchas personas en el momento crucial en el que desean ir a por comida. Queremos escondernos, nos da reparo que nos vean comiendo e intentamos ser discretos.

¿Por qué la tentación de caer en este nocivo ritual es más poderosa después de trabajar, hacia media tarde-noche, o después de cenar... y no temprano por la mañana?

Muchas personas, con este problema, pueden levantarse por la mañana y tener fuerza de voluntad como para no empezar el día ¡con un atracón! Desayunan (o incluso no desayunan), siempre con el buen propósito de que «hoy será un nuevo día y podré comer más equilibradamente».

Puede que no desayunen, porque todavía están saturados del día anterior, o que puedan desayunar normalmente. Durante la mañana pasarán con una pieza de fruta, u otro té hasta la hora de la comida.

Incluso al mediodía, pueden, con fuerza mental y determinación, evitar la comida, reduciéndose a más fruta, yogures, una ensalada o un pequeño bocadillo. Están contentos: «¡hoy podré romper mi círculo de adicción!»

Pero **no comer es una yanguización del cuerpo físico**. Nuestro cuerpo pierde líquidos, se queda más seco. Si a esto le añadimos la carga energética yang de actividad y ajetreo que tenemos durante todo el día*, podremos comprender fácilmente por qué a media tarde, o hacia la noche, cuando llegamos a casa, rompemos todos nuestros esquemas de conducta y de forma inconsciente nos dejamos llevar por nuestra «pantera rosa interior». **Nos queremos yinizar-relajar, distender, expandir, pasivizar... con comida.**

---

* Descansar toda la noche nos *yiniza*. Nuestro momento más yin del día es cuando nos levantamos: hemos estado en relax y descansado. Durante el día, con la actividad, trabajo, movimiento, preocupaciones y responsabilidades, nos yanguizamos. Por eso, por la noche, queremos yinizarnos-relajarnos con comida. La comida en cantidad nos relaja: es el *síndrome del 25 de diciembre a las 6 de la tarde*.

Los apegos alimenticios carencias energéticas

Si comprendemos claramente esta dinámica energética, será muy fácil romper este esquema. Tan solo tenemos que equilibrarnos durante el día, comiendo comidas simples pero regulares y completas, evitando ayunar, tomando bebidas y alimentos durante el día que nos relajen o nos equilibren.

Si deseamos perder peso es esencial comer regularmente. Si evitamos comidas, lo único que haremos será acumular más tensión, más energía yang, que nos conducirá a corto o largo plazo de nuevo hacia **la cantidad**.

Y por descontado hacia el efecto yo-yo, que describo en el capítulo del cuerpo emocional: «*El comedor impulsivo y el efecto yo-yo*». Allí aparecen algunas subpersonalidades que muchos pueden identificar y relacionar según el momento en el que se transforman en alguien diferente y empiezan a comer sin ningún control.

A media tarde

A veces, la pantera rosa puede atacar a media tarde, en personas que necesitan dulce o estimulantes como café, chocolate, bebidas gaseosas azucaradas... para seguir con sus tareas diarias.

Puede que sean ataques hipoglucémicos que la gente equilibra rápidamente con comida o bebida con efectos instantáneos.

O en casos de peso denso, puede que sea ansiedad, tensión (exceso de energía yang) que se desea equilibrar con energía yin (chocolate, azúcar, bollería...).

Tenemos que volver a preguntarnos **¿por qué comemos?** Y una de las principales respuestas es: para poder **generar buena calidad de sangre**, que produzca **energía y vitalidad**, ayudándonos a seguir con **ánimos y entusiasmo** nuestro camino.

Si no aportamos a nuestro cuerpo los ingredientes primordiales para generar el tipo de energía que necesita, tendremos subidas y bajadas espectaculares, y no solo de energía, sino también en nuestras emociones y pensamientos. Lo que comemos afectará a todos los niveles de nuestro ser.

- ¿Cómo es nuestro nivel de energía diario?
- ¿Podemos seguir con constancia y eficacia durante todo el día?
- ¿En qué momentos del día tengo un bajón?
- ¿Tiene mi cuerpo físico (el único que necesita alimentos) el suministro adecuado?
- ¿Qué le falta? ¿Qué le sobra?

(Repasad en el primer capítulo lo que nuestro cuerpo necesita para su equilibrio).

Energía y comida, día a día, paso a paso

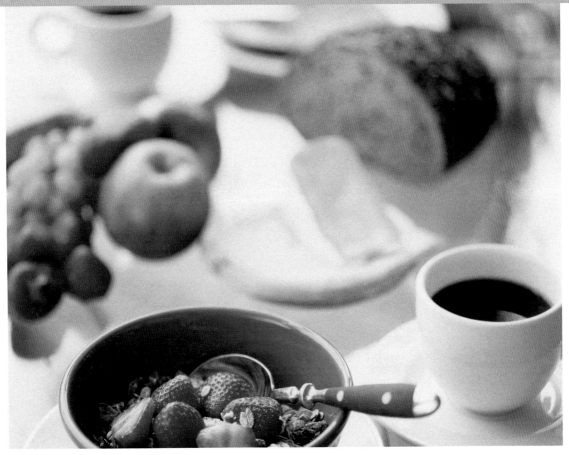

Apegos alimenticios

Los apegos alimenticios son carencias energéticas. Hay que entender y descifrar su mensaje. Estas carencias pueden ser a muchos niveles de nuestro ser (físico, emocional o mental). Aunque, desafortunadamente, ¡hemos aprendido a paliarlas siempre con «comida física»!

Aquí solo sugeriremos prácticas a nivel sensorial, más saludables, que puedan satisfacer de forma parecida a nuestros sentidos, emociones y hábitos de los excesos o apegos que tenemos.

Los alimentos que vamos a sustituir son los que producen reacciones y efectos extremos:

- **Peso denso** - Grasas saturadas
- **Peso fofo** - Alto en calorías y efectos congelantes de las grasas saturadas.

(*ver capítulo* «*El sobrepeso y su compensación energética*»).

Lo que recomendamos ha sido ya experimentado, probado y degustado por muchas personas, así que os invitamos a probarlo. ¡Lo único que podemos ganar es **salud**!

Si miramos estas recomendaciones con «ojos energéticos» veremos su lógica y sentido común.

Equilibrio de sabores, placer y salud para siempre

A nivel de **introducción** y sensorial los podemos equilibrar. En vez de:

- **Carne en general**: bistec de atún o bistec de emperador. Más pescado en general y platos con seitán.
- **Jamón y embutidos**: salmón ahumado, patés salados de legumbres o de algas, anchoas.
- **Huevos**: revoltillo de tofu, tofu braseado, más proteína en general.
- **Queso**: tofu ahumado, queso de tofu.
- **Leche:** leche de cereales (arroz, avena, quinoa, trigo...)
- **Yogur**: amasake, compota de manzana y plátano con leche de avena, y natillas.
- **Helados**: mouse de naranja, limón o de frutas estacionales.
- **Azúcar**: endulzantes de cereales integrales (miel de arroz), fruta seca.
- **Chocolate**: chocolate de algarroba, cremas para untar en el pan...
- **Estimulantes** (café o té): café de cereales, té verde, infusiones (de canela, regaliz...) o jengibre.
- **Bebidas gaseosas azucaradas**: zumos naturales de frutas con un poco de agua con gas.
- **Vino**: mosto
- **Alcohol**: infusión de yogui frío, ponche casero (*ver receta*).

- **Snaks salados**: semillas y frutos secos. Más algas, proteína y aceites.
- **Exceso de ensaladas crudas**: ensaladas tibias de verduras crujientes.
- **Exceso de frutas**: fruta cocida (vapor, compota, salteada, horno, plancha, escaldada).

Uso excesivo de solanáceas

- **Patatas**: utilizar más los nabos, boniatos, calabazas y zanahorias.
- **Berenjena**: utilizar más el calabacín.
- **Tomates**: macerarlos siempre, 2 o 3 horas con condimentos salados. Es recomendable reducirlos, ya que nos desmineralizan y acidifican la sangre. Las personas que comen o han comido mucha proteína animal (energía extrema **yang**, rica en sodio), los desean. Ya que su efecto energético es extremadamente **yin**, alto en potasio, (*ver capítulo 2*).
- **Pimientos**: siempre escalibarlos; quemar su primera piel, que es muy indigesta. Usar en muy poca cantidad.

Bebidas que nos rescatan (para personas con sobrepeso)

Si deseamos atacar con comida salada, podemos tomar:

- Una infusión de regaliz, canela o jengibre.
- Un café de cereales caliente.

Si deseamos atacar con dulces, tomar:

- Zumo de frutas.
- Licuado de verduras y/o frutas.
- Batido de frutas.
- Tés especiados.
- Leche de cereales con polvo de algarroba y melaza.

¡Tú eliges!

Es cuestión de elección. Ya no somos niños y nadie nos obliga a comer esto o aquello.

Si lo comemos es porque lo deseamos por alguna razón de carencia.

Una carencia es una falta de algo, aquí podemos tener la carencia a nivel energético. Buscamos una reacción o efecto específico con un alimento o bebida puntual.

Cuando hablo de este tema en mis seminarios, cada persona tiene un apego especifico. No hablamos solo de **chocolate**, por ejemplo, cada persona quiere el chocolate de una forma diferente: uno con almendras, otro con leche, otro amargo... ¿Por qué? ¡No es tan solo cuestión de gusto! Cada clase de chocolate nos dará un efecto diferente, y cada persona lo busca para compensar una carencia distinta:

- Uno puede que tenga una deficiencia de proteína o falta de calor, o carencia de carbohidratos de buena calidad, por lo que deseará el chocolate con almendras.
- A otro le faltará dulzor o cremosidad y optará por el chocolate con leche.
- Y puede que un tercero lo único que desee es el estimulante del cacao, y en lugar de tomarse un café, quiera chocolate amargo...

Las causas de carencias físicas podrían ser muchas más. ¡Entrever esas posibilidades es fascinante!

Y no es difícil de comprender. Puede que ahora al leer estos párrafos, pensemos que necesitamos una carrera universitaria para entenderlo o que es una teoría muy rebuscada. No es así, solo es cuestión de lógica, y de años de observación, que me han llevado a entender esta dinámica tan simple, humana y natural.

Aquí solo estaba hablando de carencia a nivel físico, de necesidades físicas, que si no están compensadas naturalmente iremos a los apegos.

Pero los apegos también pueden generarse por carencias energéticas a nivel emocional y mental. Esto lo trabajaremos con más profundidad en el próximo libro. Sabemos muy bien que cuando estamos en nuestra «cueva» mucha gente opta por compensarlo con alimentos físicos: cosas dulces, saladas o puede que grasas saturadas.

Se trata de una compensación para llenar el vacío emocional, creencias mentales negativas de nosotros mismos o confusión interior, que se compensan con algo que no nos ayudará ni a corto ni a largo plazo.

Libertad con claridad
y sabiduría

Lo fundamental es conocer los efectos de cada alimento y de cada bebida. Saber sus reacciones. Sabemos muy bien que nuestra reacción será muy distinta si nos bebemos un vaso de agua, de tila, de whisky o de café...

No tomaremos lo mismo antes de empezar una larga jornada al volante de nuestro coche, antes de irnos a dormir, o antes de ofrecer una presentación a la junta directiva de nuestra empresa, por ejemplo.

¿Por qué cada uno de nosotros escoge en momentos determinados una u otra bebida? ¿Será que ya se da por entendido sus efectos y reacciones?

Muchas veces hacemos la elección con sabiduría y claridad, pero otras nos dejamos llevar por instintos sensoriales y emocionales, que nos hacen elegir lo que no necesitamos. O puede que sea una forma de equilibrar las emociones o cargas mentales que llevamos. ¡Nada que ver con las necesidades de nuestro cuerpo físico!

Es fundamental saber el efecto de los alimentos y las bebidas. Las reacciones que generarán en nuestro cuerpo, pues así podremos escoger con libertad y claridad la reacción que nos interesa en cada momento.

En nuestro caminar diario estamos rodeados de opciones, y según la elección que hagamos tendremos una reacción concreta.

Así pues, **¿por qué no hacemos buenas elecciones, que nos lleven a la cumbre de nuestra vida y nos ayuden a sentirnos totalmente realizados, con paz y alegría interior?**

Algunas de las respuestas podrían ser éstas:

- Porque desconocemos los efectos de forma consciente.
- Porque no nos situamos en el centro de nuestra vida, viviendo el presente.
- Carencia de meta. Al no saber a dónde vamos, no se nos ocurre generar en nosotros la energía adecuada.
- Nuestra forma de alimentarnos es todavía muy sensorial y emocional.
- Al no tener las riendas de nuestra vida, tampoco las tenemos de nuestra alimentación.
- Desconocemos que la alimentación puede ayudarnos a encontrar nuestro camino. Una alimentación sana puede ayudarnos a fomentar unas sólidas raíces para nuestro árbol interior.
- ¿Confiamos en que nuestra alimentación nos apoya, para realizar nuestra meta y pasión en la vida?
- Si sabemos lo que queremos, ¿por qué nos saboteamos haciendo todo lo contrario, andando por un camino que nos conduce en dirección opuesta?

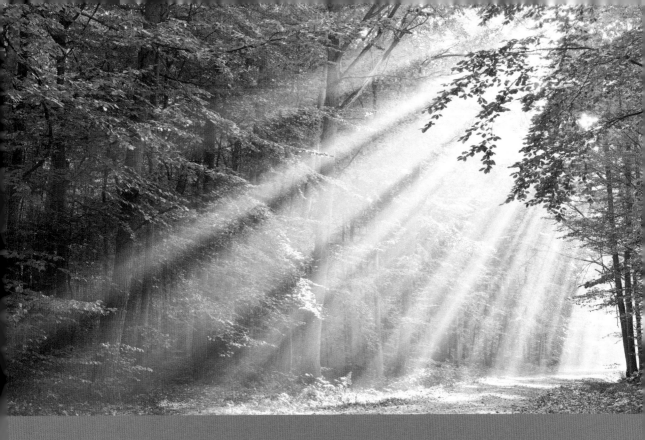

La sabiduría interior viene por el espacio que nos damos al hacer las elecciones en nuestra vida. Podemos elegir con claridad y desapego, sin sentirnos invadidos por energías incontrolables que nos llevan directamente a la «cueva» de nuestra vida.

La cocina natural energética nos ayuda a...

- Conectarnos con nuestras necesidades.
- Generar la calidad de energía que deseamos.
- Sentirnos sólidos, claros de ideas y, poco a poco, a descifrar nuestro propósito en esta vida.

Es una alimentación que nos ayuda a conectar con nuestra intuición, a relajar la mente, por consiguiente no alimenta el ego, pero sí ayuda a equilibrar las necesidades de todos nuestros cuerpos por igual:

- Regenerando y reforzando nuestro cuerpo físico.
- Relajando nuestro cuerpo mental.
- Depurando nuestro cuerpo emocional.

Así todos, trabajando con coherencia, podrán formar un buen equipo, que nos ayude a conectar con la esencia de nuestro ser, que es el lugar donde encontraremos nuestra felicidad y nuestro propósito en la vida.

Tenemos que responsabilizarnos de lo que somos...

¿Queremos cambiar?
El cuerpo emocional

Uno de los factores que más importancia tienen en este tema es tener muy claro si deseamos hacer el cambio o no. **Si realmente deseamos perder peso hay que sentirlo de corazón.**

Muchas personas vienen a mi consulta pidiéndome sugerencias para perder peso, pero muy pocas de ellas están realmente interesadas en seguir las pautas sugeridas. Puede que al mirarse al espejo lo deseen, pero esto no es suficiente, ya que implica un cambio a todos los niveles de nuestro ser. **Un cambio total.**

Hemos moldeado nuestro pedazo de arcilla, nuestro cuerpo de una forma determinada, con nuestra forma de comer, pensar, vivir y actuar. Estos son los resultados. ¿Estamos contentos? Si no lo estamos, podemos cambiarlo, pero siempre entendiendo que son nuestros actos y acciones los que nos llevarán a un determinado resultado.

Cada acción nos conducirá a una reacción: somos los responsables de las «reacciones o resultados» en nuestra vida.

Nadie nos va a dar una pócima mágica (por mucho que las vendan) que nos haga perder peso a largo tiempo. Esta forma de querer perder peso es una total pérdida de tiempo y dinero, ya que sabemos muy bien que no funcionan.

Desear que se solucione, sin que nosotros hagamos ningún esfuerzo, es una conducta muy infantil. Tenemos que responsabilizarnos de lo que somos, nosotros lo hemos creado. **Es nuestra creación, nuestra obra de arte.**

Tenemos capacidad para responder a cualquier situación en nuestra vida y cambiarla si así lo deseamos. Pero hay que desearlo desde lo más interior de nuestro ser, estar claramente convencidos de que queremos ese cambio.

Aunque, claro está, al **vivir en un mundo de dualidad**, todo tiene dos caras, blanco y negro, sol y sombra, bien y mal, luz y oscuridad... Y nosotros también tenemos dos partes que nos confrontan a diario, hasta el momento en que empezamos a cultivarnos, a superar nuestras propias contradicciones, a conectarnos realmente con quien somos.

Allí, en esta conexión, ya no existe más dualidad. Pero para llegar a esta profundidad, tenemos que dedicarnos tiempo, espacio, atención y **amor.**

En esta dualidad está el momento en que decidimos hacer esto o aquello, pero escogemos sin darnos cuenta, inconscientemente, la dirección contraria a obtener lo que hemos dicho que deseamos. ¿Por qué lo hacemos?

¿Por qué actuamos de forma contraria a lo que deseamos?

- Por nuestro mundo de dualidad y opuestos.
- Inconsciencia y falta de cultivo interior.
- Confusión: no sabemos lo que queremos, por lo tanto no sabemos en qué dirección continuar.
- Falta de presencia, de vivir en el presente. Muchas personas o están atadas al pasado o al futuro, sin vivir el presente.
- Si no vivimos en nuestro presente, no hay conciencia de hacia dónde ir. No existe claridad ni un propósito constante.
- Conflicto entre nuestro cuerpo físico, emocional y mental. Cada uno desea algo diferente, hay que intentar que todos se unan para un fin común.

Existen muchas razones para explicar por qué una persona desea comer demasiado o no puede parar de comer.

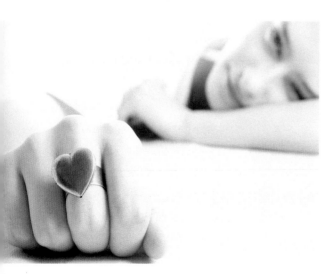

Un patrón típico, como lo hemos ido viendo a lo largo del libro, son personas con una constitución muy **yang**. Desear comer en cantidad es un deseo de «anestesiarse», relajarse con comida. Es el ya citado *síndrome del 25 de diciembre a las 6 de la tarde.*

Si el cuerpo emocional también está yang, cerrado, contraído, bloqueado, puede que deseemos comer y beber para producir la sensación opuesta a la que estamos sintiendo. O sea, relajarnos y anestesiarnos.

Son muchas las personas que están en estas circunstancias y utilizan la comida para algo que no pueden solucionar. Nuestro cuerpo emocional o mental es de índole vibracional por lo tanto no se puede tapar lo que no tiene índole físico. Hay que **equilibrarlo** y **curarlo con vibraciones, no con comida**.

Podemos necesitar «anestesiarnos», o *no sentir*, por muchas razones. Evadirnos del dolor de memorias pasadas, que andan bloqueadas en el presente y frenan nuestro vivir del día a día.

Estos pensamientos pasados nos paralizan, ya que los potenciamos a diario, les damos fuerza y atención; aumentan de tamaño e intensidad y **rigen nuestra vida**. Y al mismo tiempo que aumentan de tamaño, nosotros disminuimos. Nos hacemos más pequeños hasta casi desaparecer, nuestra confianza en nosotros mismos se va disipando y es entonces cuando, a veces de forma frenética, empezamos a comer, sin conciencia de lo que hacemos.

Conociendo
a nuestro **amigo**

Muchas personas que desean adelgazar tienen una figura escondida, que sale a la luz en los momentos más críticos y cuando se encuentran más vulnerables a muchos niveles, tanto físico, como mental y emocional.

- Puede que sea en un momento en que estén aburridos y solos en casa.
- Estresados y tensos, cansados y sin energía, quizá después de algún encontronazo emocional.
- Al llegar del trabajo, después de una jornada laboral ardua e intensa. Por exceso de trabajo o simplemente porque su trabajo no les inspira.
- Después de la cena, cuando parece ser que es el momento de descanso, espacio o encuentro con uno mismo.
- Durante la noche.
- Con altibajos emocionales no solucionados desde hace tiempo.

Son instantes cruciales, en los que muchas veces se encuentran comiendo de forma incontrolada y sin poder parar. En esos momentos es difícil reflexionar y dar razones lógicas a nuestro cerebro. Es del todo imposible, ya que en esa forma convulsiva de comer no existe pausa, ni espacio para la reflexión.

¿Qué hacer cuando no podemos parar de comer?

- **Primero** lo trataremos, como ya hemos hecho en otros capítulos, de forma física, es decir, *yinizándonos* un poco de forma natural. Podemos intentar sentarnos y tomarnos un licuado, un zumo, un té verde, alguna verdura cruda o una pieza de fruta.

Comer mucho es una forma de relajarnos, dejarnos k.o. con la comida. Hay que escoger «calidad» en lugar de optar por «cantidad».

- **Segundo**, intentaremos conocer esta figura, esta subpersonalidad nuestra. Identificar cómo se siente. Ya que conocemos bien el vínculo entre emociones y comida, vamos pues a definir nuestro estado emocional. **¿Cómo nos sentimos? ¿Qué emociones están a flor de piel?**

Podemos crear una figura que tenga estas emociones que sentimos; y podemos darle también un nombre.

Durante todos estos años de consultas con personas con problemas de peso, he podido conocer muchas de estas **subpersonalidades** para esta figura, o **temas-motivo** centrales para compensar sus problemas con comida.

137

Veamos algunas

La niña/o buena/o

El saboteador

El controlador

El comedor compulsivo y el efecto yo-yo

El insensible

Falta de autoestima

La soledad o el vacío interior

El pesimista

La debilidad

El cansancio y la falta de sueño

Cada uno de nosotros le dará un nombre relacionado con las emociones que siente en estos momentos cruciales.

Podemos comunicarnos con esta figura:

- ¿Cómo se siente?
- ¿Qué necesita?
- ¿Qué desea?
- ¿Por qué quiere comer?

Hay que llegar a conocer en profundidad a nuestro amigo e intentar ayudarle para que se sienta amado y aceptado.

Personajes tipo que sabotean

La niña buena

Siempre se ha comportado como los demás esperaban, siguiendo fielmente las pautas marcadas por su familia, el grupo de amigos y la sociedad.

Ha subido al tren que le han indicado, sin saber su destino, y sigue en él sin cuestionarse el porqué, aunque no le ilusione en absoluto hacia dónde se dirige.

Nunca se ha rebelado, por temor al que dirán o por no saber lo que quiere, generando un modelo de conducta estable en el exterior. Pero, interiormente, cuando nadie le ve, **rompe normas y reglas con la comida**, engullendo todo lo que puede para sentirse libre.

Hay muchas personas con este síndrome; para erradicarlo, el camino es conocerlo, ser consciente de ese juego interior que nos daña enormemente, tanto a nivel físico como psíquico, ya que reduce nuestra autoestima.

Hemos de evaluar nuestra vida; si estamos realmente satisfechos con lo que hacemos y somos. Hallar formas de evasión y liberación positivas, creativas y constructivas. Romper normas rígidas de conducta que normalmente, como adultos, son autoimpuestas.

El insensible

Siente cerrado su cuerpo emocional. Está tan bloqueado, que necesita comida física para relajarse y sentir «algo». Se estimula con comida y bebida de efectos muy extremos para poder sentir y vibrar.

El saboteador

Es una figura que aparece cuando menos lo esperamos, en momentos que podríamos emplear para conocernos mejor y cultivar nuestro interior. Al no estar acostumbrados a esta pauta de conducta, nos rendimos a una parte de nosotros muy primaria, que se rige por el instinto y que desea comida.

Quizá nos sintamos con unas emociones determinadas, incómodas y vulnerables por algún suceso en «la escuela de la vida», y que casi a nivel inconsciente demos paso a esta personalidad que nos saboteará tapando lo que sentimos.

Vemos la falta de autobservación que posee de sí mismo y su desconexión con su momento presente. Si pudiéramos estar presentes en nuestra vida, cada minuto del día, observaríamos cómo nos sentimos, encauzando nuestra acción de forma constructiva.

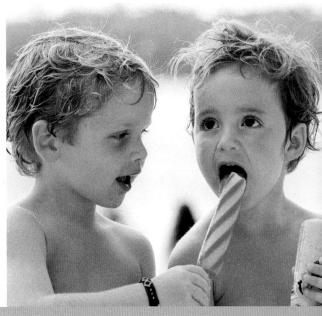

nuestra forma de comer... y de vivir

El controlador

No puede parar de comer. Se da cuenta de que come siempre que se siente deprimido. Al profundizar ve que ya su familia le daba el biberón cada vez que lloraba para calmarlo, sin saber la causa de su llanto. Y así, aprendió a utilizar la comida para tapar sus sentimientos.

Nunca ha explorado sus emociones y, cuando se siente invadido por sensaciones incómodas, el controlador toma las riendas de su vida, dirigiéndola sin vacilar a la comida. No puede parar, se siente infantil y totalmente controlado por esta figura adulta de poder y autoridad.

Lo más importante es tomar conciencia de cómo se siente antes de empezar a comer, y luego descifrar de qué forma podría transmutar sus emociones, alimentándolas con pensamientos de autoestima y confianza hacia él mismo.

Ésta será la mejor comida que pueda ingerir en los momentos de oscuridad del alma.

El comedor compulsivo

Es una figura muy común en los problemas de peso, que tiene mucho que ver con la parte física. Son personas de constitución y condición muy yang. Con solo cambiar su condición y comer más alimentos de expansión y relajación, de naturaleza yin, ¡mejorarían notablemente!

Esta figura la ilustraré con el caso de una señora que no podía parar de comer mientras trabajaba. Se sentía estresada y llena de responsabilidades. Empezaba por la mañana comiendo alimentos que le potenciaban fuerza y solidez, alimentos extremos yang: queso salado, embutidos, jamón y mucho pan...

Ya sabemos que los alimentos salados estimulan el hambre y, por su alto contenido en proteínas y grasas saturadas, incrementan nuestro peso rápidamente. Además, al estimular el hambre nos hará desear más alimentos de energía y efecto opuesto: «efecto yoyó».

El comedor compulsivo desearemos
y el efecto yoyó

El efecto yoyó suele comenzar así: comemos alimentos de energía **yang:** queso salado, embutidos, jamón, mucho pan..., luego deseamos alimentos con efecto opuesto, de extremo **yin:** bebidas gaseosas, alcohol, estimulantes, azúcares, chocolate... Y después, nuevamente, su opuesto yang.

Es el baile energético del yin y el yang. No es algo extraño, ni raro; por cada parte de energía yang que tomamos, necesitaremos equilibrarlo con siete partes de energía yin; y así sucesivamente, hasta que nos demos cuenta de esta dinámica o nos rindamos, ya defraudados y icon nuestra autoestima por los suelos!

¿Cómo parar esta rueda sin fin?

Cuando estamos en esta rueda, yo sugiero tomar alguna bebida. Algo neutral que nos haga parar unos momentos y nos ayude a tomar conciencia de la situación en la que nos encontramos.

¿Qué bebidas?

Alguna infusión o té especiado (sin teína), licuado de frutas, zumos frescos de frutas naturales (sin azúcar), batido de frutas, leches vegetales, etc.; nos puede rescatar de este estado de ánimo.

Hay que parar, beber con tranquilidad y dejar unos minutos para que reflexionemos sobre lo que estamos haciendo.

Seguidamente, creo que tendríamos que «premiarnos» con algo de naturaleza vibracional. Cada uno de nosotros sabemos bien lo que nos gusta, lo que nos sube el ánimo, nos inspira, nos calma, nos da alegría... Lo sabemos, pero no lo aplicamos en el día a día. Por esta razón caemos en el pozo sin fondo de la comida compulsiva.

¿Qué te aporta chispa y alegría?

Una música que te inspire o te haga bailar, salir a dar una vuelta, llamar a un amigo, escuchar un CD de afirmaciones positivas que te ayude a reconstruir tu autoestima... Quizá tengas algún hobby, como pintar o tocar algún instrumento, que te nutra emocionalmente.

También podríamos recurrir a otra persona pero, a la larga, resulta más interesante que aprendamos a nutrirnos a nosotros mismos. Utilizar a otra persona para que nos rescate puede funcionar en algunas ocasiones, pero en otras, podríamos sentirnos defraudados y todavía más hundidos.

Tu mejor amigo

Eres tu mejor amigo y sabes...

- Qué puede cambiar tu humor.
- Qué te gustaría hacer en los momentos bajos.
- Qué música te inspira y te ayuda a conectar con tu interior.

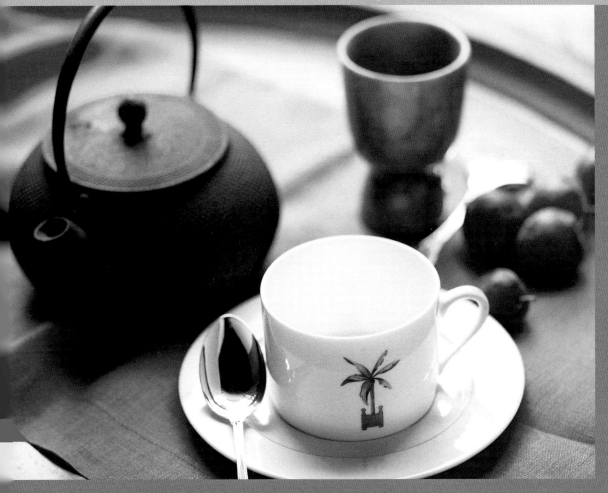

Ahora es el momento; cuando todavía no estamos en medio del **proceso yoyó**. Ahora podemos planear un campo de estrategia que nos funcione en momentos de crisis. Tenerlo ya preparado.

Lo más importante es no pegarnos mentalmente la bronca; ya que cada vez que nos critiquemos por lo que hemos hecho, nuestra energía y autoestima bajará todavía más. Hay que aplicar el polo opuesto y empezar por la **aceptación**. Estamos como estamos, hemos hecho o comido... lo que sea. Pero **ahora** debemos situarnos en el presente: hemos tomado conciencia del problema y ¡podemos felicitarnos por ello!

Si poco a poco nos **aceptamos**, esta energía positiva nos alimentará. El segundo paso es buscar algo externo que nos ayude a cambiar nuestro estado emocional, tal como hemos escrito anteriormente.

¡Podemos hacerlo! Nuestra mente es la que rige cómo nos sentimos. Si podemos dirigir nuestros pensamientos a una dirección positiva y constructiva, nuestras emociones cambiaran en segundos.

Nuestros saboteadores interiores

Falta de autoestima

Es un punto común en todos los casos ya expuestos. La persona, por las circunstancias que sea, no ha podido superar estados emocionales, patrones de la infancia, experiencias que le han dirigido a una falta muy acentuada de autoestima, y que tratan de equilibrar con mucha o poca comida.

En el caso de la obesidad podemos ver bien que la comida o la bebida generan reacciones químicas diferentes a todos los niveles de nuestro cuerpo. No es lo mismo beber un vaso de agua, una infusión de tila, o un vaso de whisky. Cada uno nos dará un efecto y una reacción muy distinta.

Es una alquimia que creamos en nuestro cuerpo, con reacciones diferentes. En el momento de escoger alimentos con reacciones extremas, a nivel consciente o inconsciente, deseamos cambiar nuestra vibración, nuestra forma de sentir, ya que la presente no nos gusta. Queremos alegrarnos, distraernos, mimarnos o sentirnos por unos minutos diferentes.

La causa: no nos gustamos, bien sea a nivel físico, emocional o mental; o estamos tan perdidos a nivel de conexión interior, que necesitamos estimularnos con comida para sentir alguna reacción.

Nadie, ni nada, nos puede dar el amor interior que todo ser humano necesita.

En esos momentos en los que te encuentres en «la cueva de tu vida» debes tener el valor de aceptarlo, sean cuales sean las circunstancias; y luego poder pedir ayuda exterior con un profesional.

Como hemos dicho, nadie puede darnos lo que nosotros mismos no nos damos; pero un profesional puede ayudarnos, con un enfoque imparcial, a salir de ese túnel oscuro y a ver con claridad nuestro camino.

Es como si estuviéramos en nuestro sótano, lleno de trastos y polvo. El trabajo de limpiar lo tenemos que hacer nosotros, pero alguien nos puede enfocar con una luz los lugares que necesitan una buena limpieza.

Todos, como seres humanos, hemos pasado por momentos así y no hay que esconderse ni autoculparse. Cada vez que dirigimos hacia nosotros pensamientos negativos, nuestro estado emocional se resiente, y con ello también nuestro cuerpo físico.

Soledad y vacío interior

Hay muchas personas con un sentido de la soledad muy profundo; ya sea porque nunca se han propuesto conocerse o profundizar en ellas mismas para encontrar su mejor amigo, o porque valoran mucho más las circunstancias exteriores, el **hacer**, que el propio **ser**.

Están todo el día **haciendo** cosas, y en el momento en el que paran, llega ese miedo a la soledad. Por eso, buscan algo para llenar ese tiempo. ¡Y aquí está! ¡La comida! Muchas veces, al llegar a casa o por la noche, después de cenar, es cuando empieza su calvario. ¡Están solos!

Es una actividad que realizan a «solas»; nadie puede controlarles, ni decirles qué hacer. Son libres para comer todo lo que les plazca y, además, aunque solo sea momentáneamente, la comida les proporciona nutrición, alimento, sensaciones agradables, «arropo», llenando esa carencia de **amor**.

A simple vista ya vemos que se trata de una solución que no nos llevará a ningún sitio, ni nos aportará nada positivo. Nos sentiremos muy «llenos» de comida, pero muy «vacíos» de autoestima y confianza en nosotros mismos, después del festín, que se irán infiltrando poco a poco en todos los aspectos de nuestra vida.

La plenitud interior viene con el encuentro, primero de nuestra conexión interior e, inmediatamente después, con la conexión a nivel universal. Todos queremos **amor**, es la esencia de la vida que nos alimenta, pero a nivel colectivo, ese amor se busca fuera de uno mismo. Y casi siempre es de origen condicional, en algún momento no nos llenará y nos decepcionará.

Cansancio

Muchas personas comen en exceso o sin freno debido al cansancio y la falta de sueño. ¡En nuestra sociedad no se valora el hecho de dormir! Pero tenemos que dormir la cantidad suficiente de horas para reparar nuestro sistema nervioso.

No hemos descansado lo suficiente, nos encontramos con carencia de energía para continuar el día, y tenemos que recurrir a alimentos o bebidas que nos generen una energía artificial que no tenemos. Solemos recurrir a estimulantes de efectos casi instantáneos: azúcares refinados, café, té, alcohol, pastelería...

En gente obesa, como hemos ido repitiendo a lo largo de este libro, normalmente tiene constitución yang, por eso genera una energía de acaparar peso. Pero esta persona, por su forma de alimentarse, puede haberse generado una condición **yin**.

Según como estemos (con peso denso o peso fofo), escogeremos, a la hora del festín, alimentos de origen más salado y contundente (harinas, embutidos, quesos, pizzas...) o alimentos de energía rápida, como ya he mencionado.

Si valoráramos más el descanso y las horas de sueño, nuestra comida se reduciría, porque el sistema nervioso estaría más fuerte y no necesitaría esos recursos.

Sea cual sea el modelo de conducta, aquí tan solo hemos esbozado algunas de las pautas más frecuentes de personas que comen demasiado.

Hay cientos más... Son canales por los cuales se expresan y toman forma nuestras energías estancadas, debidas a vivencias no *digeridas* del pasado.

Si nos damos cuenta de alguna de ellas, será el **primer paso** para ser conscientes de esta realidad.

Tan solo queremos reafirmar que la comida no es la solución.

Hay que buscar **formas creativas de conocernos** y de cultivarnos para generar así emociones positivas, encauzando nuestra vida hacia el destino que deseemos, **¡con libertad, energía, propósito y claridad!**

Momentos de autorreflexión

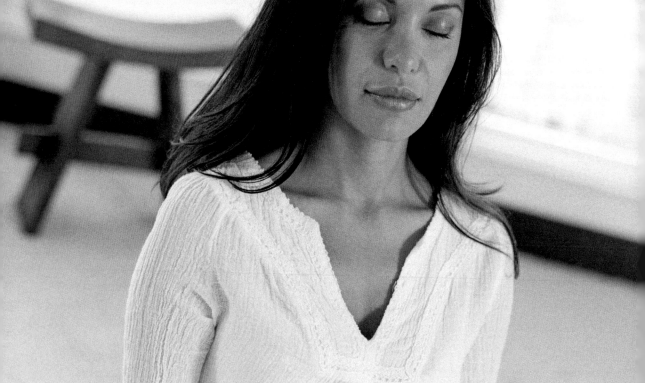

Sugerencias de forma de vida

- Movimiento físico a diario: andar, bailar,
  hacer yoga, montar en bicicleta...
- Vida **clara**, **simple**, **limpia** y **sin excesos**.
- Incluir los elementos de la naturaleza a diario:
  sol, aire, agua y tierra.
- Vivir al día, en el **presente**.
- Tener muchas plantas en toda la casa.
- Limpiar nuestro hogar a fondo, reciclar objetos,
  ropa, libros, muebles que ya no necesitamos.
  Visitar todos los rincones de la casa y depurarlos.
  Utilizar incienso de buena calidad o aceites esenciales.
- Depurar el cuerpo emocional expresándolo de forma
  constructiva y positiva: cantando a solas en casa,
  limpiando a fondo, fregando, corriendo por la playa, cui-
  dando el huerto, tirando piedras al mar...

> Si nos cultivamos internamente, conectaremos con la chispa de la vida que habita en nosotros; una energía que no tiene apegos de alimentos, ni emociones... y **se alimenta de luz y de amor.**

- ¿Qué cuerpo necesito **depurar: físico, mental** o **emocional**?
- ¿De qué necesito desbloquearlo?
- ¿De qué forma me he creado este exceso?
- ¿Qué emociones pasadas todavía necesito **depurar**?
- ¿De quién necesito **desapegarme**?
- ¿Qué apegos tengo, que ya no me ayudan en mi vida?

- ¿Qué/quién/cómo bloquea mi vida?
- ¿Qué creencias tengo de mí?
- ¿Estoy cargando con el exceso de otros?
- ¿Me identifico demasiado con los problemas de los demás y esto me crea confusión y bloqueo en mi vida?
- ¿Qué beneficio me da cargar con las sombras de los demás?

Cuanto más nos trabajemos a nivel personal e interior, más podremos desapegarnos de las ataduras terrenales, para ver la vida con ojos distintos.

Somos energía, espíritus con cuerpo físico. Cuando estamos en la calle, o en algún lugar con mucha gente, podemos observar y ver estos cuerpos moverse, hablar, andar... Son cuerpos animados por el espíritu, **la chispa de la vida que vive en cada uno de nosotros.**

Si nos cultivamos internamente, reservando a diario un espacio para la reflexión y el silencio, veremos la vida en otro contexto, llegaremos a conectarnos con quien realmente está en nosotros, y esta energía no tiene apegos de alimentos, ni emociones... pues se alimenta de luz y de amor. No está apegada a ciertas sustancias para ser feliz.

De esta forma, nos sentiremos más seguros de nosotros mismos, ya que el amor se genera de nuestro interior y no de algo externo. Podremos permitirnos ser más vulnerables y abiertos, aceptarnos tal y como somos, y también a los demás.

Y con ello, claro está, vendrá automáticamente el respeto por nuestro cuerpo físico, valoraremos nuestro templo, dándole adecuadamente los alimentos **que necesita y cuando los necesita.**

Entonces nuestro peso podrá recobrar su equilibrio para toda la vida. Nos podrá ofrecer lo mejor, nos podrá acompañar en esta escuela de la vida, para que podamos aprender y evolucionar ¡como seres de luz y energía!

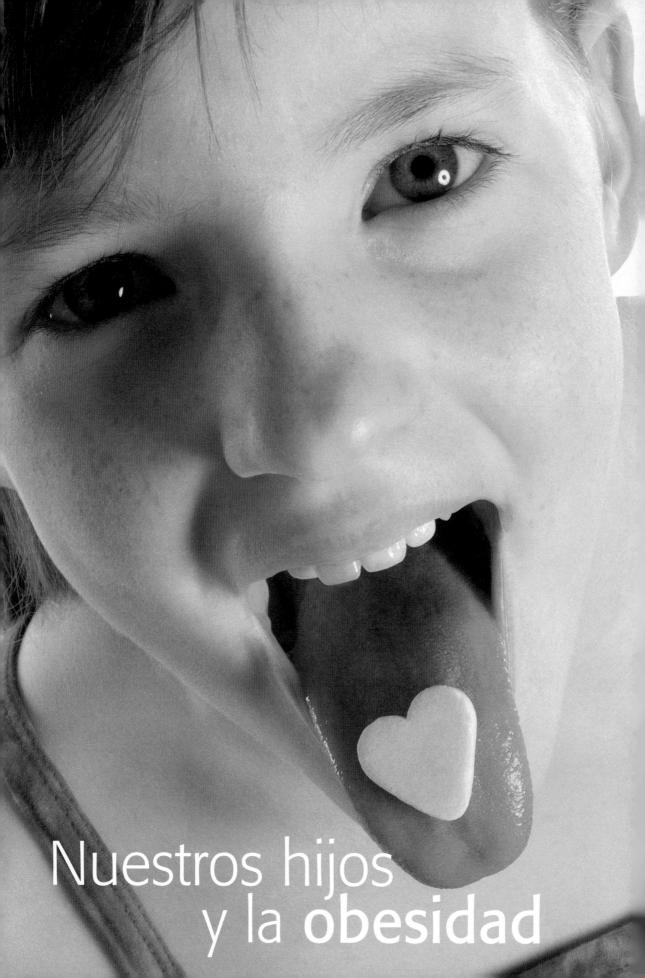

Nuestros hijos
y la **obesidad**

¿Qué comen los niños actualmente?

- Exceso de azúcar, chocolate, chucherías, helados y pastelería.
- Exceso de sal cruda en snacks (patatas fritas, etc.)
- Exceso de grasas saturadas en carnes, embutidos, lácteos...
- Exceso de harinas blancas y refinadas.
- Exceso de aditivos químicos y comida procesada.
- Exceso de bebidas azucaradas con gas.

- Exceso de comidas hipercalóricas y sin alimento. Con resultados escalofriantes en problemas de salud, ya a muy temprana edad. Y que les puede afectar para el resto de sus vidas, si no se adoptan cambios importantes, no a corto sino a largo plazo, como forma de vida. Con una alimentación natural y equilibrada el peso tendría que mantenerse regular a medida que vayan creciendo.

La forma de vida actual induce a una alimentación deficitaria

- Hay que valorar el arte de cocinar, de crear salud y aplicarlo diariamente a nuestra familia.
- No se reconoce el verdadero significado de la alimentación: generar una óptima calidad de sangre para crear salud y energía. Y no se reconoce la conexión profunda entre alimentos y salud.
- Se desvalora a la mujer que se queda en casa, por lo que la mujer se ve empujada a desempeñar diferentes roles al unísono, repercutiendo directamente en la calidad y tiempo que se puede dedicar al cuidado de su familia.
- Con el factor tiempo siempre por delante se recorta en actividades que se consideran de menor importancia, como cocinar. Pero, ¡no es necesario gastar horas interminables en la cocina! Con un mínimo de conocimiento podemos preparar platos sencillos pero sanos.
- La conocida frase «La cocina de la abuela», en unos años, ya no podremos utilizarla.
- Los niños se alimentan mal, ¡ya desde el desayuno!

- La carencia de claridad y sólidas pautas alimenticias saludables conduce a las familias a dejarse engañar por la publicidad y los medios de comunicación.
- Los niños necesitan hacer ejercicio.
- Los niños viven de forma totalmente sedentaria y artificial, apartados de la naturaleza y de los juegos al aire libre. Con exceso de actividades extraescolares que no necesitan para estar sanos y felices.
- Impacto publicitario de alimentos de alto contenido calórico.
- Uso constante de aparatos electrónicos que generan radioactividad.
- Alimentación *fast food*, comida preparada a base de aditivos, conservantes, colorantes, sabores artificiales y alimentos pobres en energía vital.
- Exceso de grasas saturadas.
- Exceso de azúcares refinados y artificiales.
- Exceso de bebidas azucaradas y gaseosas.
- Y la lista continúa, interminable, a medida que nuestra sociedad va «avanzando». ¿Y hacia dónde?

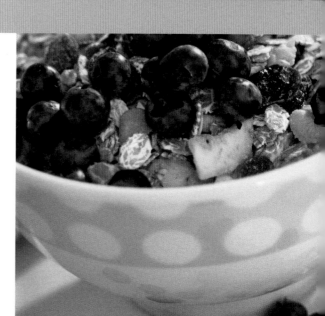

Debido al consumo de estos alimentos extremos (hipercalóricos y vacíos o con grasas saturadas), los niños y adolescentes se encuentran débiles, sin vitalidad, desmineralizados y con un aumento de peso, ya denominado obesidad, a muy temprana edad.

Conocemos bien la presión que la sociedad actual impone a nuestros adolescentes (tanto chicos como chicas), para imitar modelos de cuerpos físicos exageradamente delgados y perfectos.

Al mismo tiempo, están bombardeados por los medios de comunicación para que consuman más y más platos *fastfood*, alimentos totalmente artificiales, repletos de azúcares refinados, grasas saturadas, calorías vacías, colorantes y condimentos totalmente químicos... ¡Son los dos extremos! Todos estos alimentos les conducirán directamente a la obesidad, a la desmineralización, debilidad, decaimiento y falta de autoestima por tener unos cuerpos que no desean.

Provocándoles...

A nivel físico: obesidad y enfermedades más graves que pueden seguir el resto de sus vidas.

A nivel emocional: sentido de culpabilidad y falta de confianza en ellos mismos, por no poder cumplir con las normas impuestas por una moda sin sentido de cuerpos desnutridos y tallas súper pequeñas.

A nivel mental: una confusión total a todos los niveles.

Esta falta de conocimiento energético tan básico les llevará directamente a regímenes y patrones de conducta muy peligrosos, como bulimia o anorexia. Unos patrones que, cuando están establecidos, son muy difíciles de cambiar. Entonces necesitaremos mucha paciencia, amor, constancia y perseverancia para ayudarlos.

Pero para llegar a estas situaciones tan extremas, antes hemos tenido que pasado por muchas etapas y, como padres, habremos podido intuir que algo tenía que cambiar.

Es importante pues, que nos mantengamos **presentes** con el comportamiento y necesidades de nuestros hijos, orientándoles desde pequeños y encauzándoles hacia una alimentación natural; garantía de que podrán crecer sin obesidad, con una piel sin manchas, granos ni impurezas, tengan la edad que tengan. Sintiéndose fuertes, energéticos iy con figuras envidiables!

La obesidad en los niños

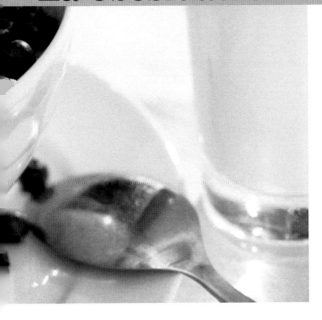

La obesidad es uno de los problemas de salud más serios en países ricos, ya que condiciona la aparición de enfermedades degenerativas, que son la principal causa de muerte y enfermedades cardiovasculares, diabetes, hipertensión... afectando ya, hoy en día, a los mas pequeños.

Un gran porcentaje de obesidad podría solucionarse totalmente si se le concediera más tiempo y valor a la cocina. Es una rueda: al desvalorarse el acto de cocinar, no le dedicamos tiempo, ni atención, ni amor. Compramos platos rápidos, parcialmente o totalmente cocinados, en los que, para satisfacer nuestro paladar añaden gran cantidad de sal, condimentos salados, aceite y grasas... Esto genera unos segundos de satisfacción a nivel sensorial, pero también problemas de salud a largo plazo.

Tenemos que aprender a cocinar de nuevo, recuperando los valores del pasado, pero adaptándolos a la vida actual.

Formas de vida más saludables

- Cocina simple casera a diario.
- Cenar temprano (mínimo dos horas antes de acostarse). Cenar tarde les producirá estancamiento, acumulación, les engordará, debilitará el sistema nervioso y les quitará el hambre para un buen desayuno.
- El niño tendría que cenar muy temprano. Para ello lo mejor es tomar un refrigerio muy ligero que no quite el hambre de la cena.
- No hay que esperar a toda la familia para que los niños cenen. Pueden cenar temprano y luego, tomar un poco de compota de fruta o alguna bebida caliente para compartir.
- Adoptar una pauta de comidas diarias equilibrada (como mínimo 4-5 veces al día).
- Buen desayuno en casa, bocadillo a media mañana, almuerzo (en la escuela o en casa) y cena en casa.
- Masticar bien.
- Tener conciencia de lo que se come y disfrutarlo.
- No comer snacks durante el día, especialmente antes de ir a dormir.
- Cena equilibrada, optando por la proteína de origen vegetal.
- Intentar hacer mejor las comidas en casa.
- Las comidas del colegio suelen ser altas en sal, aceite y grasa. De manera que habrá que equilibrarlas con las comidas en casa.

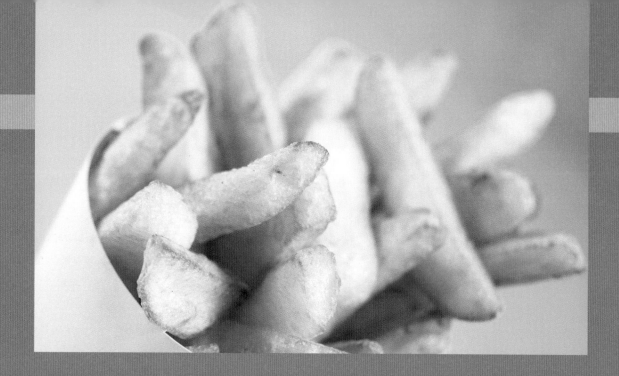

Alimentos que engordan a nuestros hijos

- Horneados (pan, galletas, pizzas...).
- Toda clase de excesos de grasas saturadas de origen animal (carnes, embutidos, huevos, lácteos).
- Sal cruda, condimentos salados y snacks salados (patatas fritas, etc.).
- Comidas *fastfood* (hamburguesas, pizzas, patatas fritas, bocadillos, pasteles, etc.).
- Exceso de fritos y aceite.
- Alimentos ahumados de origen animal.

Todos estos alimentos producirán una energía de **concentración**, **acumulación**, **tensión**, y **calor interior extremo**, efectos completamente opuestos energéticamente a lo que deseamos: **depurar, dispersar** y **eliminar**.

- Y finalmente el grupo de los **azúcares refinados** (azúcar blanco, moreno, de caña, sirope de arce, chocolate, helados, bollería, chucherías y pasteles). Todos estos productos también producirán obesidad por su alto contenido en calorías vacías.

En los niños y adolescentes, la mejor forma de depurar es alimentarse con productos naturales y dejar de tomar lo que les engorda. No necesitan adoptar dietas fanáticas, ni exageradamente depurativas o estrictas. Sus cuerpos están creciendo, cambiando a cada instante, ¡necesitan alimentarse y nutrirse con alimentos sanos, naturales y cocinados en casa con amor!

Sugerencias para ayudarles a equilibrarse

1. Valorar las verduras

Si empezamos pronto a deleitar a nuestros hijos con toda clase de verduras, ya desde el momento del destete, no habrá ningún problema en que les gusten, las necesiten y las deseen. Y entonces, claro está, ¡tampoco habrá ningún problema de obesidad!

Las verduras nos aportan un efecto de alcalinidad en la sangre que otros alimentos no nos dan. Primero, hay que empezar a conocer la gran variedad que existe y luego saber cómo cocinarlas y presentarlas.

Si solo las cocinamos al vapor, en pocos días nadie querrá comérselas. Pero si esas mismas verduras las presentamos salteadas rápidas con tacos de tofu ahumado o seitán y algunos frutos secos o semillas, o con un poco de pescado y hierbas aromáticas frescas o maíz... todo el mundo se las comerá encantado. También podemos prepararlas a la plancha con algún delicioso aliño.

En los meses de invierno, puede que deseemos generar un calor mas penetrante con un buen estofado de verduras, o hacerlas al horno con hierbas aromáticas.

Si deseamos algo que refresque habrá que hervir las verduras poco tiempo. Así quedarán crujientes y preservarán sus colores naturales y su textura. Puedes aliñarlas con alguna vinagreta... Las combinaciones son infinitas y podemos utilizar nuestra creatividad en sus preparaciones.

Para poder perder peso, por descontado, prepararemos las verduras de forma ligera:

Verduras cocidas

Verduras cocidas ligeramente, especialmente en: macerados, escaldados, hervidos, al vapor, salteados cortos con agua o con aceite. Las verduras deberían ocupar la mayor proporción del plato en cada comida.

Lo más importante al cocinar verduras, en cualquiera de los estilos ligeros, es reducir la cantidad de aliños salados y de aceite al cocinarlas. Y, por descontado, no añadir ningún condimento salado crudo y aceite a la hora de servir.

Ensaladas

Ofrece a tus hijos, a diario, ensaladas con verduras variadas, incluyendo rabanitos (crudos o escaldados) o nabo rallado crudo en todas o la mayoría de ellas.

En las ensaladas es importante eliminar ingredientes muy salados como olivas saladas, huevos duros, anchoas, atún en lata y, por supuesto, embutidos y quesos.

También hay que tener cuidado con los aliños, ya que al utilizar un exceso de sal o aceite, no nos dará el efecto de depurar que deseamos. Por supuesto los aceites deben de ser presión fría y biológicos de buena calidad.

El mejor aceite para depurar es el de sésamo, menos graso que el de oliva. Si utilizamos el aceite de sésamo tostado, con aroma y sabor muy fuerte, solo tendremos que utilizar un par de gotas, de manera que la cantidad se reducirá al máximo.

2. Proteínas

Por descontado, los niños y adolescentes necesitan proteínas. Sus cuerpos están creciendo y desarrollándose. El problema de la obesidad es un exceso de productos altos en grasas saturadas y combinados con exceso de sal y azúcares refinados. Si los eliminamos, el peso desaparecerá, ¡pero no al día siguiente!

Debemos ofrecerles proteínas de origen vegetal, cocinadas de forma apetitosa, sencilla y que hablen en el lenguaje de nuestros hijos, dependiendo de la edad que tengan; y variedad de proteínas vegetales, tales como leguminosas, seitán, tofu, tempeh (ver mi libro *Las proteínas vegetales*). También les daremos pescado varias veces a la semana.

3. Cereales integrales

Los niños necesitan carbohidratos de buena calidad para poder obtener **energía** y **vitalidad**. Si los omitimos, su cuerpo querrá pan, pastelería, consistencias secas, densas, crujientes, productos animales, snacks salados... que no le ayudaran a **depurar**.

Lo ideal es consumir pequeñas cantidades de cereales integrales en cada comida, en forma de ensaladas con verduras o en formas ligeras y refrescantes.

Los cereales más indicados son: la **cebada**, el **arroz integral** de grano largo o basmati y la **quinoa**. También se pueden utilizar pequeñas cantidades de pasta integral para crear variedad a nuestra cocina diaria.

Más sugerencias que pueden ayudarles a equilibrarse

4. Las verduras del mar

(Ver mi libro *Algas, las verduras del mar*, publicado en esta misma editorial)

Las algas o verduras del mar nos aportan efectos muy **depurativos** y **remineralizantes**. Su uso es imprescindible e insustituible en cualquier alimentación natural y sana.

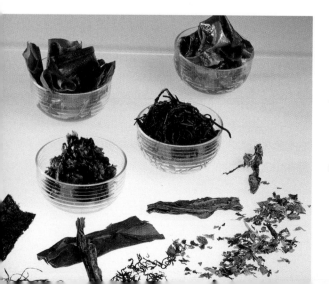

Recomiendo utilizar variedad de ellas, especialmente las más ligeras como:

- **Wakame, dulse y arame.** Solo necesitan ser remojadas 2-3 minutos e integrarse a cualquier plato, desde ensaladas a salteados de verduras, sopas, etc.
- **Agar agar.** Importantísima para depurar. Se puede encontrar en el mercado en forma de copos, barras o tiras. Podemos remojarla o macerarla y utilizarla en ensaladas; o cocerla con zumos de frutas durante 10 minutos para confeccionar deliciosas gelatinas, mousses y jaleas.
- Por supuesto podemos utilizar las demás: **nori,** en sushis, troceada para guarniciones en sopas, ensaladas...
- **Espagueti de mar.** En platos de verduras, con champiñones, con ajo y perejil...

5. Endulzantes naturales y postres

Si deseamos utilizar endulzantes para los niños, recomiendo los procedentes de cereales, como: la miel de arroz, melaza de cebada y maíz, o amasake. Éstos no tienen tantas calorías como los azúcares refinados.

Si deseamos utilizar algún sustitutivo de lácteos (grasas saturadas), recomendamos leche de arroz, de quinoa, o pequeñas cantidades de leche casera de almendras.

Hay que hacer postres caseros, que satisfagan a los más pequeños y les hagan olvidar el dulce comercial, las chucherías y todo el azúcar que está enmascarado ¡hasta en la salsa de tomate!

Se pueden confeccionar postres deliciosos a base de frutas de la estación.

Si hay obesidad y quieren picar, ofréceles:

- Tiras de verduras (apio, zanahoria, nabo, pepino...).
- Fruta cruda.
- Fruta cocida (en compotas o al vapor).
- Frutos secos (pasas, albaricoques, manzanas secas).
- Licuados de verduras y frutas.
- Ensaladas....
- Mermeladas de verduras dulces.

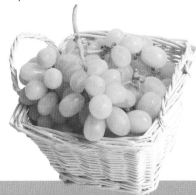

6. Frutas y zumos

Las frutas son importantes para depurar, pero no debemos hacer a nuestros niños una cura de frutas durante días. Quizás, una vez por semana, podamos prepararles una cena a base de frutas. Según las preparemos, crudas o cocidas, el efecto será muy diferente:

Fruta cocida, compotas, al vapor... Aporta un dulzor intenso, relaja y sacia el sabor dulce que los niños desean. Es mucho mejor que coman fruta fresca o seca (o una mezcla), que pastelería y azúcares refinados.

Al cocer la fruta, añade unos granitos de sal marina y bastante ralladura de limón o naranja. Utiliza también especias como: canela, clavo, jengibre o vainilla natural.

Fruta fresca. Refresca, depura, limpia. No da el dulzor intenso que nos aporta la fruta cocida, pero son esenciales tanto para tomar en zumos como en licuados.

Bebidas depurativas.

Para depurar, ofréceles cada día, por la mañana, un licuado de:

- Zanahoria
- Zanahoria y manzana
- Zanahoria, manzana y apio
- Zanahoria y remolacha.
- Zumos de fruta naturales.

Estos licuados también podrían consumirse a la hora de la merienda. Relajan, pero sin quitar el hambre de una cena temprana

Las comidas del cole

Hasta hace pocos años, los niños iban a casa a comer; así, disponían de un rato de descanso y de una buena comida casera.

Hoy en día, todo ha cambiado, la mayoría de los niños comen su almuerzo en la escuela. Esto no debería ser un problema, es un momento social que les ayuda a distenderse y conocerse mejor entre los compañeros. Pero, desafortunadamente, se ha convertido en una preocupación diaria para padres concienciados e interesados en el valor de la alimentación.

A los niños se les da un exceso de alimentos altos en proteína animal, con grasas saturadas (carnes y lácteos), a parte de carbohidratos vacíos con azúcares refinados y postres, que puede que el cuerpo emocional o sensorial los desee, pero no el físico.

Los menús de las escuelas están cada vez más desequilibrados. En una comida, por ejemplo, podemos encontrar una sopa de garbanzos de primero (proteína), seguido de un bistec con patatas fritas de segundo (más proteína y grasa). ¡Nuestro cuerpo no necesita alimentarse solo de proteína! También se les da un exceso de sal y aceite, con lo que cambiamos el paladar del niño y lo habituamos a enmascarar el sabor natural de los alimentos naturales, que después en casa degustará y rechazará por encontrarlos sosos.

A veces es difícil poder comunicar estos principios alimenticios a la escuela, pero podemos intentarlo. También es bueno saber el menú diario de nuestros hijos e intentar complementarlo energéticamente con el resto de comidas que el niño haga en casa.

Deberíamos aprender a ser flexibles, podemos hacer de más y de menos. La salud integral no solo incluye la alimentación. Es importante que el niño se sienta incluido en el grupo de compañeros, no excluido y apartado por comer diferente.

Una comida equilibrada debe basarse en:

- Carbohidratos, en forma de cereales integrales.
- Proteína (vegetal o pescado primordialmente).
- Mucha variedad de verduras frescas y estacionales.
- Minerales (en forma de verduras del mar).
- Semillas y frutos secos.
- Productos fermentados, como encurtidos o pickles caseros.
- Frutas de temporada para la merienda (entre comidas).

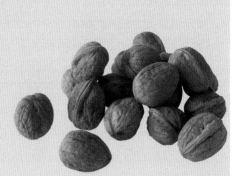

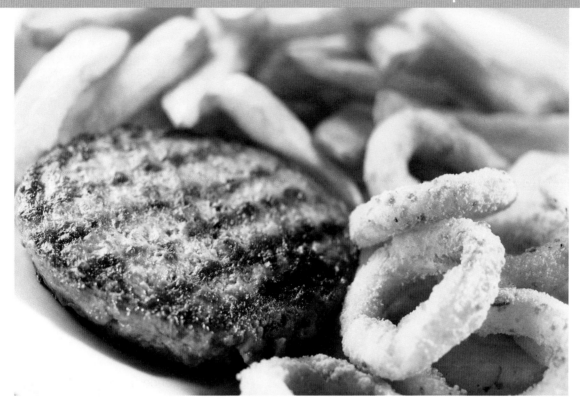

Para compensar las comidas que nuestros hijos hacen en el colegio, es importante saber qué han comido y complementarlo energéticamente en casa:

- Si al mediodía come pasta blanca, en la cena le daremos cereal integral.
- Si le dan pescado, en casa puede tomar proteína vegetal.
- Si ha comido leguminosas en el colegio, en casa puede tomar tofu o seitán.
- Si ha comido arroz blanco, en casa le podemos dar pasta integral.
- Si ha comido ensalada, en la cena le daremos verdura cocida.
- Si ha tomado sopa, no le daremos de nuevo sopa.
- Y siempre compensando con muchas verduras variadas, cocinadas de muy diversas formas, y complementadas con cereales integrales, proteína, semillas y algas.

Comer fuera al mediodía hace que los niños se acostumbren a un exceso de sal y aceite, y deseen comidas que antes considerábamos más adecuadas para adolescentes.

Es el bombardeo social de comidas fuera de casa, con imágenes visuales televisivas y toda la publicidad que con gran eficacia vemos en supermercados, anuncios...

El niño de pocos años, ahora ¡ya desea hamburguesas, patatas fritas, bebidas azucaradas gaseosas y helados a todas horas!

Adolescentes y obesidad

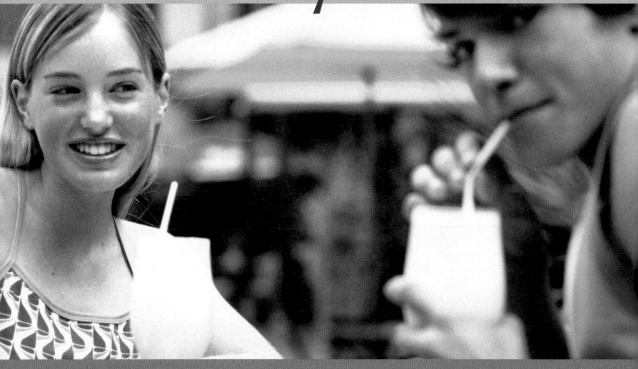

La comida de los adolescentes tendría que ser más sensorial, por muchos motivos:

- Se pasan más horas fuera de casa, que en ella. Sus contactos con el exterior les hacen ver y degustar otros alimentos de sabores más extremos.

- Deberíamos dar a nuestros adolescentes una forma de alimentación sana y natural, con efectos estables, con color, sabor, apetecible y que esté, a nivel visual, a la altura del «bombardeo publicitario» que la sociedad de hoy en día nos impone.

- Sus amigos comerán otros alimentos: hamburguesas, pizzas, patatas fritas a todas horas... Así que no podemos pretender que ¡solo coman zanahorias al vapor y tofu a la plancha!

- Hay que hablar su mismo idioma, prepararles platos, con alimentos sanos, que vean en el exterior; pero conservando los principios energéticos de las combinaciones saludables. No olvidemos que lo importante ante todo es el efecto final, no la parte sensorial.

- Hay que nutrir todos sus cuerpos por igual: físico, emocional, sensorial, mental. De lo contrario, pueden rebelarse y cerrarse totalmente a una comida sana y ¿tal vez aburrida?

Sus necesidades físicas, emocionales y energéticas

La etapa de la adolescencia es un proceso de gran intensidad. El adolescente necesita abarcar y cubrir muchos campos de acción, tanto interiores como exteriores, por lo que su cuerpo debe estar en un estado óptimo en todos los niveles: **físico**, **emocional** y **mental** .

Nivel físico

- Gran variedad de deportes y actividades escolares y extraescolares.
- Los estudios ya no son un juego, hay que profundizar, se requiere concentración y responsabilidad.
- Los encuentros exteriores, amigos y vida social, también crean presión al adolescente, en sus ansias por ser aceptado. Se ingieren alimentos de efectos extremos, altos en calorías, grasas, químicos, aditivos, sal, que crearán el deseo, especialmente, por bebidas de efectos también extremos (alcohol, bebidas artificiales gaseosas y azucaradas, estimulantes...)
- Los cambios biológicos y hormonales en ambos sexos piden al cuerpo físico energía y vitalidad extremas.
- La vida moderna sedentaria hace que el adolescente pase muchas horas sentado frente al ordenador, ya sea estudiando o con «juegos de evasión».
- Hay presión exterior por tener un físico delgado. De forma colectiva se sigue lo que la moda dicta en aquel momento y se le pide al cuerpo físico que esté a su nivel, sin medir consecuencias, ni repercusiones, aunque con ello se pierda la salud.Puede que no se coma lo suficiente o que se salten comidas para llegar al peso que impone la moda, generando trastornos y desequilibrios serios con la comida.

Nivel emocional

Es el momento de afianzarse en este nivel:

- En la familia. Se forma el ego, la personalidad y se desea independizar, creando muchas veces conflictos familiares. Hay un rechazo de las pautas tradicionales, hasta ahora aceptadas, para adoptar una «forma de actuación colectiva» que la sociedad o las amistades imponen.
- Los primeros amores generaran momentos únicos e intensos.
- Las presiones en el mundo de las amistades para sentirse aceptados.

Nivel mental

- Una lluvia de exámenes, responsabilidades y estrés harán que el sistema nervioso tenga que trabajar al máximo. Si su alimentación se basa en alimentos cárnicos, estarán más agresivos e hiperactivos, desearán moverse, querrán tomar más azúcar, más bebidas azucaradas con gas; seguido, claro está, de nuevo de snacks salados con sal cruda, y de vuelta a los azúcares y estimulantes. Un callejón sin salida que produce falta de concentración, poca estabilidad y conflicto interior. Una perspectiva con muy poco futuro en épocas de exámenes.
- Puede que no se duerma lo suficiente, ya que esta necesidad no se valora en este mundo de «hacer» y de horarios artificiales.
- Es el momento de sentirse más maduro y solucionar nuestros propios conflictos, moldear nuestra vida de la forma que deseamos, y no como otros (los padres) quieren que lo hagamos.

Es primordial que los niños y adolescentes
salgan de casa bien alimentados, para que puedan rendir
al máximo las horas de estudio.

Por todo lo descrito, debemos procurar que nuestros adolescentes tengan una alimentación de calidad que les ayude en estos cambios tan cruciales de su vida.

A veces, ocurre lo contrario; los padres ven a sus hijos ya autosuficientes y se despreocupan más de ellos. Después de tantos años cuidando de sus hijos, algunas madres empiezan a «independizarse», cocinando quizá con menos regularidad.

No existe ninguna barrera para cocinar «alimentos que se necesitan» con las formas «que se desean». Existe un mundo interminable de posibilidades. Como padres solo tenemos que estar abiertos, ser flexibles y observar; comunicarnos con el lenguaje que nuestros adolescentes utilizan, a todos los niveles, incluido en la cocina.

Una alimentación natural basada en cereales integrales, proteínas prioritariamente del reino vegetal, verduras tanto del mar (algas) como de tierra, frutas, semillas, frutos secos, endulzantes y bebidas naturales, nos dará el tipo de efecto y energía que se necesita, generando solidez, concentración, estabilidad, peso estable, piel suave sin impurezas y emociones estables.

¿Por qué muchos adolescentes se saltan el desayuno?

- Falta de apetito: cenas muy tardías, exceso de alimentos yin (azúcares refinados, bebidas gaseosas con azúcar, drogas, estimulantes...).
- Falta de tiempo (están tan cansados que se levantan con el tiempo justo).
- Por contradecir a los padres.
- No valoran el desayuno como la comida más importante del día.
- Copian el modelo de conducta y hábitos que la sociedad actual nos ha impuesto.
- Si toma muchos productos cárnicos, el hígado se saturará y se bloqueará. Especialmente por la mañana. No tendrá apetito y solo deseará un zumo de naranja o una pieza de fruta; pero, a media mañana, tendrá hambre y atacará a cualquier chuchería azucarada.

- Si ya conocemos las apetencias y necesidades de nuestros hijos, sugiero que les preparemos, ya la noche anterior, un buen bocadillo para llevarse. De esta manera, podrán comer algo de calidad a media mañana (ver apartado bocadillos).

Cuando nos levantamos, los niveles de glucosa están al mínimo, el cerebro empieza a trabajar con desgana y hay que alimentarlo; para funcionar necesita cerca del 30% de las calorías/glucosa que ingerimos al día.

Los carbohidratos se convierten en glucosa fácilmente. Para alimentar las neuronas hay que tomar alimentos ricos en vitaminas del grupo B, como cerales y legumbres.

Peso estable, reducir y evitar

Para obtener un peso estable, de acuerdo a la constitución individual del adolescente, podemos optar por el consumo diario de proteínas vegetales. Y reducir o evitar las grasas saturadas: comidas preparadas, sal cruda en snacks y sobre la comida, azúcares rápidos, pastelería, chucherías, bebidas gaseosas azucaradas, estimulantes, *fastfood*... que fomentan la obesidad y el colesterol.

Tenemos que aprender a utilizar las proteínas de origen vegetal, tanto las leguminosas, como el seitán, el tofu, el tempeh... Con todas ellas podemos cocinar cualquier plato de nuestra cocina tradicional. También podemos utilizar pescado, semillas y frutos secos; pues alimentan, nutren, nos aportan una energía duradera y no engordan.

También nos ayudará a regular el peso, un consumo regular de verduras, ensaladas y frutas estacionales.

Los adolescentes y niños necesitan más proteínas que los adultos. Alimentos que nutran en profundidad. Al carecer de ellos, optan por snacks salados y con exceso de aceite.

Para generar nutrición (ver pág. 86 de mi libro *Alquimia en la cocina*) no todo se resuelve ¡cocinando las verduras al vapor! Hay que variar y nutrirnos de diferentes efectos y energías que nos aportan los distintos estilos de cocción. Si deseamos generar el efecto de nutrir a nivel profundo y que su efecto sea acumulativo, a largo plazo, podemos usar también dos tipos de cocción en una misma receta:

- Podemos rehogar las cebollas o los puerros y luego añadir el resto de las verduras para hacerlas estofadas.
- Hacerlas al vapor y luego saltearlas con un poco de aceite, salsa de soja y hierbas aromáticas.
- Escaldarlas y luego saltearlas en plan rápido, incluyendo alguna proteína vegetal, semillas o frutos secos tostados.
- Hacerlas al vapor y luego añadir alguna salsa, polvo de almendras y gratinar en el horno durante unos minutos.
- Al estofado podemos añadirle alguna proteína vegetal previamente frita...

Puede que veamos el proceso complicado, pero si analizamos nuestra cocina tradicional, veremos que es exactamente igual: paella, macarrones, guisos, estofados de leguminosas, caldos... siempre se siguen varios procesos para obtener el resultado final. Esto comportará, claro está, más tiempo en la cocina y olvidarnos del horno microondas.

Aunque con organización y conocimientos podemos seguir el refrán: «Comer para vivir y no vivir para comer». Al fin y al cabo, ¿qué valor le damos a nuestra salud? ¿Y a la de nuestra familia? ¿Vamos a comprometerla? ¿A quién estamos engañando?

Para un estudio más profundo del tema niños y adolescentes, ver mi libro: *La alimentación de nuestros hijos*, publicado en esta misma editorial.

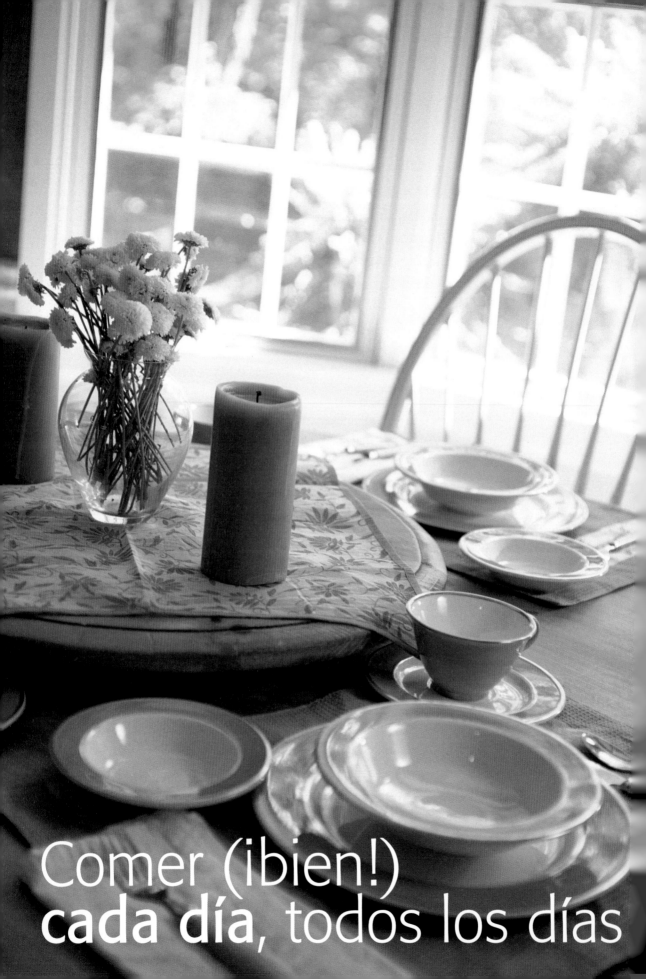

Comer (¡bien!)
cada día, todos los días

Las comidas diarias

Si deseamos perder peso, tenemos que pensar en una energía que no esté relacionada con acumular, retener y acaparar. Intentemos sentir el concepto de **depurar**. Una energía que nos lleve a desintegrar, dispersar, disipar, abrir. En todo caso, no tiene sentido aplicar las ideas que a continuación detallo durante un par de días o en una comida semanal, ¡si el resto de las comidas se hacen de alimentos pesados y grasas saturadas y muy altas en calorías!

- ¡Hemos construido nuestro cuerpo durante años, no se puede cambiar en días!
- ¡Si deseamos perder grasa, hay que dejar de comer grasa!

Lo más importante es incorporar los alimentos que depuran en forma sabrosa, simple, con creatividad y poco a poco. Nuestro cuerpo irá cambiando biológicamente y sintiendo los beneficios de una alimentación sana y natural. También hay que valorar nuestra **forma de vida**:

- ¿Qué relación tenemos con la comida? ¿Nos sirve para ocultar conflictos a otros niveles?
- ¿Comemos con estrés, sin conciencia de ello?
- ¿Cómo nos **depuramos** a otros niveles, que no sea la alimentación?

Aplica:
- **El poder de la masticación** y sus beneficios.
- **Comer a horas fijas.**
- **Cenar temprano o hacer una merienda/cena.**
- **Aumentar la proporción de alimentos del reino vegetal en relación a los del reino animal** (proporción 7 por 1)
- **Descubre el mundo de las proteínas vegetales.**

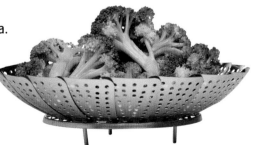

Depurar
no es pasar hambre

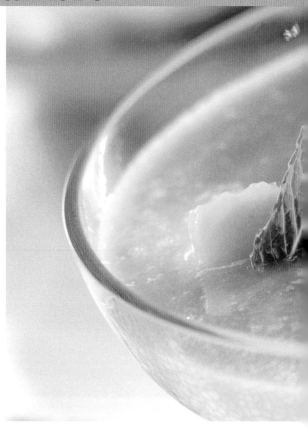

Depurar no significa ayunar

¡Depurar no significa estar todo el día masticando apio! Significa entender qué alimentos y bebidas darán lugar a una energía que nos lleve a acumular y engordar y elegir, con sabiduría, alimentos y bebidas que nos ayuden a disolver y equilibrar esta condición.

Seguiríamos utilizando diversidad de ingredientes (cereales, proteínas vegetales, algas, variedad de verduras frescas de la estación, semillas, aceite y condimentos salados. Pero con mucha moderación).

El mejor aceite para depurar es el de sésamo, menos graso que el de oliva. Pero unas gotas de aceite de oliva puede que nos den la riqueza y el sabor a los que estamos acostumbrados, ¡sin necesidad de desesperarnos a media tarde por alguna pieza de pastelería!

En las recetas para depurar he optado en muchas de ellas por utilizar aún el aceite de oliva, pero en cantidades mínimas, especialmente a la hora de saltear las cebollas, para que nos aporte el dulzor que nuestro cuerpo necesita.

Conviene poner mucho énfasis en lo siguiente:

Si a las horas de las comidas intentamos sabotearnos (con nuestra mente o emociones) comiendo poco porque tenemos prisa, o porque nuestra mente nos dice que no debemos comer, o porque hemos decidido que debemos perder peso, etc. Serán miles de excusas sin lógica. Entre las comidas o al llegar a casa al acabar la jornada comeremos en demasía y nuestro cuerpo físico compensará entonces con exceso las carencias que le hemos negado durante el día.

Es más saludable comer comidas completas, con las cuales nos encontraremos totalmente saciados y satisfechos, que estar picando todo el día. O que hincharnos por la noche antes de ir a dormir con cenas copiosas.

¡Haz tres comidas al día!

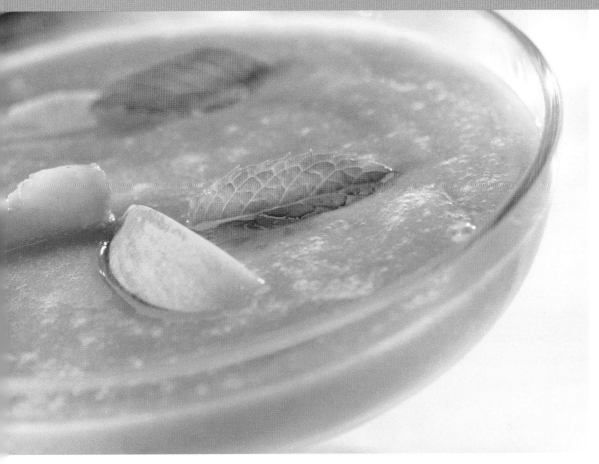

El desayuno a nivel energético

¿Por qué el desayuno es la comida más conflictiva del día? ¿Por qué existen tantas teorías, dietas y disciplinas que nos dictan lo que «se debe» o «no se debe» tomar? ¿Por qué nos sentimos «perdidos» cada mañana, cambiando nuestros buenos propósitos de un desayuno saludable por el socialmente compartido «café y pasta»?

¿Qué nos indica el desayuno? Hemos estado unas horas ayunando, nuestro sistema digestivo va a reemprender una vez más su tarea. Si observamos qué clase de alimentos se recomiendan a la hora de finalizar un ayuno (de va-

rios días), veremos que, con lógica y sentido común, se empieza por tomar líquidos, seguidos de cremas suaves algo más consistentes... hasta que, poco a poco, vamos adaptando a nuestro sistema digestivo a aceptar alimentos más densos y con digestiones más elaboradas. No rompemos un ayuno con una buena ración de canelones, patatas bravas, solomillo o churros con chocolate... Hay que ir paulatinamente.

De este modo, al romper nuestro ayuno nocturno, los primeros alimentos del día tendrían que tender a ser líquidos y de consistencia cremosa y suave.

163

Muchos, motivados por diferentes razones (querer perder peso, falta de tiempo, desconocimiento, desconexión con el cuerpo físico...) creen que es mejor no desayunar, así que siguen ayunando; puede que tomen una manzana a media mañana o un café; puede que otra pieza de fruta al mediodía.

Se sienten muy orgullosos de poder «imponer» al cuerpo físico ideas sin ninguna coherencia ni sentido común. No obstante, cuando llegan a casa después de trabajar, sin energía, hambrientos y casi arrastrándose, se van directos a la cocina a «devorarlo» todo sin control, mucho más de lo que se han reprimido durante el día.

Nuestro cuerpo necesita energía constante y estable, y es mejor ir dándosela poco a poco, en pequeñas cantidades. Tres comidas repartidas durante el día nos darán la «calidad» de energía que necesitamos para funcionar óptimamente.

Y si necesitamos reponer un poco de energía en medio de las tres comidas principales, buscaremos unos tentempiés de calidad, y de acuerdo a nuestros requerimientos personales.

Al levantarme, ¿cómo me siento?

Cada uno de nosotros es «único». Cada día es diferente, nuestras actividades cambian, como lo hacen el clima, las emociones, los pensamientos, lo que hacemos..., por lo tanto, también cambiarán nuestras necesidades energéticas y lo que deseamos comer a lo largo del día.

Puede que una mañana sintamos mucho hambre porque la cena del día anterior fue muy simple o nuestras actividades físicas e intelectuales fueron más intensas. También puede pasar que no sintamos hambre hasta bien entrada la mañana. En estos casos, ¿debemos forzarnos a desayunar aunque no tengamos hambre?

Puede que nos sintamos sin energía y que nuestro cuerpo nos pida un buen desayuno, o quizás necesitemos empezar el día con ejercicio físico, antes de desayunar. ¿Cómo nos sentimos emocionalmente: alegres, optimistas, con vitalidad y buen humor? O, por el contrario, irritables, pesados, de mal humor y cansados.

El secreto de empezar la jornada «con buen pie» es el resultado del día anterior, especialmente la cena y la hora en que nos hemos acostado. Si nuestra cena ha sido muy tarde, copiosa y con productos animales, está garantizado que nos sentiremos cansados, de mal humor e irritables, pensando únicamente en un café para despertarnos y diluir las grasas del día anterior.

En este caso sería más recomendable empezar con un buen zumo de frutas o verduras, para poder depurar y armonizar el hígado.

Si, por el contrario, hemos cenado temprano y hemos incluido alimentos de origen vegetal, nuestro cuerpo se habrá podido «reparar y armonizar» durante las horas del sueño, en lugar de gastar la energía en «digerir». Así, por la mañana, nos sentiremos ligeros, con energía y con ganas de tomar un buen desayuno completo.

Según sea tu desayuno, así será tu día

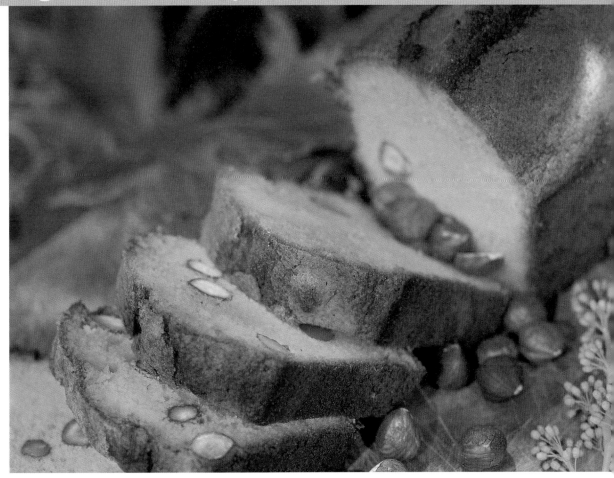

El tiempo disponible

Tenemos los minutos contados, especialmente por la mañana, y por eso no nos paramos a atender las necesidades de nuestro cuerpo. Con un ritmo frenético, actuamos como autómatas, y así una mañana después de otra.

Puede que un día, un zumo de naranja nos fuera de maravilla, pero hoy, con frío, lloviendo, deprimidos y sin energía, nuestro cuerpo no lo va a recibir con alegría.

Y podría ser que unas tostadas integrales con paté de lentejas y un buen café de cereales caliente nos dieran el toque energético que necesitamos... Una solución al problema del tiempo es prepararnos y organizarnos con antelación. Podemos tener la crema de cereales preparada el día anterior, tan solo habrá que recalentarla un par de minutos y comerla o ponerla en el termo y llevárnosla al trabajo.

O puede que solo nos apetezca una infusión hepática, zumo o café de cereales al levantarnos, y luego llevarnos al trabajo el desayuno. Solo es cuestión de adaptarse y coordinar con flexibilidad.

Desayunos para
perder peso

¿Desayuno dulce o salado?

A nivel energético, empezar el día con mucho dulce (especialmente con azúcares refinados: pastas, mermeladas con azúcar...) no es muy recomendable. Este aporte de azúcar provocará una subida de glucosa importante, durante muy poco tiempo, bajando dramáticamente nuestro nivel energético a media mañana. Y de vuelta a la rueda sin fin... con más azúcar y bebidas estimulantes... dando lugar, a la larga, a una pérdida importante de minerales y acidez en la sangre, debilitando nuestro sistema nervioso e inmunitario.

Todos necesitamos glucosa para poder funcionar, trabajar, estudiar, hablar... pero la mejor calidad de glucosa que podemos proporcionar al organismo es la que se obtiene de digerir cereales integrales en grano, en forma cremosa y suave.

Puede que en días calurosos nuestro cuerpo pida empezar el día con un licuado de verduras, aunque una infusión hepática nos ayudará a desbloquear el hígado con más profundidad.

Evitar

- Los copos de cereales, harinas y mueslis a diario. Piensa que estos alimentos, en todas sus formas, al cocerse, nos darán una consistencia pegajosa, produciendo, a largo plazo, mucosidades y acumulaciones energéticas; una reacción muy diferente de la que producen las cremas que han sido elaboradas con cereales integrales en grano.

- Saltarnos el desayuno o hacer un desayuno pobre, ya que, al cabo de dos horas, nos llevará a sentirnos débiles y a «picar». Si hacemos un desayuno con frutas, nos convendrá tener preparado algún otro tentempié de calidad, para cuando tengamos hambre.

- Atiborrarnos de pan y horneados. Sobretodo de harina blanca y con levaduras artificiales.

- Los cereales hinchados. No tienen alimento y desearemos picar durante toda la mañana.

- Comer cosas muy saladas.

- Mezclar cereales con fruta: produce expansión, hinchazón e inflamación de los intestinos.

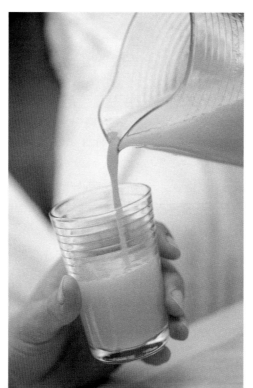

Algunas pautas para el equilibrio

El desayuno ideal

Es el que nos genera una energía y vitalidad constantes durante horas. No tenemos hambre, y podemos concentrarnos con claridad en nuestro trabajo. Nos generará una óptima estabilidad de glucosa en la sangre, vitalidad y equilibrio emocional, y reforzará el sistema nervioso.

Todo ello nos lo proporcionarán los cereales integrales. Por eso, los cereales son tan populares y utilizados, aunque poco a poco, se haya ido degenerando su forma. El pan blanco, la bollería, los cereales hinchados, los mueslis, los copos y las harinas tienen su origen en los cereales, pero todos ellos han sido manipulados, y sus efectos finales en nuestro cuerpo no son los que realmente deseamos.

Si en nuestro cuerpo hay todavía energía yang estancada proveniente de las grasas saturadas (carnes, embutidos, quesos…), no desearemos en absoluto una crema de cereales, ya que nuestra energía yang interna y también nuestro hígado repelerán la energía yang reconstituyente de los cereales integrales. Deseamos cereales... pero procesados, como hemos dicho. O alimentos que nos depuren y de sabor ácido.

¿Qué hacer? Pues ir comiendo saludablemente y tener paciencia: poco a poco podremos apreciar el efecto de una buena crema matinal.

Opciones

- **Empezar con fruta.** La fruta cruda activa, por eso se necesita cuando el hígado esta aullando por la mañana al despertarnos. En cambio, la fruta cocida relaja.

  Puesto que es poco probable que por la mañana deseemos relajarnos, es más apropiado que tomemos la fruta cocida por la noche, después de la cena.

  Aunque si empezamos con fruta, seguro que durante la mañana nuestro cuerpo necesitará un poco más de suministros. Un exceso de ácido en ayunas, puede debilitar el sistema digestivo.

- **Empezar con un licuado.** Si deseamos algo fresco y depurativo, un licuado es una buena forma de empezar el día. Para uso semanal, es mejor licuados de verduras que de frutas. En verano, los zumos de frutas estacionales son excelentes, por supuesto. Pero durante el año, el zumo de zanahoria es la mejor opción.

  Si tenemos un peso fofo, con mucha retención de líquidos, debido a que los riñones están débiles y comemos mucha fruta (que 'enfría'), un licuado no nos ayudará en absoluto.

¡Muchas posibilidades para desayunar!

Bebidas depurativas

Empieza cada día a tomar por la mañana un licuado de:

- zanahoria,
- zanahoria y manzana,
- zanahoria, manzana y apio,
- zanahoria, apio y gotas de limón,
- zanahoria, manzana y remolacha,
- apio y manzana,
- zanahoria y jengibre,
- zanahoria, manzana y jengibre,
- zanahoria, nabo y manzana,

* También podemos añadir al licuado un poco de espirulina, alga de lago, si nos encontramos con ansiedad, tensos y con mucha hambre.
* También se puede añadir al licuado un poco de extracto de alcachofa.

Bebidas calientes

- infusiones hepáticas (boldo, cardo mariano, diente de león, alcachofera, ortigas),
- infusión de menta poleo,
- infusión de jengibre,
- café de cereales,
- leche de cereales,
- infusiones sin teína (rooibos, té blanco, té rojo, menta poleo...),
- caldo de verduras dulces.

Los cereales del desayuno

Estamos comiendo cereales hinchados y no nos molesta, pero cuando cambiamos a crema de cereales... ¡no podemos con ella! Encontramos aburrido comer cada día lo mismo, pero, ¿qué es lo que se hace a diario? ¿Tomar cada día cruasán o bollería con café con leche? ¿y no resulta aburrido?

Una crema de cereales se puede hacer muy rica, con muchísima variedad y sabiendo que es un alimento totalmente nutritivo, que nos proporcionara durante toda la mañana la energía y concentración que deseamos. Los cereales integrales especialmente recomendados para perder peso son:

La **quinoa**, el **arroz** de grano largo o **basmati**, la **cebada** y el **mijo** se pueden hacer de mil formas:

- con un poco de canela,
- con un poco de vainilla,
- con ralladura de algún cítrico,
- cocinadas con verduras dulces,

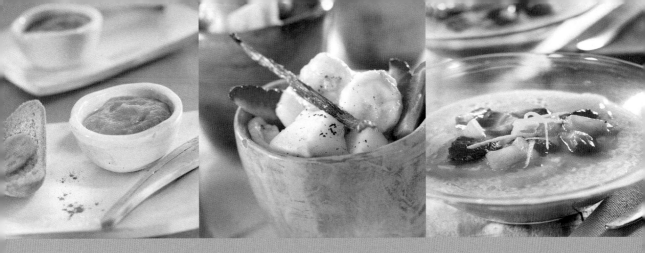

● servidas con un poco de leche de cereales (quinoa, arroz o kamut).

Podemos elaborar un desayuno consistente de acuerdo a nuestras necesidades personales. No tiene que ser algo muy espeso. Puede ser ligero, pero nutritivo. Recordad que no es necesario cocinar estas cremas en cada comida; se pueden muy bien cocinar para dos o tres días.

También se puede preparar el desayuno empezando con cereales integrales de grano entero ya cocidos y añadiendo leche vegetal caliente o a temperatura ambiente, servido con variedad de semillas (sésamo, calabaza, girasol) con un toque de canela o ralladura de limón. Es un desayuno más parecido al "muesli", pero sin copos (desvitalizados y con efecto de acumular).

Y no hace falta comerlas siempre calientes; puede que en invierno las deseemos así, pero en verano se pueden comer fresquitas! *(Ver el apartado de recetas).*

Si estamos acostumbrados a desayunos convencionales, podemos optar por algunas **ideas transitorias** hasta llegar al uso de los cereales:
● pan de buena calidad (con levadura madre),
● pan germinado (más dulzón),

● tortitas de cereal hinchado con mermeladas sin azúcar,
● en lugar de mantequilla usar cremas de frutos secos (almendras, avellanas…) emulsionadas con agua caliente hasta obtener una consistencia cremosa y más diluida para poder untar. Pueden prepararse cada 3-4 días. **Recordad que su uso no nos ayuda a perder peso; es solo a nivel transitorio**,
● en lugar de leche, usar bebidas vegetales (arroz, quinoa, etc.).

Si deseamos algo con tendencia salada (aunque **no** nos ayuda a adelgazar):
● pan con patés de legumbres, algas o tofu caseros,
● usar crepes o wraps caseros de trigo sarraceno con proteína vegetal como tofu, tempeh o seitán a la plancha. Podría ser un tentempié de buena calidad hacia media mañana, si en casa solo hemos comido fruta o un licuado;
● los cereales hinchados y las tortitas de arroz, aunque sean de buena calidad y sin azúcar, no nos aportan el alimento y la energía que necesitamos para mantenernos con vitalidad toda la mañana. Podemos usarlos como tentempié transitorio.

La comida del resto del día

Snacks de media mañana

Si hemos hecho un buen desayuno, no tendríamos que tener ninguna necesidad de un tentempié al cabo de solo unas horas. Pero si estamos ansiosos, es mejor relajarnos con algún snack de buena calidad.

Tenemos que aceptar cómo somos, sin castigarnos, intentar conocernos con profundidad y con amor y compasión, y darnos lo mejor de la mejor calidad ¡Somos la persona mas importante de nuestra vida, nos lo merecemos! Así pues, si tenemos hambre, comeremos, pero seleccionando con sabiduría lo que más nos conviene.

A veces deseamos tan solo masticar algo, usar nuestras mandíbulas, así que podemos optar por:

- Tiras de verduras crudas (zanahorias, apio, rabanitos, pepino, nabos, hojas de endibias).
- Licuado de verduras con espirulina o verde de trigo (wheatgrass) para casos de ansiedad o tensión.
- Una pieza de fruta.
- Una infusión, un té verde, un café de cereales…
- Un poco de fruta cocida.
- Un bol con algún paté de verduras dulces (ver recetas).
- Unas gotas de extracto de alcachofa.
- Un batido de leche vegetal de cereales con fruta fresca en verano.

El almuerzo al mediodía

¡El almuerzo tiene que ser completo! Sea en el trabajo, fuera, o en casa, hay que entender que nuestro cuerpo necesita nutrirse de todos los grupos de alimentos, para tener un resultado global de **energía** y **vitalidad** constantes y no desear "picar".

Es muy difícil entender este concepto y, en general, se tiende a comer separando los alimentos. A nivel popular tenemos la tendencia a mezclar proteínas y verduras, o cereales y verduras, o legumbres con proteínas de nuevo de segundo (se está comiendo demasiada proteína), o solo verduras y ensaladas, etc.

Si omitimos un grupo de alimentos en una comida, al tener esta carencia, todos nuestros cuerpos van a pedirlo al cabo de unas horas, generando un apego o antojo.

Si proporcionamos a nuestro cuerpo cantidades moderadas de todos los grupos de alimentos que se necesitan en un plato combinado: **carbohidratos**, **proteínas**, **minerales**, **vitaminas**, **fibra** y **aceites**, de la manera adecuada y en las horas que lo necesita, no habrá ninguna deficiencia física ni emocional!

Observémonos al cabo de un par de horas después de la comida:

¿Nos sentimos con vitalidad y concentración?

¿Estamos **ya** pensando en comer algo?

¿A qué armario vamos a atacar?

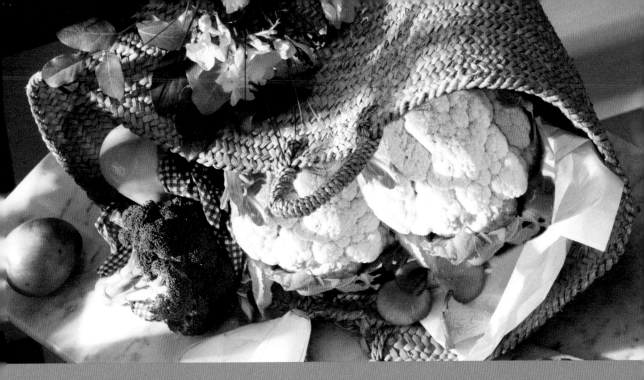

Si lo que queremos es perder peso, son recomendables las siguientes proporciones:

La forma sana y equilibrada de perder peso

- **50% de verduras**
  - 25% de verduras de raíz y redondas, con una cocción larga y con tapa.
  - Como estofados, salteados largos, vapor, horno, mantequillas y patés de verduras dulces.
  - 25% de verduras de hoja verde, con una cocción corta de efecto depurativo (3 minutos) sin tapa.
- **25% de proteína vegetal** (legumbres, tofu, tempeh o seitán)
- **25% de cereales integrales de grano entero o pasta.**

Si nos acostumbramos a colocar estas proporciones en un plato, siempre daremos al organismo la cantidad adecuada. El plato puede ser muy pequeño o muy grande, pero con ésta relación.

Las **algas** son el comodín del plato y pueden estar integradas en cualquiera de estos grupos (2 cucharadas soperas).

El **pescado** no es tan recomendable para depurar o perder peso.

La **fruta** se puede tomar entre comidas o bien una hora después de la cena.

Otros extras: también incluiremos un poquito de germinados de verduras y una o dos cucharadas de pickles de buena calidad, para regenerar nuestra flora intestinal.

Las **sopas y cremas** también se tomarán a diario. Recomiendo tomarlas a la hora de la cena. Una crema dulce de verduras nos aportará dulzor y relajación.

Tiempo, obesidad y la forma de vivir

Los almuerzos fuera de casa

Mucha gente se queja de que tiene que comer fuera de casa y de que por esta razón engorda o les sienta mal la comida.

Si sabemos claramente lo que nuestro cuerpo necesita, podemos equilibrarnos en cualquier lugar. Es otra forma de auto-saboteo excusarse diciendo que el problema está siempre en nuestro exterior. ¿Cuándo vamos a crecer y a madurar para responsabilizarnos de nuestros actos a todos los niveles y tener la habilidad para responder con agilidad y flexibilidad a lo que la vida nos ofrece a cada momento?

Podemos comer muy bien fuera de casa:

- En cualquier establecimiento, **seleccionando con cuidado y con conocimiento energético** (sabiendo el efecto que nos proporcionará cada plato) lo que nos conviene. Podemos seleccionar platos ligeros de pescado, ensaladas sin aliños, platos de verduras a la plancha, algún plato de arroz, de pasta (sin lácteos ni queso), platos de legumbres, etc. En cualquier menú, siempre suele haber una buena selección de primeros y segundos.
- **Llevando nuestra propia comida casera a la oficina**. Es muy importante comer caliente. Con la excepción puntual del verano, pero incluso en esta época –con los aires acondicionados extremadamente altos en los lugares de trabajo–, es recomendable comer algo tibio o caliente para que nos equilibre.

Podemos preparar perfectamente nuestra comida la noche anterior con algo de la cena o algo fresco que hayamos elaborado puntualmente para el almuerzo. Y siempre respetando las proporciones indicadas en el plato equilibrado.

Si deseamos comer algo caliente, podemos llevarnos un termo de boca ancha, con alguna crema de verduras, o sopa de verduras y legumbres, o algún estofado de verduras con seitán, tempeh o tofu, que calentaremos por la mañana antes de irnos al trabajo. El resto de la comida (cereales, algas, más verduras y proteínas) puede tomarse muy bien a temperatura ambiente.

Snacks dulces y relajantes de media tarde

Seguramente será uno de los momentos críticos del día, donde deseamos ingerir algo «dulce», o puede que tengamos ansiedad.

Solo para personas con mucha ansiedad, una hora antes que se produzca, tomar de nuevo unas cápsulas de espirulina o verde de trigo «wheatgrass». Nos ayudará a relajarnos y saciar las ganas de dulce.

Luego, a media tarde, para todas aquellas personas que deseen perder peso, es recomendable tomar una buena porción de fruta cocida (dulzor intenso) ya sea en compota, al horno, etc., con algunas gotas de extracto de alcachofa con algún licuado.

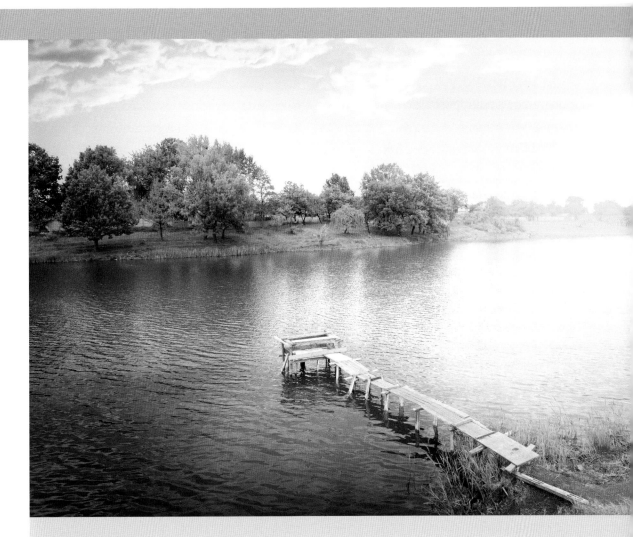

Relajación

Sobre todo al mediodía, estemos donde estemos, deberíamos regalarnos unos momentos de relajación, antes y después de comer. Antes, para agradecer y disfrutar del momento de comer, con presencia y tranquilidad. Es increíble observar cómo la sociedad nos conduce más y más a sabotear ese momento, incluyendo comidas de trabajo, hablar con amigos de sus problemas, o si estamos solos, ver la televisión, leer...

¿Por qué no podemos regalarnos unos minutos para nuestra propia intimidad con nosotros mismos? Vamos a comer, a masticar, a proveernos de una sangre de calidad que ayude a generar la fuerza y la vitalidad que necesitamos en la vida. ¿Por qué este auto-saboteo consciente de una lucha contra el tiempo?

● Si el tiempo se nos escapa, es señal de que no estamos centrados en nuestra vida.

● Cuando estamos centrados, podemos manejar nuestro tiempo con seguridad, paciencia y claridad, eligiendo a cada momento lo más importante, sin dejarnos llevar por actividades superfluas y sin propósito.

● Comer con tranquilidad (aunque sea un bocadillo o una sopa) nos aportará un estado de paz y tranquilidad muy conveniente.

La cena

Cena temprana y de mendigo

Si queremos perder peso, la cena tendría que realizarse lo más temprano posible. **Procura tomar los últimos alimentos dos horas antes de acostarte.**

Al llegar a casa podríamos tomarnos unos minutos de descanso con un licuado, infusión relajante o té sin teína. Este paso, aunque parezca sin importancia nos ayudará enormemente a crear espacio y tener más claridad en lo que haremos a continuación.

Cena para perder peso (cena de mendigo) consistirá en:

1. **Una crema de verduras dulces:**
- **30% de cebolla o puerro pochado** como base.
- **30% de nabo, rabanitos o daikon** (depurativos).
- **40% verduras dulces** a escoger: zanahorias, calabaza, boniato, chirivía, calabacín, coliflor, hinojo...

2. **Buena porción de hoja verde (*):** cocción 3 minutos, al dente, sin tapa.
   Podemos usar las que nos hayan sobrado del almuerzo.
   (*) Es importante tomar buena calidad de fibra en la cena, para que nos ayude a poder evacuar (limpiar) al día siguiente.

Antes de ir a dormir podríamos tomar una cucharada sopera de **gel de ALOE VERA** de efecto relajante, depurativo, diurético y ligeramente laxante.

Si aprendemos a cocinar de forma **creativa**, **suculenta** y **deliciosa** los alimentos de origen vegetal (que son los que NO engordan), llegaremos, poco a poco, a nuestro peso NATURAL.

Aprende a cocinar buenos platos de proteínas vegetales. Si deseas perder grasa, deja de comerla.

El resultado de poder "mendigar" a la hora de la cena, no sufrir ansiedad por la comida y estar relajados, será debido a:

- Hacer un buen desayuno, que nos aporte energía, concentración y vitalidad durante toda la mañana.
- Disfrutar de una comida completa al mediodía.
- Realizar una buena merienda con dulzor natural con fruta cocinada.
- Haber tomado espirulina/verde de trigo en casos de ansiedad severa 2 veces al día y/o extracto de alcachofa a las horas descritas.

Los alimentos vegetales, las rutinas horarias y los suplementos depurativos nos ayudarán a conseguir el cambio que deseamos. La consistencia y la coherencia son importantes en este cambio.

"Si deseas un futuro diferente, no hagas siempre lo mismo". Ten la valentía de retarte a probar y verificar nuevas formas de ver la alimentación. Entiende la energía de los alimentos y, poco a poco, entenderás la dinámica energética de tu cuerpo encontrando al fin el peso que deseas.

En cuanto hayamos obtenido nuestro peso natural, podemos incrementar la cena (según el apetito y hora que cenemos) con un poco de proteína vegetal y/o cereal ligero.

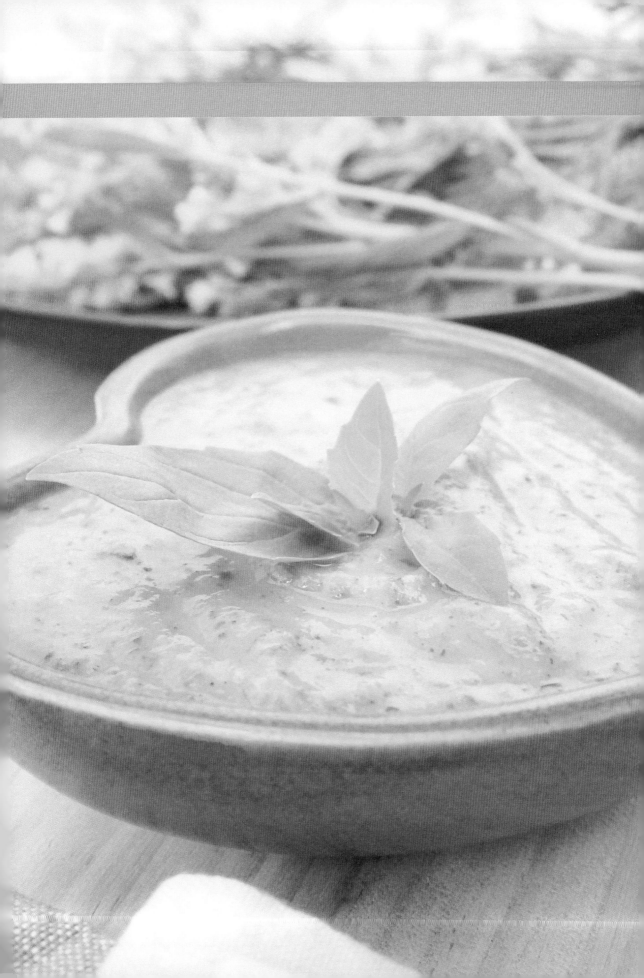

Ejemplos prácticos
de **menú semanal**

Antes de empezar...

Algunas observaciones, antes de repasar variedades y formas en nuestra alimentación semanal:

- Las recetas son simples, ya que necesitamos variedad pero con simplicidad.
- En cada comida se intenta dar un equilibrio:

  a nivel energético (crudo, cocido, denso, ligero, enfría, calienta...)

  en alimentos que el organismo necesita: cereales, proteína, algas, variedad de verduras, aceite.

  en texturas: blando, crujiente, seco, húmedo.

  en sabores: dulce, ácido, amargo, picante, salado.
- Puede que muchos se asombren de la **variedad** de platos. La cantidad depende de cada uno, se puede comer de cada receta mucho o poco. ¡Recordad siempre las **proporciones**!
- Propongo **platos diferentes** en cada comida, pero, claro está, en la vida real puede que no sea así. Utilizaremos sobras de una comida para la siguiente si es el caso.
- También está muy enraizada la costumbre de comer un primer plato y un segundo. Aquí lo que sugerimos en más bien un **plato combinado**, en el cual se integran todos los ingredientes y energías que el cuerpo necesita.
- Como punto final: estos menús son tan **solo un ejemplo**. No podemos comer este mismo menú recomendado durante semanas, ya que puede que al principio sintamos sus beneficios, si es la energía apropiada, pero muy pronto nos sentiremos estancados.

  ¡Hay que cambiar, variar, y sentir el día a día lo que nuestro Templo necesita!

  ¡Buen provecho!

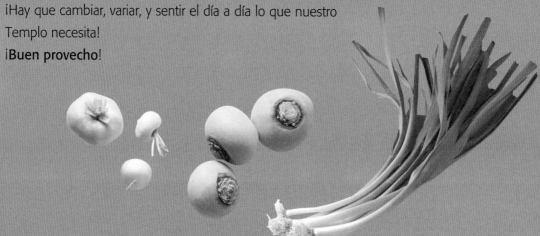

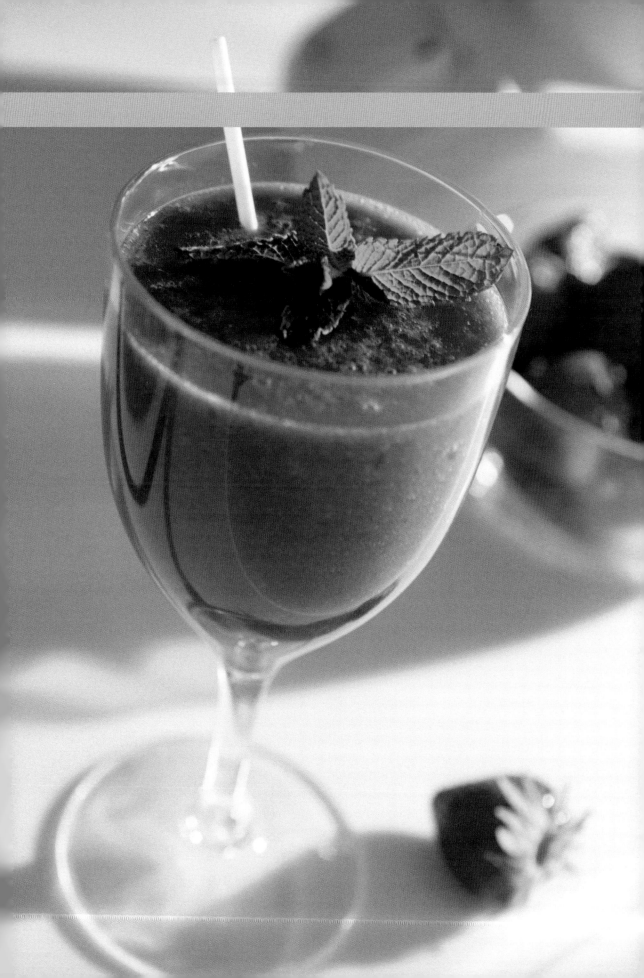

Esquema a seguir para perder peso

Desayunos

Bebidas

- Infusiones hepáticas, bebidas depurativas o infusiones sin teína.

Opciones

- Crema ligera de cereales.
- Cereales de grano entero cocinados y servidos con leche vegetal.
- Tanto una u otra opción servida con semillas ligeramente secadas, ralladura de limón (opcional), toque de canela…

Media mañana

- Un licuado de verduras o agua con extracto de alcachofa.
- **En casos de ansiedad y tensión**, se añadiría unas capsulas de espirulina o verde de trigo (wheatgrass).
- **Si deseamos masticar algo:** tiras de verduras crudas o escaldadas, pieza de fruta o patés de verduras dulces.

Comida completa de mediodía (rey)

50% de verduras (mitad del plato)

- 25% de verduras de raiz y redondas, cocción dulce, con tapa y con tiempo.
- 25% de verduras de hoja verde, cocción rápida 3 minutos, sin tapa.

25% de proteína vegetal (legumbres, tofu, tempeh, seitán) (un cuarto del plato).

25% de cereal integral de grano entero o pasta (un cuarto del plato) con semillas.

Extras

- 2 cucharadas soperas de algas, germinados y 1 cucharada sopera de pickles/fermentados naturales de verduras.
- Podemos terminarla con una pequeña infusión, café de cereales, etc. (opcional).

Media tarde

- Licuado de verduras con extracto de alcachofa.
- Buena porción de fruta dulce cocinada (aporta dulzor y relajación).
- **Para personas con mucha ansiedad:** se añade de nuevo 2 capsulas de espirulina o verde de trigo (wheatgrass)- mejor tomarlo una hora antes de tener ansiedad por dulce.

Cena temprana y de mendigo

- **Una crema de verduras dulces que incluirá:**
- **Buena porción de hoja verde**, cocción 3 minutos, al dente, sin tapa.

Antes de ir a dormir podríamos tomar una cucharada sopera de **gel de ALOE VERA** de efecto relajante, depurativo, diurético y ligeramente laxante.

Si necesitas comer al mediodía en el trabajo:

- Organiza tu fiambrera/vianda el día antes, en casa.
- Llévate un termo con crema caliente de verduras.
- Come tu fiambrera/vianda a temperatura ambiente (no es necesario calentarla en el microondas).
- Termina la comida con una infusión o café de cereales caliente.

Modelo de menú semanal

- Si deseamos snacks entre comidas, ver lo recomendado.
- La cena es la misma para facilitar algo sencillo y sin complicaciones de planificación.
- Condimento depurativo. Una vez al día: comer 2 cucharadas soperas de nabo o rabanito y zanahoria rallados, aliñado con unas gotas de jugo concentrado de manzana y vinagre de ume-boshi (opcional) que es diurético y depurativo.
- Si no tenemos algas en ningún plato, utilizar: algas remojadas WAKAME, DULSE o ARAME (2-3 cucharadas soperas) al mediodía.
- El postre se tomará a media tarde (efecto de relajar y saciar).

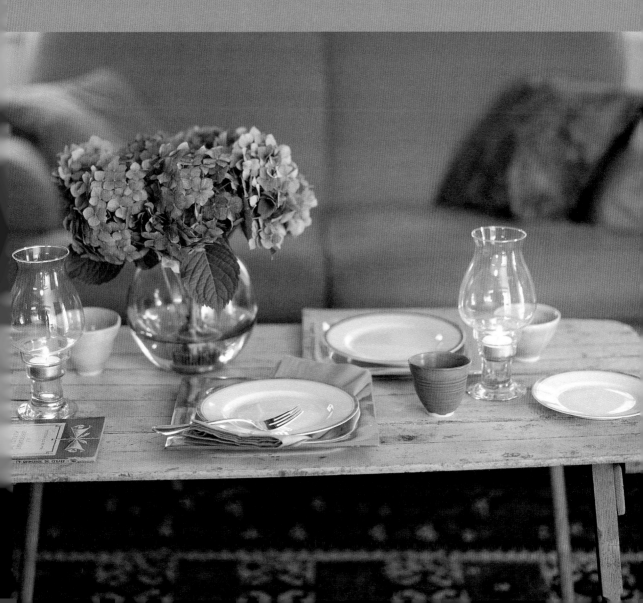

Modelo de menú semanal para perder peso

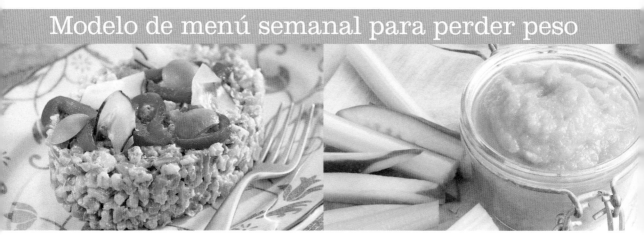

LUNES

DESAYUNO:

- Infusión hepática
- Crema de arroz a la vainilla y semillas sésamo

MEDIA MAÑANA:

- Licuado de verduras o agua con extracto de alcachofa
- Mermelada de zanahoria con hojas de endivia (opcional)

COMIDA PRINCIPAL:

- Ensalada de cebada con alioli de aguacates
- Seitán con espárragos
- Estofado de chirivía, calabaza y setas shiitakes
- Ensalada de pepino y albahaca

MERIENDA:

- Licuado de verduras o agua con extracto de alcachofa
- Fruta cocinada dulce

CENA:

- Crema de hinojo
- Hoja verde hervida 3 minutos sin tapa

MARTES

DESAYUNO:

- Infusión hepática
- Cereal de grano entero cocido con leche vegetal y semillas de calabaza

MEDIA MAÑANA:

- Licuado de verduras o agua con extracto de alcachofa
- Tiras crujientes de apio y zanahorias (opcional)

COMIDA PRINCIPAL:

- Mijo con verduras
- Lentejas a la albahaca
- Mermelada de calabaza y cebollas
- Judías verdes con ajo y perejil

MERIENDA:

- Licuado de verduras o agua con extracto de alcachofa
- Fruta cocinada dulce

CENA:

- Crema de alcachofas
- Hoja verde hervida 3 minutos sin tapa

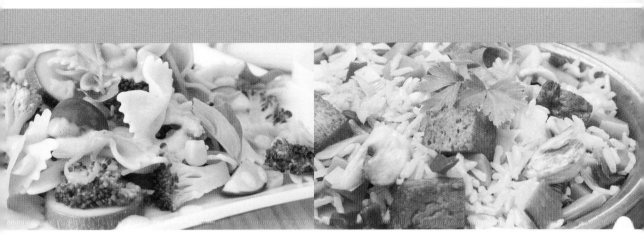

MIÉRCOLES

DESAYUNO:

- Infusión hepática
- Crema de quinoa con semillas de girasol

MEDIA MAÑANA:

- Licuado de verduras o agua con extracto de alcachofa
- Tiras crujientes de verduras (opcional)

COMIDA PRINCIPAL:

- Ensalada de pasta
- Tempeh a la plancha con salsa de remolacha
- Verduras al papillote
- Hoja verde hervida 3 minutos
- Espaguetis de mar con setas shiitake

MERIENDA:

- Licuado de verduras o agua con extracto de alcachofa
- Fruta cocinada dulce

CENA:

- Crema de verduras dulces
- Hoja verde hervida 3 minutos sin tapa

JUEVES

DESAYUNO:

- Infusión hepática
- Crema de cebada con vainilla y semillas

MEDIA MAÑANA:

- Licuado de verduras o agua con extracto de alcachofa
- Mermelada de calabaza con tiras de apio (opcional)

COMIDA PRINCIPAL:

- Paella de verduras y seitán
- Cocido de azukis con cilantro
- Salteado largo de zanahorias y nabos
- Ensalada tibia de verduras verdes

MERIENDA:

- Licuado de verduras o agua con extracto de alcachofa
- Fruta cocinada dulce

CENA:

- Crema de calabacín y puerros
- Hoja verde hervida sin tapa 3 minutos

Modelo de menú semanal

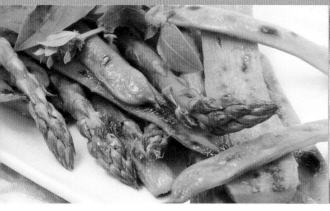 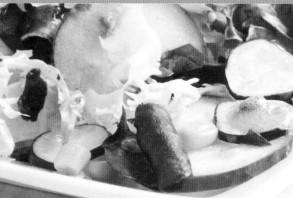

VIERNES

DESAYUNO:

- Infusión hepática
- Crema de cebada con vainilla y semillas de calabaza

MEDIA MAÑANA:

- Licuado de verduras o agua con extracto de alcachofa
- Tiras crujientes de verduras (opcional)

COMIDA PRINCIPAL:

- Puré de mijo
- Garbanzos con espinacas
- Verduras a la plancha
- Arame con berros y semillas

MERIENDA:

- Licuado de verduras o agua con extracto de alcachofa
- Fruta cocinada dulce

CENA:

- Crema de verduras dulces
- Hoja verde hervida 3 minutos sin tapa

SÁBADO

DESAYUNO:

- Infusión hepática
- Crema de arroz y cebada con semillas de girasol

MEDIA MAÑANA:

- Licuado de verduras o agua con extracto de alcachofa
- Tiras de crujientes de apio y zanahorias

COMIDA PRINCIPAL:

- Paella de quinoa
- Tempeh a la menta
- Salteado rápido
- Mermelada de remolacha y cebollas

MERIENDA:

- Licuado de verduras o agua con extracto de alcachofa
- Fruta cocinada dulce

CENA:

- Crema de champiñones y maíz
- Hoja verde hervida 3 minutos sin tapa

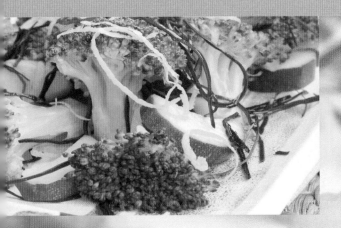

DOMINGO

DESAYUNO:

- Infusión hepática
- Cereal cocido de grano entero con leche vegetal y semillas de sésamo

MEDIA MAÑANA:

- Licuado de verduras o agua con extracto de alcachofa
- Tiras de crujientes de verduras (opcional)

COMIDA PRINCIPAL:

- Ensalada de arroz salvaje
- Quiche de pimientos, espárragos y champiñones.
- Estofado del huerto
- Brócoli con arame

MERIENDA:

- Licuado de verduras o agua con extracto de alcachofa
- Fruta cocinada dulce

CENA:

- Sopa depurativa
- Hoja verde hervida 3 minutos sin tapa

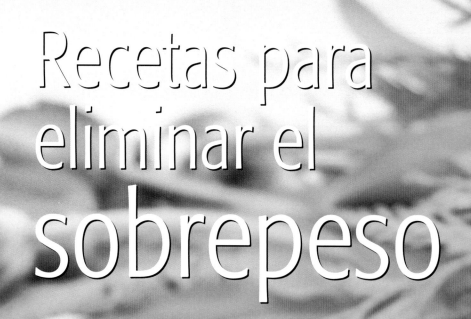

Recetas para eliminar el sobrepeso

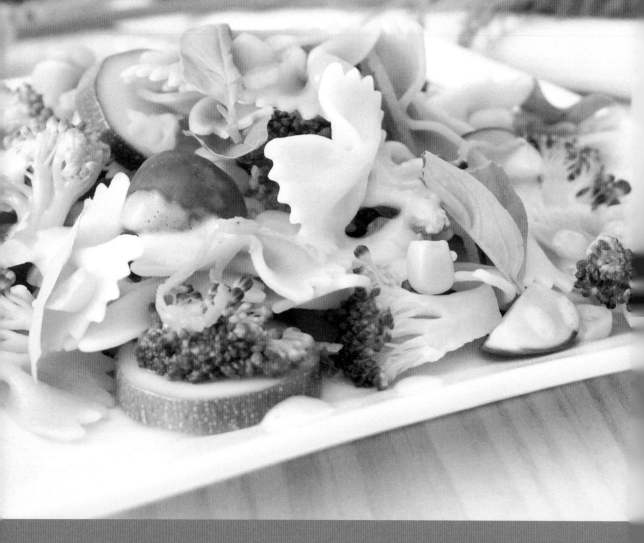

Medidas

1 cs = cucharada sopera
1 cp = cucharada de postre
1 cc = cucharada de café

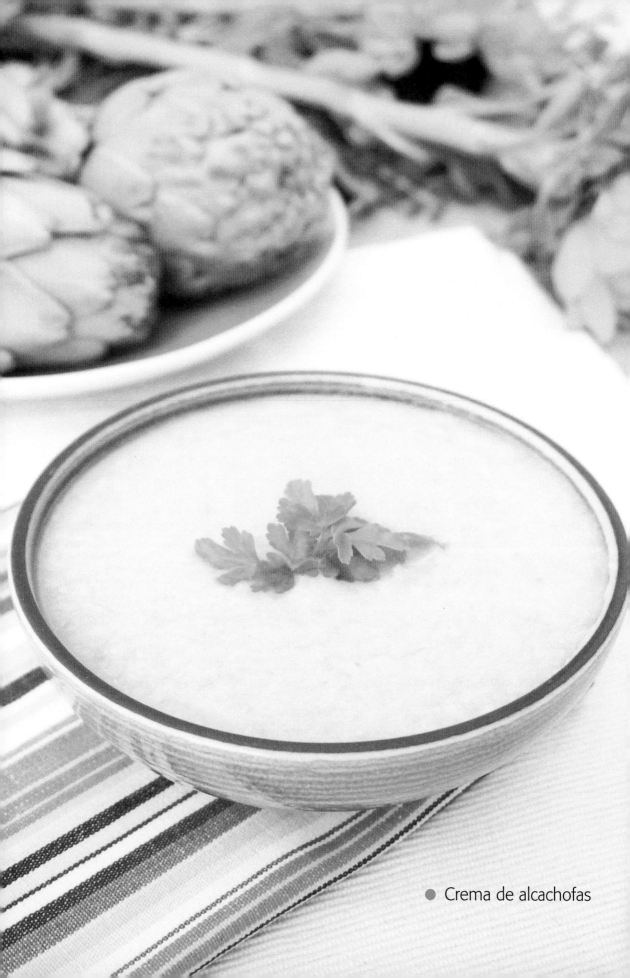

Crema de alcachofas

Sopas y cremas

Crema de alcachofas
(2-3 p.)

Ingredientes

5 alcachofas sin las hojas más duras y
    cortadas a cuartos (con unas gotas de limón
    para que no ennegrezcan)
3 cebollas cortadas finas a medias lunas
1 tira de alga kombu
2 cucharadas de aceite de oliva
sal marina

Preparación

1   Saltear las cebollas con el aceite de oliva
    y una pizca de sal marina, a fuego medio
    bajo, sin tapa, durante 10-12 minutos.

2   Añadir dos tazas de agua, el alga, las
    alcachofas y otra pizca de sal marina.
    Tapar y cocer a fuego medio durante
    20 minutos.

3   Quitar el alga. Hacer puré hasta conseguir
    una consistencia cremosa.

*   Si el alga kombu está muy dura, retirarla y
    utilizarla para otra cocción.

Crema de verduras
(2-3 p.)

Ingredientes

4 cebollas cortadas a medias lunas finas
2 nabos pelados y cortados a rodajas finas
4 zanahorias cortadas a rodajas finas
aceite de oliva
sal marina
2 hojas de laurel
1-2 cucharadas de miso blanco
perejil crudo

Preparación

1   Saltear las cebollas con el aceite y una
    pizca de sal marina durante 10 minutos,
    sin tapa y a fuego bajo.

2   Añadir los nabos, las zanahorias y el
    laurel, y agua que cubra 1/4 del volumen
    de las verduras. Tapar y cocer a fuego
    medio/bajo durante 20-25 minutos.

3   Pasar por la batidora hasta conseguir una
    consistencia cremosa. Rectificar de
    líquido con más agua. Añadir el miso
    blanco, mezclar y servir con el perejil.

Otras opciones:
Nabo + cebolla + calabaza
Nabo + cebolla + boniato
Nabo + puerro + remolacha
Nabo + puerro + calabacín
Puerros y calabacín
Cebollas y alcachofas, o cebollas e hinojo.

Crema de champiñones y maíz
(2-3 p.)

Ingredientes
2 cebollas cortadas a medias lunas finas
1/2 coliflor pequeña cortada a trozos
2 tazas de champiñones cortados finos
(con unas gotitas de limón para que no
ennegrezcan)
1/4 de taza de maíz
aceite de oliva, sal marina, laurel
1 1/2 cucharadas de miso blanco
nuez moscada
pimienta negra al gusto

Preparación
1 Saltear las cebollas con un poco de
aceite, una pizca de sal marina y laurel
durante unos 12 minutos.
2 Añadir la coliflor y dos tazas de agua,
tapar y cocer a fuego medio durante
20 minutos.
3 Retirar el laurel y hacer puré.
4 Añadir los champiñones y el maíz y cocer
5 minutos.
5 Añadir más líquido, según la consistencia
deseada, y una cucharada de miso
blanco.
6 Condimentar al gusto con nuez moscada
y pimienta negra. Servir la crema
caliente o fría.

Sopa depurativa
(2-3 p.)

Ingredientes
2 puerros cortados finos
1 nabo cortado a medias rodajas finas
2 tazas de champiñones cortados a láminas
finas y rociadas con unas gotas de jugo
de limón para evitar que ennegrezcan
2 tiras de alga wakame (remojadas con
agua fría 2-3 minutos y troceadas)
1 cucharada de jugo de jengibre fresco
(rallado y escurrido)
1 cucharada de aceite de sésamo
2 cucharadas de miso blanco
cebollino cortado crudo

Preparación
1 Saltear los puerros a fuego bajo con el
aceite y una pizca de sal marina, durante
5-6 minutos sin tapa.
2 Añadir 2 tazas de agua, los nabos, los
champiñones y el alga. Tapar y cocer
durante 10 minutos a fuego medio/bajo.
3 Condimentar con el miso blanco y el
jengibre.

* Opcional: servir con germinados de alfalfa.

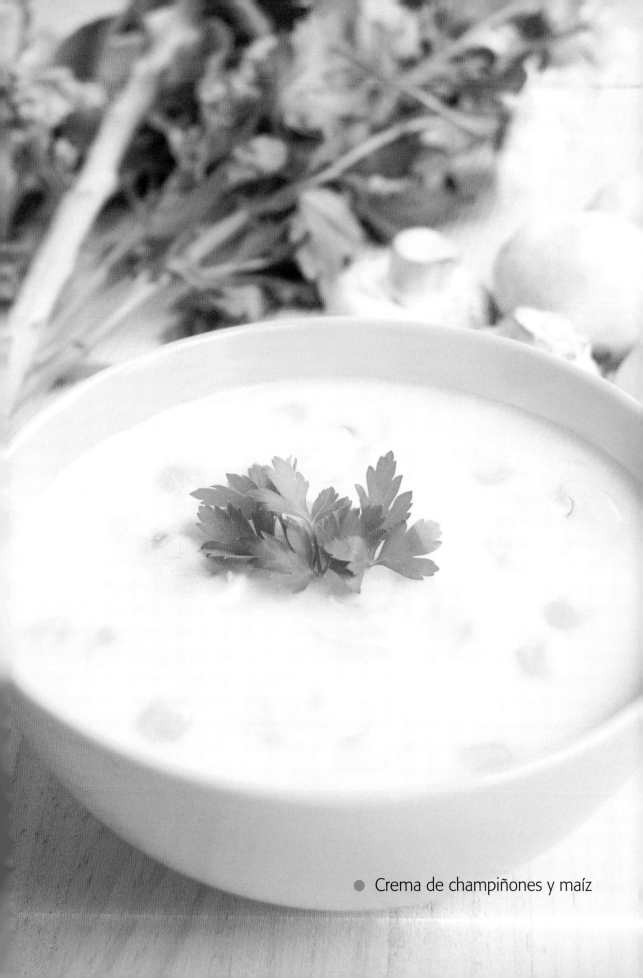

Crema de champiñones y maíz

Crema de cebada con vainilla

Ingredientes

1 taza de cebada (remojada toda la noche
con 6 tazas de agua)
1 pizca de sal marina
1/2 vaina de vainilla (cortada por la mitad
a lo largo)

Preparación

1 Cocer todos los ingredientes juntos en
una cazuela grande, utilizando el agua
del remojo.

2 Llevar a ebullición, tapar y cocer a fuego
bajo durante 1 hora como mínimo.

3 La consistencia es muy personal, añade
más agua durante la cocción, hasta
obtener la densidad y la cremosidad
deseadas. Cuanto más cremoso lo
deseemos, más largo será el tiempo
de cocción.

Crema de hinojo
(2 p.)

Ingredientes

4 cebollas cortadas a medias lunas finas
1 hinojo fresco cortado fino
aceite de oliva
sal marina
1-2 cucharadas de miso blanco
2 hojas de laurel
perejil crudo
2-3 cucharadas de piñones ligeramente tostados

Preparación

1 Saltear las cebollas con el aceite, el laurel
y una pizca de sal marina durante 15-20
minutos, sin tapa y a fuego medio/bajo.

2 Añadir el hinojo y agua hasta cubrir 1/4
del volumen de las verduras. Tapar y
cocer a fuego medio/bajo durante
10-15 minutos.

3 Retirar el laurel. Pasar por la batidora
hasta conseguir una consistencia
cremosa. Rectificar de líquido con más
agua de acuerdo a la consistencia
deseada.

4 Añadir el miso blanco. Mezclar y servir
con el perejil y los piñones.

Crema de quinoa

Ingredientes
1 taza de quinoa lavada y escurrida
1 rama de canela
1 cucharadita de ralladura de limón
1 pizca de sal marina

Preparación
1 Colocar la quinoa en una cazuela grande, junto con 5 tazas de agua, una pizca de sal marina y la canela. Llevar a ebullición, bajar el fuego al mínimo y cocer durante 45 minutos. Cuanto más tiempo cueza, más cremosa quedará. La cantidad de agua puede incrementarse o reducirse de acuerdo con la consistencia deseada.
2 Añadir la ralladura de limón al final, mezclar bien y servir.

Crema estándar de cereales

Ingredientes
1 1/2 tazas de cereal cocido
una pizca de sal
4 tazas de agua

Preparación
1 Cocer todos los ingredientes a fuego lento durante 30-40 minutos, hasta obtener una consistencia suave y cremosa.
2 Servir la crema con semillas ligeramente secadas (sésamo, calabaza o girasol).

Opciones de cereales para perder peso
Arroz integral de grano medio, largo
     o basmati,
cebada,
arroz con hato mugi (cebada perlada),
quinoa,
arroz con mijo.

Crema de ortigas
(2-3 p.)

Ingredientes
2 buenos manojos de ortigas frescas y tiernas
2 cebollas cortadas finas a medias lunas
2 tiras de alga wakame (remojadas con agua fría
   durante 3-4 minutos y troceadas)
sal marina
1 cucharada de aceite de oliva
2 cucharadas de miso blanco
1 cucharada de aceite de oliva

Preparación
1 Saltear las cebollas a fuego bajo con el aceite de oliva y una pizca de sal marina durante 10-12 minutos sin tapa.

2 Poner a hervir agua en una cazuela grande. Sumergir por completo las ortigas durante 2-3 minutos. Lavarlas inmediatamente en agua fría, escurrir bien y trocear. Si hubiera algunos tallos duros, retirarlos.

3 Añadir las ortigas al salteado de cebollas, junto con el alga wakame, el laurel y agua hasta cubrir la mitad del volumen de las verduras. Tapar y cocer a fuego medio/bajo durante 15 minutos.

4 Retirar el laurel, hacer puré hasta conseguir una textura homogénea, rectificar de agua y añadir el miso blanco. Mezclar bien y servir.

Crema de calabacín y puerros
(2-3 p.)

Ingredientes
2 puerros cortados finos
4 calabacines cortados a rodajas finas,
aceite de oliva, sal marina
albahaca seca (también para la decoración)
leche de arroz (opcional)
1-2 cucharadas de miso blanco
1-2 cucharadas de almendra en polvo

Preparación
1 Saltear los puerros con el aceite y una pizca de sal marina durante 7 minutos, sin tapa y a fuego medio.

2 Añadir los calabacines, la albahaca seca al gusto y agua hasta cubrir 1/4 del volumen de las verduras. Tapar y cocer a fuego medio/bajo durante 20-25 minutos.

3 Pasar por la batidora hasta conseguir una consistencia cremosa. Rectificar de líquido con más agua o leche de arroz. Añadir el miso blanco y la almendra en polvo.

4 Servir con albahaca fresca.

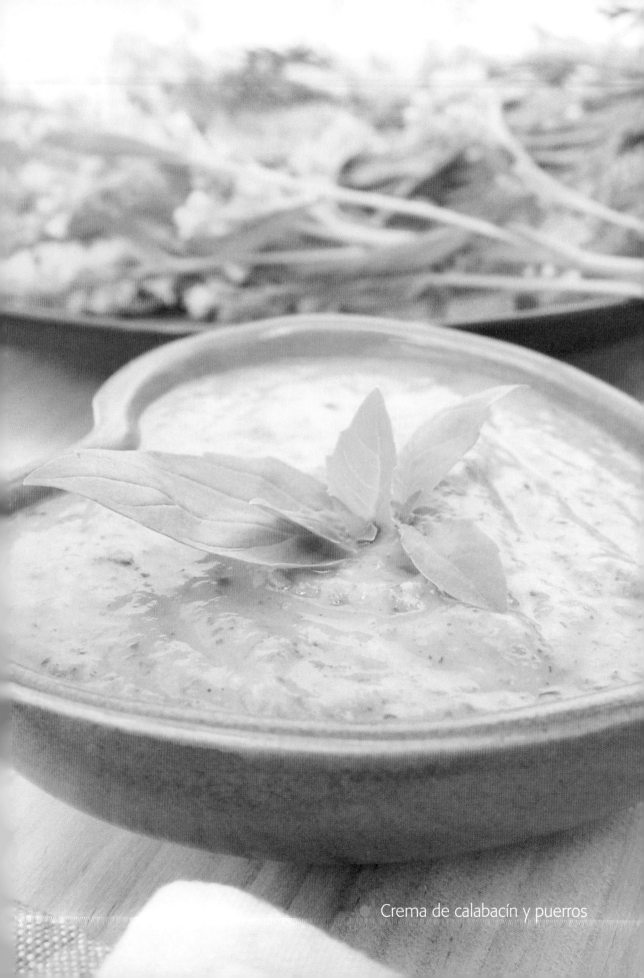

Crema de calabacín y puerros

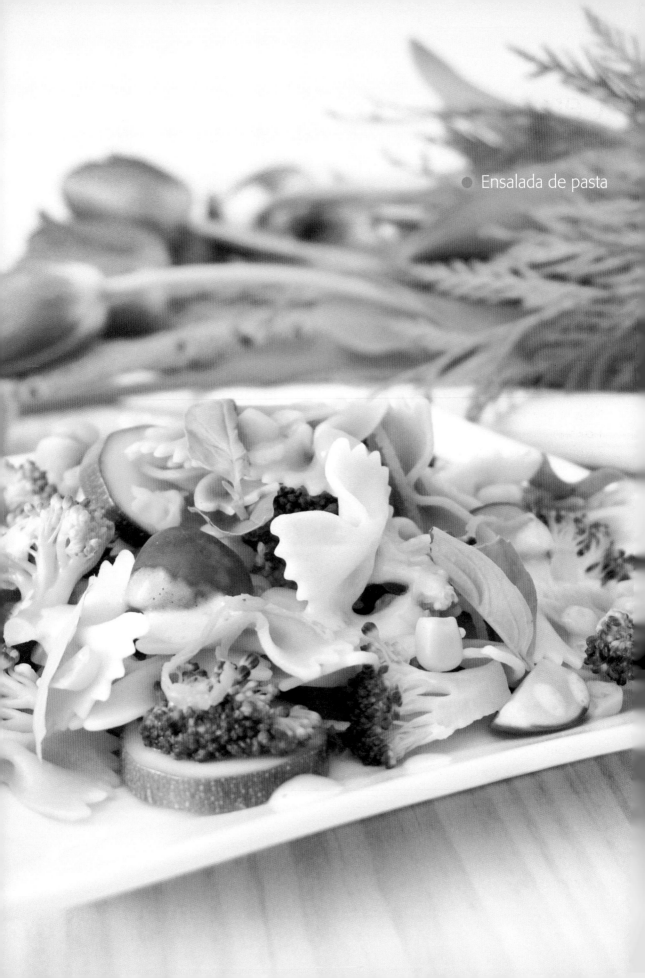

Cereales

Ensalada de pasta
(2-3 p.)

Ingredientes
2 tazas de pasta integral tricolor
2 calabacines cortados a rodajas
1/2 manojo de brócoli a flores
4 rabanitos cortados a cuartos
1/2 taza de maíz cocido
sal marina
albahaca fresca

Para el aliño
1 cucharada de vinagre de arroz
2 cucharadas de jugo concentrado de manzana
1 cucharada de miso blanco
unas gotas de aceite de sésamo tostado
1 cucharadita de ralladura de naranja.

Preparación
1 Cocinar la pasta con abundante agua hirviendo y una pizca de sal marina durante el tiempo indicado en el envoltorio. Lavarla con agua fría y escurrirla.

2 Hervir los calabacines y el brócoli unos 3 minutos. Lavar con agua fría y escurrir.

3 Escaldar los rabanitos 10 segundos, escurrir bien y, sin pasar por agua fría, añadir unas gotas de vinagre de umeboshi.

4 En un recipiente para servir, mezclar con la pasta, las verduras, los rabanitos y la albahaca fresca. Hacer el aliño y agregarlo antes de servir.

Quinoa al curry
(2-3 p.)

Ingredientes
1 taza de quinoa
2 zanahorias cortadas a cuadritos
2 pencas de apio cortadas a cuadritos
2 cucharadas de semillas de calabaza ligeramente secadas
2 cucharadas de pasas
1 pizca de curry

Preparación
1 Lavar la quinoa varias veces con agua fría. Escurrirla bien y tostarla en una sartén sin aceite durante varios minutos hasta que los granos estén secos.

2 Colocarla en una cazuela con dos tazas de agua, la zanahoria, el apio, el curry y una pizca de sal marina. Tapar y hervir a fuego mínimo durante 15 minutos.

3 Añadir las pasas y las semillas. Servir.

Paella de verduras y seitán

(3-4 p.)

Ingredientes

1 taza de arroz integral basmati o grano largo
2 puerros cortados finos
1 taza de champiñones a cuartos
1 zanahoria cortada a cuadritos
1 paquete de seitán cortado a cubos medianos
1 manojo de judías verdes cortadas en dos o tres trozos
1 pimiento rojo (escalivado, lavado y cortado a trozos)
aceite de oliva
sal marina
cúrcuma
perejil crudo

Preparación

1 Lavar el arroz y colocarlo en una cazuela junto con 2 tazas de agua, cúrcuma al gusto y una pizca de sal marina. Tapar y llevar a ebullición, reducir el fuego al mínimo y cocer durante 35 minutos.

2 Saltear en una cazuela grande y ancha los puerros con aceite de oliva y una pizca de sal marina, sin tapa y durante 5 minutos a fuego bajo. Añadir los champiñones, las zanahorias y las judías. Tapar y cocer durante unos 7 minutos.

4 Añadir el seitán y condimentar con unas gotas de salsa de soja.

5 Añadir el arroz cocido, mezclando con cuidado para no romper las verduras.

6 Decorar con el pimiento rojo y perejil crudo.

Ensalada de cebada con alioli de aguacate

(2-3 p.)

Ingredientes

1 taza de cebada (remojada varias horas)
1 cebolla cortada a cuadritos
2 zanahorias cortadas a cuadritos
1 taza de guisantes,
4-5 gherkins a láminas
3 cucharadas de semillas de girasol ligeramente secadas
2 hojas de laurel, sal marina

Para el alioli de aguacate

1 aguacate maduro
el jugo de medio limón
1/2 ajo picado fino
1 cucharada de aceite de oliva
1/2 cucharadita de pasta de umeboshi

Preparación

1 Saltear la cebolla con dos cucharadas de agua y una pizca de sal, añadir la cebada en una cazuela de acero inoxidable de fondo grueso, añadir 2 1/2 tazas de agua, una pizca de sal marina y laurel.

2 Tapar, cocer a fuego mínimo 50 minutos o hasta que el agua se haya evaporado del todo. Hervir las zanahorias y los guisantes juntos, con una pizca de sal, 5 minutos. Lavar con agua fría y escurrir.

4 Hacer el alioli (especie de mahonesa) haciendo puré todos los ingredientes, con la ayuda de un poco de agua de acuerdo a la consistencia deseada.

5 Mezclar todos los ingredientes juntos: la cebada cocida, las verduras, los gherkins y las semillas. Servir tipo ensalada con el alioli de aguacate.

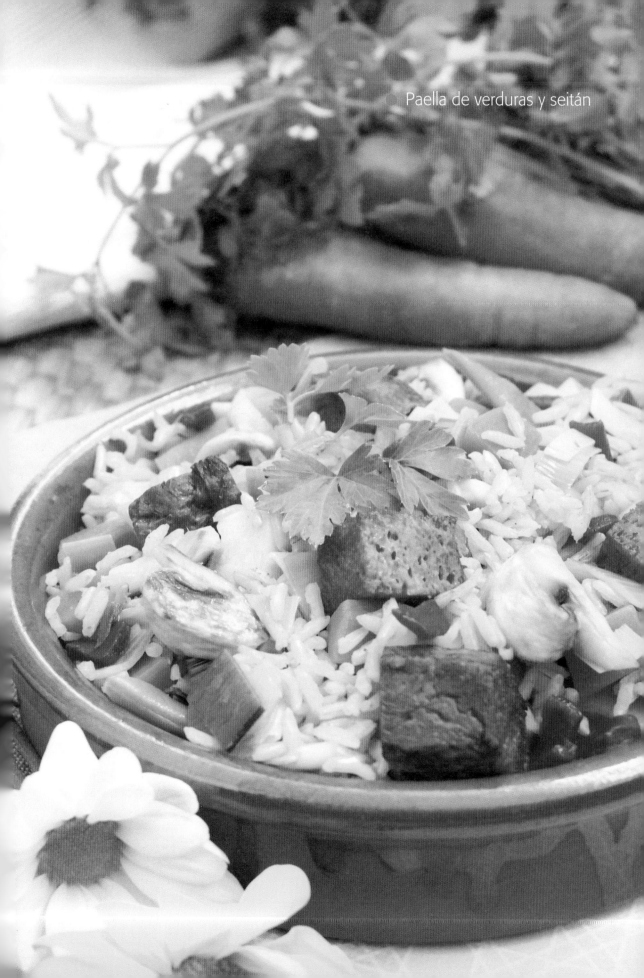

Ensalada de arroz salvaje
(2 p.)

Ingredientes
1 taza de arroz integral de grano medio
3 cucharadas de arroz salvaje
3 zanahorias cortadas a dados
1/2 taza de maíz
1 cucharada de alcaparras
aceite de oliva
salsa de soja
1 pizca de sal marina
perejil cortado fino

Preparación
1 Lavar los dos tipos de arroz juntos, colocarlos en una olla, junto con 2 y 1/4 tazas de agua fría y una pizca de sal marina. Tapar, hervir y reducir el fuego al mínimo. Cocer durante 35-40 minutos con una placa difusora.
2 Hervir las zanahorias y el maíz de 3 a 4 minutos. Lavar con agua fría y escurrir.
3 Mezclar todos los ingredientes. Decorar con perejil y servir.

Paella de quinoa
(2-3 p.)

Ingredientes
1 taza de quinoa
2 cebollas cortadas a cuadritos
2 zanahorias cortadas a rodajas finas
1 puñado de judías verdes troceadas
1 paquete de tofu ahumado cortado
   a cubos medianos
1 pimiento rojo (escalivado, lavado
   y cortado fino)
aceite de oliva, azafrán, laurel, sal marina,
   salsa de soja, perejil crudo

Preparación
1 Lavar la quinoa y colocarla en una cazuela, junto con 2 tazas de agua, azafrán al gusto y una pizca de sal marina. Tapar y llevar a ebullición, reducir el fuego al mínimo y cocer durante 15-20 minutos.
2 Saltear en una cazuela grande y ancha las cebollas con aceite de oliva, el laurel y una pizca de sal marina, sin tapa y durante 10 minutos a fuego bajo. Añadir las zanahorias y las judías. Tapar y cocer 10 minutos.
3 Añadir el tofu ahumado y unas gotas de salsa de soja. Mezclar bien. Añadir la quinoa y el pimiento rojo. Mezclar con cuidado para no romper las verduras.
4 Servir con perejil crudo.

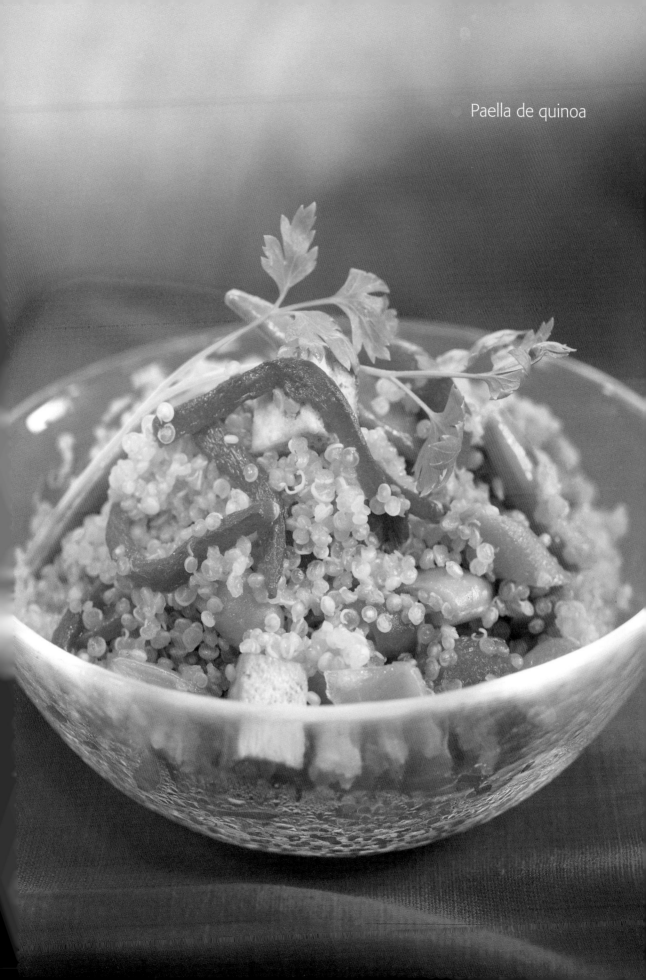

Paella de quinoa

Ensalada de arroz

(2-3 p.)

Ingredientes

1 taza de arroz integral basmati
1/2 taza de maíz, hojas de lechuga cortadas finas
2 zanahorias ralladas crudas,
1/2 aguacate maduro cortado a cubos medianos
　y rociados con jugo de limón
menta fresca cortada fina

Para la vinagreta

1 cucharada de aceite de oliva
2 cucharadas de vinagre de arroz
2 cucharadas de jugo concentrado de manzana
1 cucharadita de salsa de soja.

Preparación

1　Lavar el arroz y colocar en una cazuela junto con 2 tazas de agua el maíz y una pizca de sal marina. Tapar y llevar a ebullición, reducir el fuego al mínimo y cocer durante 35 minutos. Colocarlo en un recipiente para servir y dejar enfriar.

2　Añadir al arroz la lechuga, el maíz, las zanahorias y el aguacate. Hacer la vinagreta y añadirla a la ensalada. Decorar con menta fresca.

Arroz con hato mugi

Ingredientes

1 taza de arroz integral de grano medio/largo
1/2 taza de hato mugi (cebada perlada)
(3 tazas de agua)
1 pizca de sal marina

Preparación

1　Lavar muy bien el cereal con agua fría y colocarlo en una cazuela, junto con el agua correspondiente y una pizca de sal.

2　Tapar, llevar a ebullición y cocer 45 min.

Mijo con verduras
(2-3 p.)

Ingredientes
1 taza de mijo lavado y escurrido
1 puerro cortado fino
1/4 de calabaza a cubos medianos
2 pencas de apio cortado a cuadritos
1/2 taza de maíz
3 tazas de agua fría
1 pizca de sal marina
aceite de oliva
laurel

Preparación
1   Saltear el puerro con unas gotas de aceite de oliva y una pizca de sal marina, durante 10 minutos, sin tapa y a fuego lento.
2   Añadir la calabaza, el apio, el laurel, el maíz, el mijo, el agua y otra pizca de sal.
    Tapar y cocer a fuego lento durante 25 minutos.
3   Retirar el laurel y servir.

Puré de mijo

Ingredientes
2 cebollas (a cuadritos)
1 taza de mijo (lavado y escurrido)
laurel
sal marina
aceite de oliva
leche de arroz
pimienta negra (opcional)
3 tazas de agua fría

Preparación
1   Saltear las cebollas con aceite y una pizca de sal durante 12 minutos, sin tapa y a fuego medio. Añadir el mijo y rehogarlo con las cebollas de 2 a 3 minutos.
2   Añadir 3 tazas de agua, laurel y sal y cocer a fuego mínimo con tapa y difusor de 20 a 25 minutos.
3   Retirar el laurel y hacer puré. Añadir leche de arroz hasta conseguir una consistencia tipo puré de patata. Condimentar con pimienta negra (opcional).

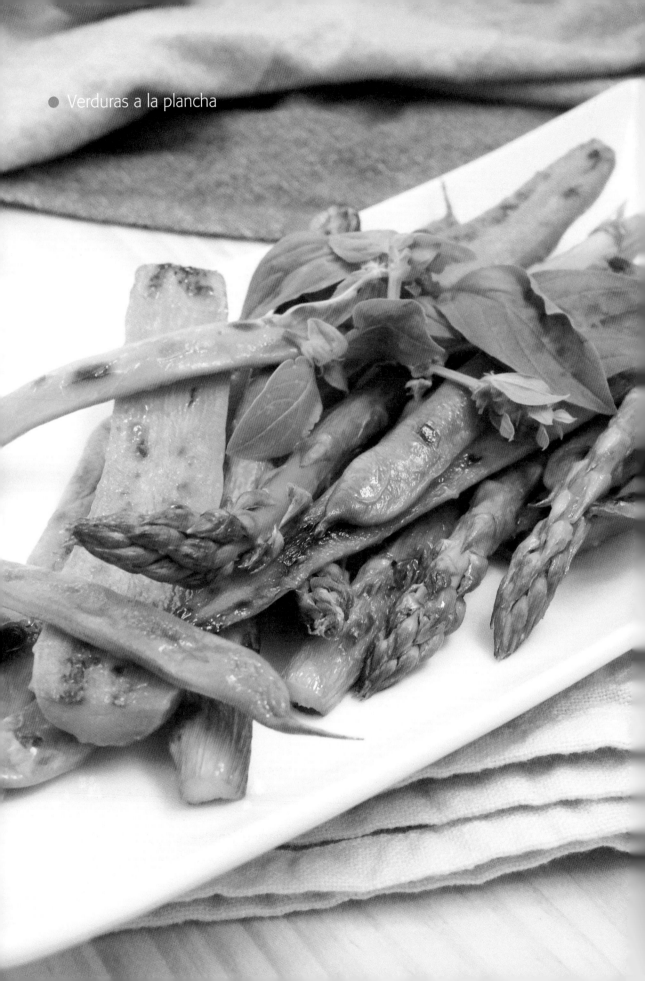

Verduras

Verduras
a la plancha
(2-3 p.)

Ingredientes

1 buen manojo de judías verdes enteras
4 zanahorias cortadas por la mitad a lo largo
1 manojo de espárragos frescos, lavados
   y sin la parte más leñosa

Preparación

1 Hervir las judías verdes durante 3
   minutos. Lavar con agua fría y escurrir.
2 Cocer las zanahorias al vapor durante
   8-10 minutos.
3 Calentar una sartén grande o plancha,
   añadir aceite de oliva y hacer a la plancha
   las verduras: zanahorias, judías y
   espárragos.
4 Colocar las verduras de forma atractiva en
   una fuente para servir.

Estofado de chirivía,
calabaza y shiitakes
(3-4 p.)

Ingredientes

4 cebollas cortadas a cuartos
2 chirivías cortadas en trozos grandes (método
   rodado)
1/2 taza de calabaza, pelada y a trozos grandes
1 tira de alga kombu (remojada 1/2 hora)
2-3 shiitakes
2 hojas de laurel
aceite
salsa de soja
1 cucharada de jengibre (rallado y escurrido)
jugo concentrado de manzana
perejil picado

Preparación

1 Cocer el alga kombu cortada a tiras, junto
   con su agua de remojo durante 30
   minutos.
2 En una cazuela de fondo grueso, saltear
   las cebollas con aceite y una pizca de sal
   marina, durante 10 minutos.
3 Añadir el resto de verduras, el alga, los
   shiitakes y el laurel y un fondo de agua.
   Tapar, llevar a ebullición y reducir el
   fuego al mínimo. Cocer durante 30-35
   minutos, hasta que todo el líquido se
   haya evaporado.
4 Añadir el jengibre, unas gotas de salsa de
   soja y jugo concentrado de manzana al
   gusto. Servir con perejil.

Salteado rápido
(2 p.)

Ingredientes

2 pencas de apio tierno cortado fino
1 puerro cortado fino
2 zanahorias cortadas a cerillas finas (juliana)
1/2 manojo de brócoli a flores
1/3 de taza de maíz cocido
2 cucharadas aceite de oliva
1 cucharada de salsa de soja
1 1/2 cucharadas de jugo de jengibre
   fresco (rallado y escurrido)
sal marina
jugo concentrado de manzana

Preparación

1 En una cazuela ancha, calentar el aceite, añadir el puerro, el apio y las zanahorias junto con una pizca de sal marina y saltear a fuego medio/alto sin tapa.

2 Hervir un poco de agua y cocinar el brócoli durante 2-3 min. Lavar con agua fría y escurrir muy bien.

3 Añadir el brócoli y el maíz cocido al salteado. Condimentar con salsa de soja, jengibre y jugo concentrado de manzana al gusto. Mezclar bien, pero con cuidado.

Salteado de alcachofas
(2 p.)

Ingredientes

4 alcachofas (peladas y cortadas a gajos, con
   unas gotas de limón para que no ennegrezcan)
1/2 paquete de tofu ahumado cortado a cubitos
1 ajo picado
1/2 taza de maíz cocido
aceite de oliva y salsa de soja
jugo concentrado de manzana
perejil fresco cortado fino

Preparación

1 Dorar rápidamente el ajo con un poco de aceite de oliva, añadir las alcachofas y unas gotas de salsa de soja y saltear durante unos 15 minutos.

2 Añadir el tofu ahumado y el maíz, tapar y cocinar 3-4 minutos más. Añadir al gusto unas gotas de jugo concentrado de manzana. Servir con perejil.

Encurtidos de col blanca

Ingredientes

1/2 col blanca (cortada finamente)
2 tazas de agua
2 cucharadas de sal marina
1 pizca de hierbas frescas aromáticas

Preparación

Colocar todos los ingredientes en una jarra de cristal y mezclar bien. Tapar, guardar durante 2 semanas y consumir.

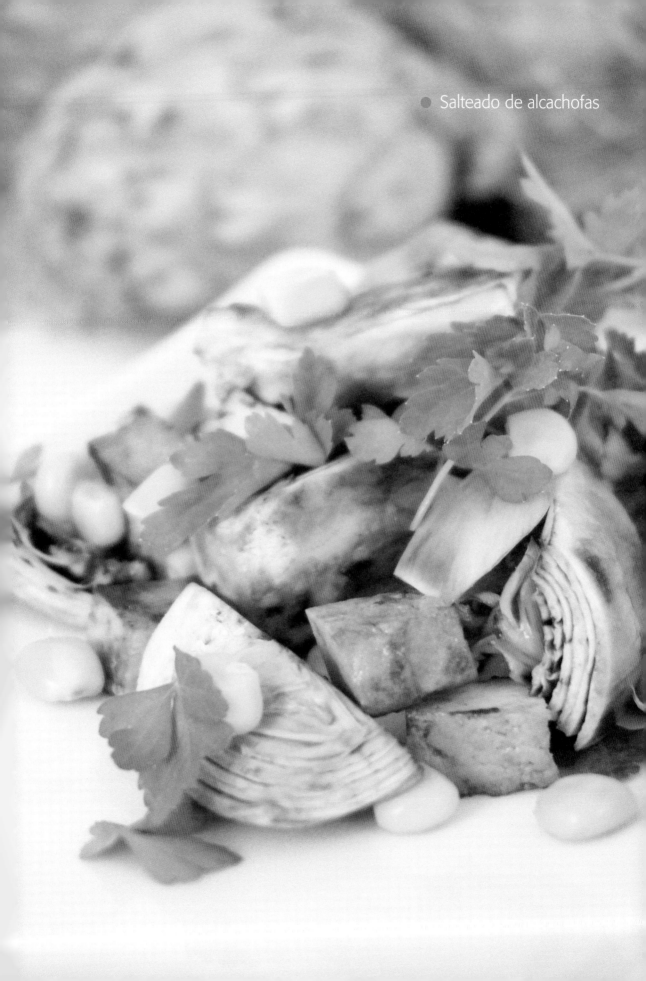

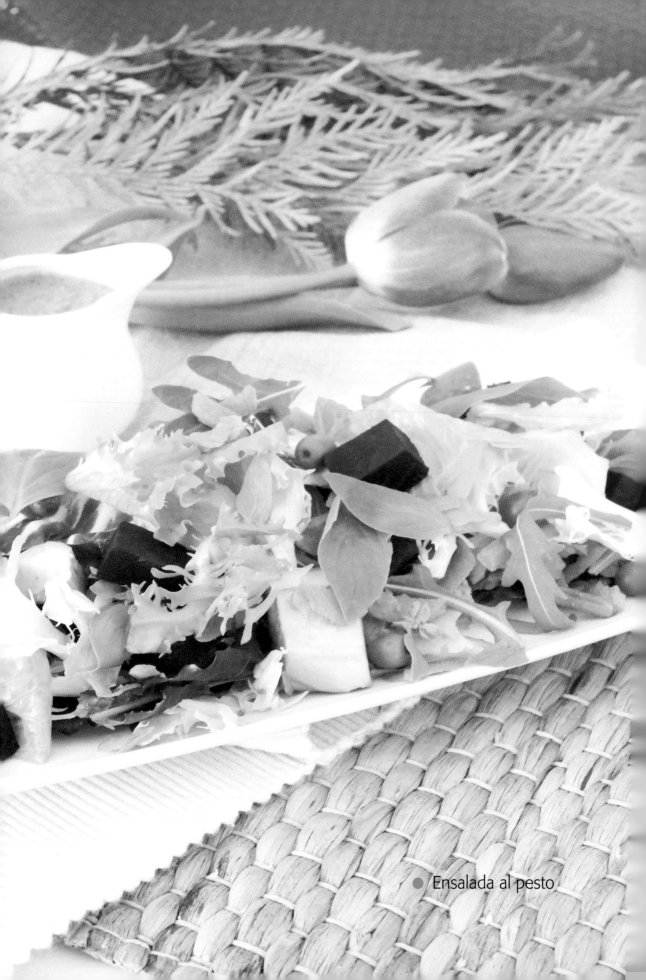

Ensalada al pesto

Ensalada al pesto

(2-3 p.)

Ingredientes

1/2 lechuga troceada
1/2 paquete de remolacha cocida cortada a cubos
1 zanahoria rallada
2 aguacates pelados y troceados (añadir unas gotas de limón para que no ennegrezcan)
1/2 taza de olivas verdes

Pesto

1/2 taza de albahaca fresca
1/2 taza de perejil (todo picado fino, retirar primero los troncos duros)
1/2 diente de ajo picado fino
1 cucharada de aceite de oliva
1/2 cucharadita de pasta de umeboshi
1 cucharada de miso blanco
1/2 taza de almendra en polvo

Preparación

1 Confeccionar el pesto, añadiendo un poco de agua al hacer puré para conseguir la consistencia deseada.

2 Mezclar todos los ingredientes de la ensalada en una fuente para servir.

3 Servir la ensalada con el pesto.

Ensalada de espárragos y kale

(2-3 p.)

Ingredientes

1 manojo de espárragos
1 manojo de hojas de kale troceadas
1 manojo de rabanitos (cortados a cuartos)
1 zanahoria cortada a cerillas
2 tiras de alga wakame remojadas durante 10 minutos, escurridas y troceadas
hojas de albahaca fresca

Aliño

1 cucharada sopera de mantequilla de cacahuete
1 cucharada de postre de miso blanco
1 cucharada sopera de jugo de manzana
1 cucharada de postre de ralladura de naranja

Preparación

1 Cortar los espárragos, en tres trozos, desechando la parte más dura y fibrosa.

2 Hervir las verduras (espárragos, kale y zanahoria) durante 3 minutos. Lavar enseguida con agua fría y escurrir.

3 Mezclar las verduras hervidas, junto con el alga wakame troceada y los rabanitos crudos.

4 Emulsionar los ingredientes del aliño con 2 cucharadas soperas de agua caliente.

5 Servir la ensalada con el aliño y la albahaca fresca.

Verduras al vapor
y salsa de tofu a la mostaza
(2-3 p.)

Ingredientes
2 nabos cortados a rodajas gruesas
2 calabacines cortados a rodajas gruesas
1/2 calabaza dulce pequeña cortada a cubos
  grandes

Para la salsa
1 bloque de tofu fresco

2 cucharadas de aceite de oliva

2 cucharadas de miso blanco

1/2 cucharadita de pasta de umeboshi
  (opcional)

2 cucharadas de jugo concentrado de
  manzana

1 cucharadita de mostaza natural

Preparación
1   Cocer los nabos y la calabaza al vapor
    durante 10 minutos. Añadir el calabacín y
    cocinar 5 minutos más. Servir junto con
    la salsa.

Preparación de la salsa
1   Hervir el bloque de tofu cortado en varios
    trozos durante 5 minutos.
2   **Inmediatamente**, hacerlo puré junto con
    los demás ingredientes y un poco de
    agua si fuera necesario. Servir.

Salteado largo
de nabo y zanahoria
(2-3 p.)

Ingredientes
6 zanahorias y 2 nabos (pelados y cortados
  método rodado o trozos grandes)
aceite de oliva
sal marina
2 cucharadas de jugo concentrado de manzana

Preparación
1   Calentar una cazuela de hierro fundido o
    con doble fondo, añadir un poco de
    aceite de oliva, las zanahorias, los nabos
    y una buena pizca de sal marina. Saltear
    uno o dos minutos a fuego alto.
2   Tapar y cocer a fuego mínimo y con una
    placa difusora durante 45 minutos. El
    secreto de este plato es cocinarlo a fuego
    muy bajo, removiendo de tanto en tanto,
    pero sin agua.
3   Condimentar con el jugo concentrado de
    manzana. Servir con perejil.

Mermelada/paté de zanahorias

(2-3 p.)

Ingredientes

3 cebollas cortadas muy finamente
  a medias lunas
6 zanahorias cortadas finas a rodajas
aceite de oliva
sal marina
laurel

Preparación

1 Saltear las cebollas con un poco de aceite de oliva y una pizca de sal marina, sin tapa durante 10-12 minutos.

2 Añadir las zanahorias, el laurel y un fondo de agua. Tapar y llevar a ebullición.

3 Reducir el fuego y cocer muy lentamente durante 35-40 minutos.

4 Retirar el laurel y el exceso de líquido, si lo hubiera. Hacer puré. La consistencia debe de quedar muy espesa, tipo mermelada.

Ensalada a la mostaza

(2 p.)

Ingredientes

varias clases de lechugas
algunos canónigos
1 calabacín cortado a rodajas finas
  (hervido 2 minutos, lavado y escurrido)
2 zanahorias ralladas (rociadas con un poco
  de zumo de limón)
germinados de alfalfa
pickles de pepino naturales (gherkins) en rodajas

Para el aliño

1 cucharada de salsa de soja o tamari
1 cucharada de mostaza
1 cucharada de aceite de sésamo tostado
2 cucharadas de jugo concentrado de manzana

Preparación

1 Mezclar los ingredientes de la ensalada. Hacer el aliño y servirlo por separado.

Nabos a la plancha

(2 p.)

Ingredientes

3 nabos cortados a lo largo en laminas gruesas
aceite de oliva
perejil cortado crudo
1 cucharada sopera de semillas de sésamo secadas

Preparación

1 Cocer las laminas de los nabos al vapor durante 7-8 minutos. Dejar enfriar.

2 Pasarlos a la plancha con un poco de aceite de oliva. Servir con el perejil y las semillas de sésamo.

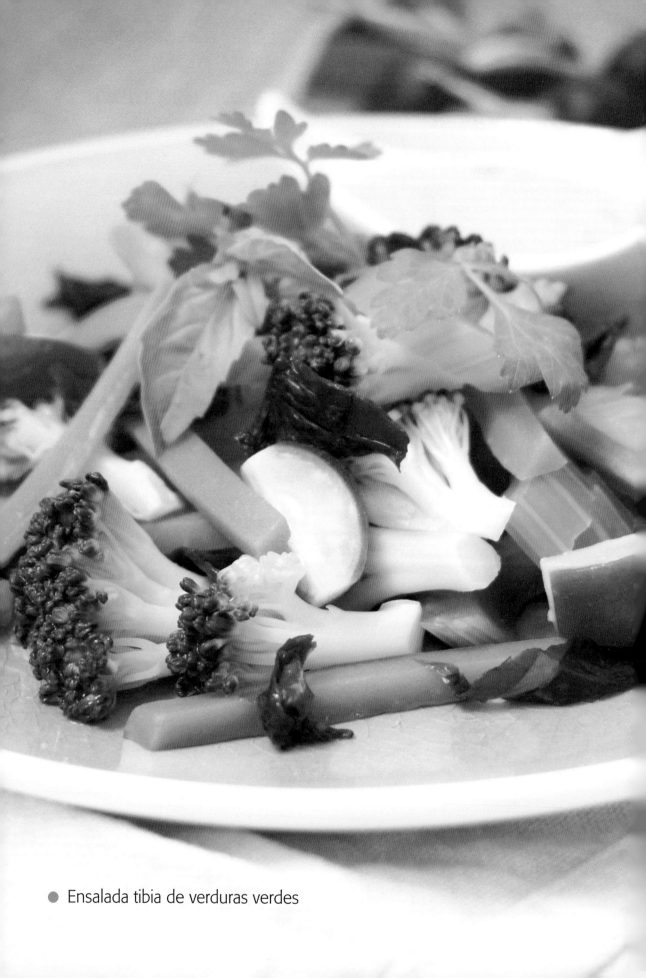

● Ensalada tibia de verduras verdes

Ensalada tibia de verduras verdes

(2-3 p.)

Ingredientes

un buen manojo de judías verdes troceadas
brócoli a flores
2 calabacines cortados en rodajas
1 pizca de sal marina
1 mazorca de maíz cocida y troceada a rodajas

Aliño

1 cucharada de crema de sésamo (tahini)
1 cucharada de jugo concentrado de manzana
1 cucharada de miso blanco
1/2 cucharadita de pasta de umeboshi (opcional)
1 cucharada de ralladura de naranja
agua caliente

Preparación

1 Hervir agua con una pizca de sal marina. Añadir las judías verdes y el brócoli. Hervir a fuego alto y sin tapa 3 minutos.

2 Lavar las verduras con abundante agua fría y escurrirlas bien.

3 Hervir los calabacines 2 minutos y repetir el mismo procedimiento.

4 Colocar todas las verduras en una fuente para servir.

5 Batir los ingredientes del aliño con un poco de agua caliente, hasta conseguir la consistencia deseada. Servir con la ensalada.

Ensalada de pepino y albahaca

(2-3 p.)

Ingredientes

3 pepinos cortados finos
5-6 tomates cherry cortados por la mitad
1/2 lechuga troceada fina
2-3 cucharadas de albahaca fresca troceada
una pizca de albahaca seca
1 cucharada sopera de olivas negras

Aliño

1 cucharada de postre de aceite de sésamo tostado
1 cucharada sopera de vinagre de umeboshi
1 cucharada sopera de jugo concentrado de manzana

Preparación

1 Colocar en una fuente para servir un fondo de lechuga.

2 Intercalar las rodajas de pepino, tomate y olivas negras encima de la lechuga. Espolvorear con albahaca seca.

3 Servir con el aliño.

Verduras al papillot
(2-4 p.)

Ingredientes
3 zanahorias cortadas a rodajas
1 puerro bien lavado y cortado a trozos
1 hinojo cortado a láminas
una taza de champiñones cortados a cuartos

Para el aliño
2 cucharadas de aceite de oliva
unas gotas de aceite de sésamo
  tostado (opcional)
1 cucharada de salsa de soja o tamari
2 cucharadas de jugo concentrado de
  manzana
1 cucharadita de albahaca seca

Guarnición
3 cucharadas de semillas de sésamo
  ligeramente secadas
perejil cortado fino

Preparación
1 Mezclar todas las verduras en una fuente grande junto con el aliño.
2 Cortar 4 hojas de papel de estraza (aprox. 30 x 30 cm). Colocar dos de ellas superpuestas (una sola podría filtrar los jugos de las verduras al cocerse) en la bandeja del horno y seguidamente la mitad de las verduras con su aliño.
3 Cerrar con cuidado el paquete, holgado, pero cerrado herméticamente, para que el vapor circule sin salir al exterior. Proceder con el resto de los ingredientes para el segundo paquete.
4 Colocar los dos paquetes con cuidado sobre una bandeja del horno. Pincelar el exterior del papel con un poco de aceite para que no se reseque y cocinar en un horno precalentado a 180 ºC durante 30 minutos.
5 Servir inmediatamente, espolvoreando las guarniciones sobre las verduras.

Ensalada de rabanitos y zanahoria
(2-3 p.)

Ingredientes
3 zanahorias ralladas gruesas con unas gotas de limón para que no se ennegrezcan
1/2 manojo de rabanitos rallados grueso
1 aguacate cortado a cubos con unas gotas de limón para que no ennegrezca
1 cucharada de semillas de girasol (lavadas y secadas ligeramente)

Para el aliño
2 cucharadas de jugo concentrado de manzana
1 cucharada de vinagre de umeboshi
1 cucharadita de aceite de sésamo tostado

Preparación
  Mezclar los ingredientes, aliñar y servir.

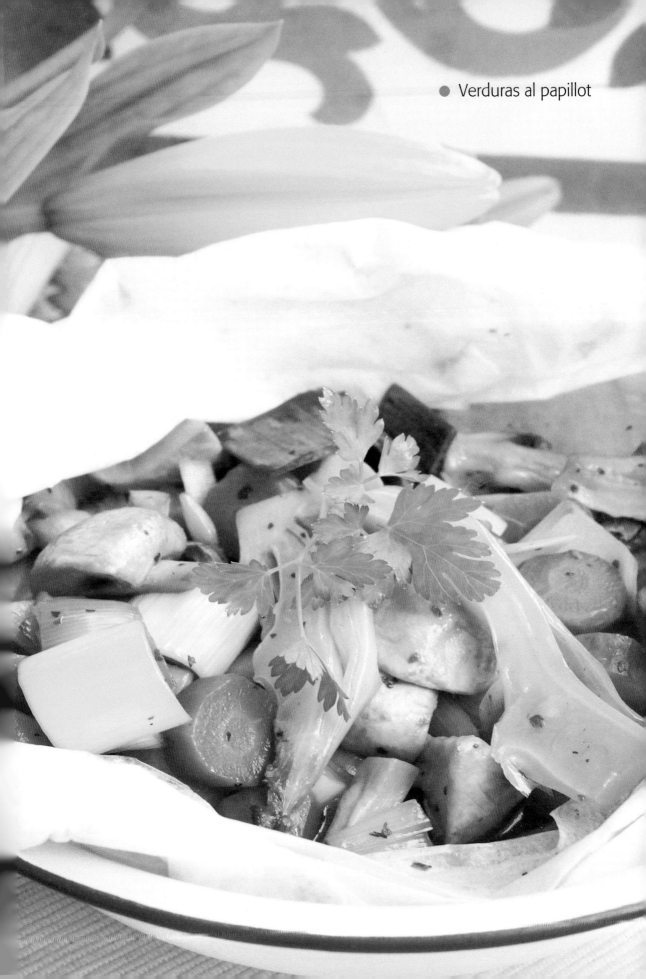

● Verduras al papillot

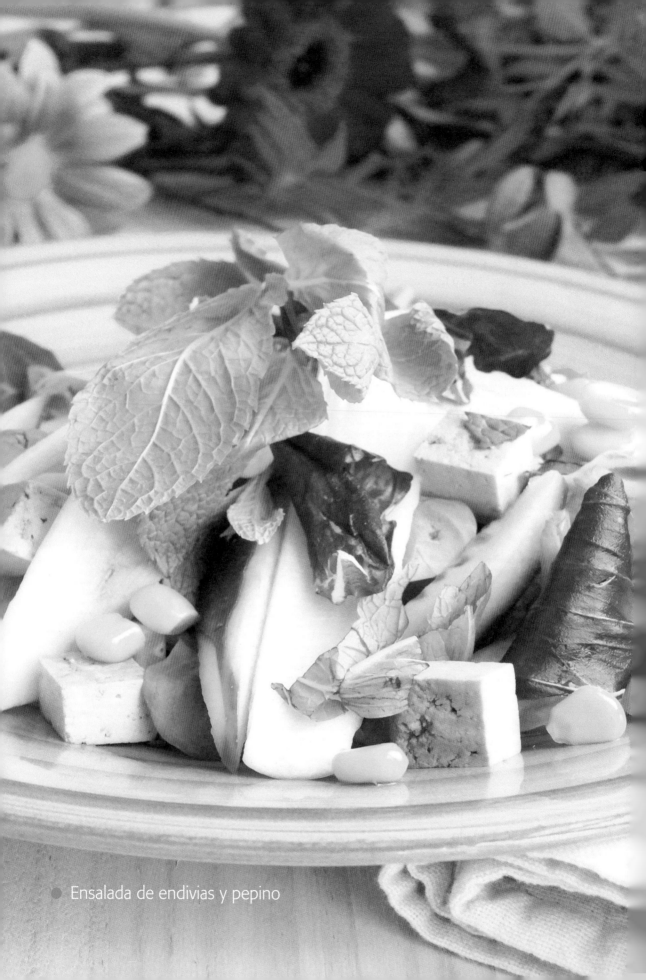

Ensalada de endivias y pepino

Ensalada de endivias y pepino

(2-3 p.)

Ingredientes

2 pepinos a tiras gruesas
2 endivias cortadas a lo largo en varios trozos
1/2 taza de maíz cocido
hojas de lechuga roja, menta fresca
1 bloque de queso de tofu a taquitos
vinagre de umeboshi
aceite de sésamo tostado

Preparación

1   Macerar el pepino con unas gotas de vinagre de umeboshi y aceite de sésamo tostado, durante 20 minutos. Escurrir.

2   Mezclar los ingredientes con el queso de tofu y la menta. Servir.

Queso de tofu

1 bloque de queso de tofu fresco
mugi miso o genmai miso

Para prepararlo. Cortar el bloque de tofu en 2 capas a lo largo. Cubrir cada trozo con el miso por todas sus caras y colocar uno encima del otro. Guardar en la nevera de 15 a 20 horas.
Retirar el miso (se puede utilizar una segunda vez, añadiendo un poco de miso fresco, para hacer más queso de tofu). Lavar el queso de tofu rápidamente y secar. Guardar en la nevera hasta el momento de utilizarlo.

Judías verdes con ajo y perejil

(2-3 p.)

Ingredientes

1/2 kg de judías verdes cortadas por la mitad
4-5 tomates cherry cortados por la mitad
1 diente de ajo picado y perejil cortado fino
aceite de oliva y salsa de soja o tamari

Preparación

1   Calentar una sartén, añadir 1 cucharada de aceite de oliva, el ajo y el tomate cherry, añadir unas gotas de salsa de soja. Saltear 2-3 minutos.

2   Añadir las judías verdes y saltear durante 5-6 minutos, añadir unas gotas más de salsa de soja o tamari y perejil. Servir.

Alcachofas al limón

(2 p.)

Ingredientes

4-6 alcachofas peladas y cortadas a cuartos
varias rodajas de limón
1 pizca de sal marina
1 cucharada de semillas de sésamo ligeramente secadas

Preparación

1   Colocar las alcachofas en una cazuela, con las rodajas de limón y una taza de agua. Tapar y llevar a ebullición, reducir el fuego al mínimo y cocer 10-12 minutos.

2   Escurrir y servir con perejil picado y semillas de sésamo.

Mermelada/paté de remolacha y cebollas
(2-3 p.)

Ingredientes

4 cebollas cortadas muy finamente
   a medias lunas
4-5 remolachas peladas y cocidas
   al natural (sin vinagre)
aceite de oliva
sal marina
laurel

Preparación

1   Saltear las cebollas con el aceite y una pizca de sal marina durante 10 minutos, sin tapa y a fuego bajo.
2   Añadir la remolacha, el laurel y un fondo de agua. Tapar y cocer a fuego medio/bajo durante 30 minutos. Retirar el laurel.
3   Hacer puré. La consistencia debe de quedar muy espesa, tipo mermelada.

* A todas estas mermeladas también se les puede añadir un porcentaje importante de nabos, para que ayuden a diluir y depurar grasas.

Mermelada/paté de calabaza y cebollas
(2-3 p.)

Ingredientes

4 cebollas cortadas muy finamente
   a medias lunas
1/2 calabaza pelada, cortada a cubos medianos
aceite de oliva, sal marina, laurel

Preparación

1   Saltear las cebollas con el aceite y una pizca de sal marina durante 10 minutos, sin tapa y a fuego bajo.
2   Añadir la calabaza, el laurel y un fondo de agua. Tapar y cocer a fuego medio/bajo durante 45 minutos. Retirar el laurel.
3   Hacer puré. La consistencia debe de quedar muy espesa, tipo mermelada.

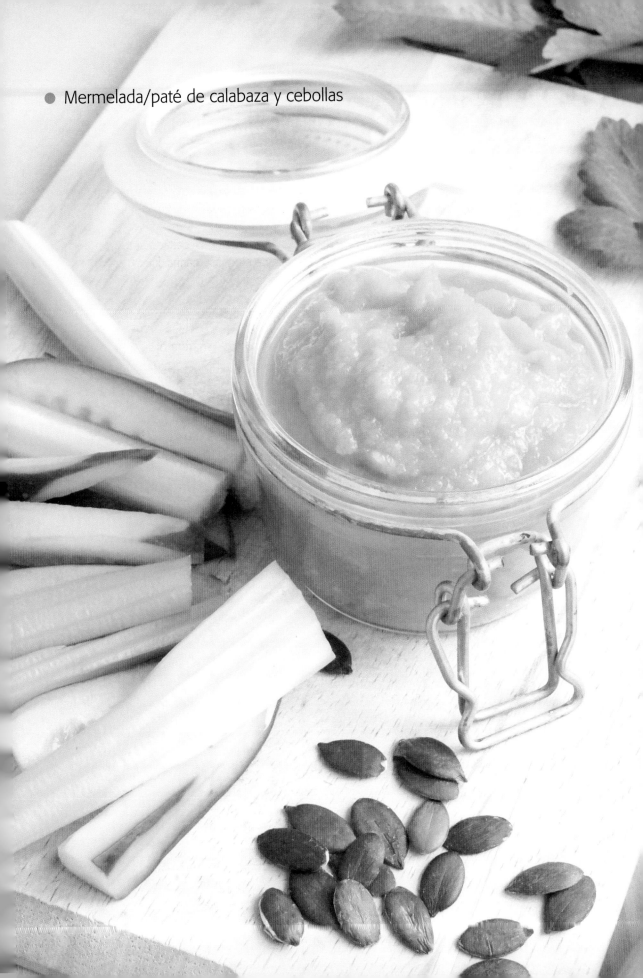

● Mermelada/paté de calabaza y cebollas

Estofado del huerto
(2-4 p.)

Ingredientes

2 cebollas cortadas a cuartos
3 zanahorias cortadas a trozos grandes (método
   rodado)
1/2 calabaza pequeña cortada a trozos grandes
1 mazorca de maíz a rodajas
3 tiras de alga kombu
aceite de oliva
sal marina
2 hojas de laurel
2 cucharadas de salsa de soja o tamari
2 cucharadas de jugo concentrado de manzana
arrurruz o maicena
perejil fresco
1/2 taza de guisantes cocidos

Preparación

1 Saltear las cebollas con un poco de
   aceite de oliva y una pizca de sal marina,
   sin tapa, durante 5-7 minutos.

2 Añadir el resto de las verduras, el laurel,
   alga, agua que cubra 1/2 del volumen de
   las verduras, salsa de soja o tamari y jugo
   concentrado de manzana. Tapar y cocer a
   fuego medio/bajo durante 45 minutos o
   1 hora.

2 Cortar el alga kombu cocida a trozos.
   Integrar de nuevo en el estofado.

4 Sacar con cuidado el jugo del estofado y
   espesarlo con 2 cucharadas de maicena
   (previamente diluida con agua fría), cocer
   2-3 minutos, hasta que quede espeso.
   Añadirlo al estofado junto con los
   guisantes.

Nabos al jengibre
(2 p.)

Ingredientes

4-5 nabos cortados a trozos grandes
   o método rodado
2 hojas de laurel
1 cucharada de aceite de sésamo
1 pizca de sal marina
1 cucharada de jugo de jengibre fresco
   (rallado y escurrido)
2 cucharadas de jugo concentrado de
   manzana

Preparación

1 Calentar el aceite en una cazuela ancha,
   añadir los nabos y una pizca de sal
   marina. Rehogar durante 2-3 minutos a
   fuego medio.

2 Añadir 1/2 taza de agua y el laurel. Tapar
   y dejar cocer a fuego mínimo durante
   20 minutos. Se puede utilizar una placa
   difusora si la llama es muy fuerte.

3 Destapar y reducir el jugo de los nabos,
   si todavía quedara mucho. Condimentar
   con el jengibre y el endulzante. Servir.

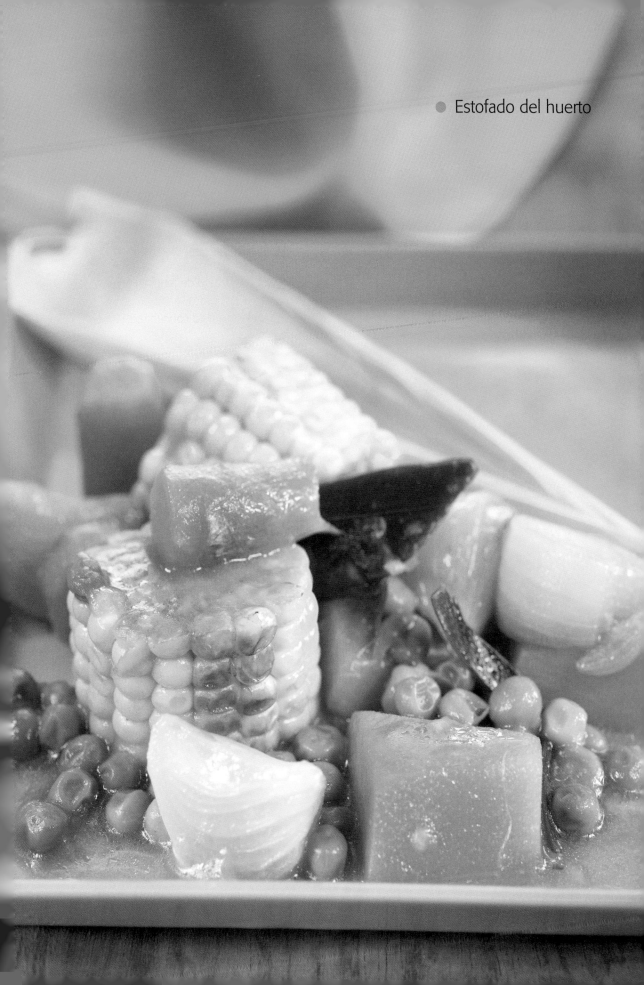

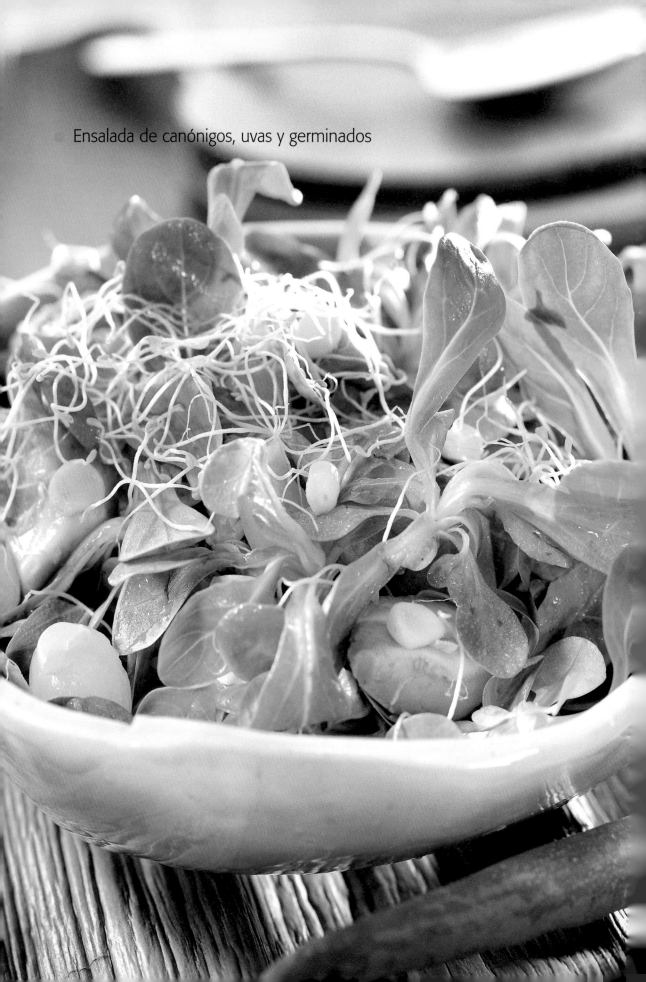

Ensalada de canónigos, uvas y germinados

Nabos con champiñones

(2-3 p.)

Ingredientes

2-3 nabos cortados a medias rodajas

2 tazas de champiñones cortados a cuartos, (añadir unas gotas de limón para prevenir que se ennegrezcan)

1 tira de alga wakame lavada con agua fría y troceada

1 cucharada de salsa de soja o tamari

1 cucharadita de aceite de sésamo tostado

cebollino cortado crudo fino

Preparación

1   Saltear los champiñones con el aceite de sésamo y la salsa de soja o tamari, y remover constantemente hasta que empiecen a sacar su líquido.

2   Añadir el alga wakame, los nabos y 1/2 taza de agua. Tapar y cocer a fuego medio/ bajo durante 15 minutos. Si todavía quedase líquido, destapar y reducir.

3   Servir con el cebollino cortado crudo.

Ensalada de judías verdes, canónigos y germinados

Ingredientes para 2 o 3 personas

1 paquete de germinados de alfalfa

1 buen manojo de canónigos

1 manojo de judías verdes (hervidas 3 minutos, lavadas y escurridas)

3 cucharadas de maíz cocido

Aliño

3 cucharadas de jugo concentrado de manzana

1 cucharada de vinagre de arroz

1 cucharada de aceite de oliva

1 cucharada de miso blanco

1   Colocar todos los ingredientes en una ensaladera y servir con el aliño.

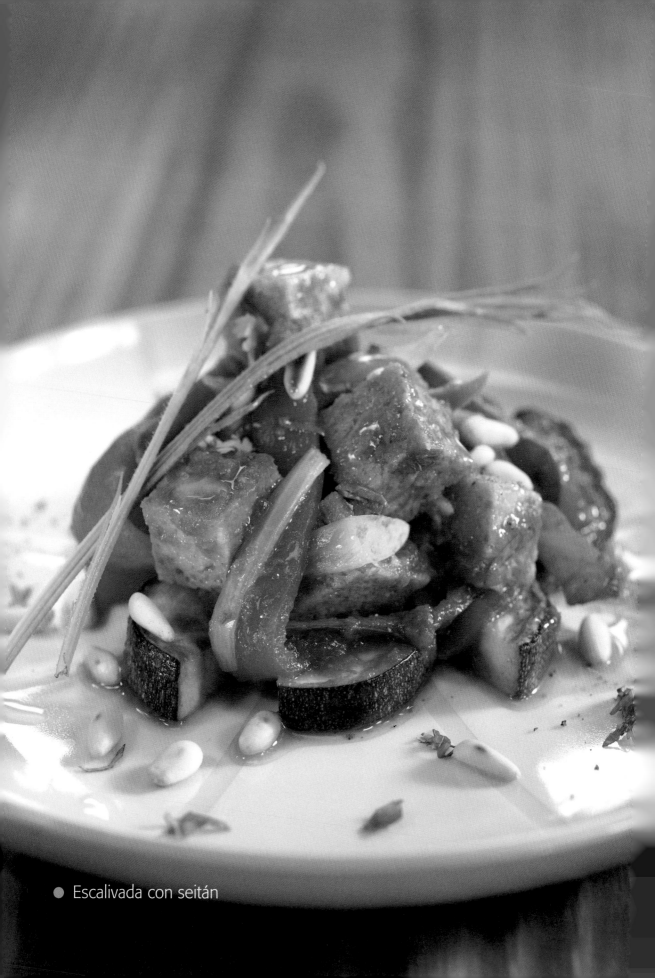

Escalivada con seitán

Proteínas

Escalivada con seitán
(2 p.)

Ingredientes

1 paquete de seitán cortado a cubos medianos
2 cebollas cortadas a medias lunas finas
2 tomates maduros rallados
1 ajo picado fino
1 pimiento rojo y 1 pimiento verde (escalivados, lavados y cortados)
1 calabacín cortado a medias rodajas
1 cucharada de piñones ligeramente tostados
hierbas aromáticas secas al gusto
sal marina
aceite de oliva
perejil fresco

Preparación

1 Saltear con unas gotas de aceite las cebollas y el ajo durante 10 minutos con una pizca de sal. Añadir los tomates rallados y las hierbas aromáticas. Cocinar 25 minutos a fuego medio/bajo.

2 Agregar los pimientos, el seitán, el calabacín y una pizca de sal al gusto. Cocinar durante 20 minutos y servir el plato caliente, con el perejil crudo y picado por encima.

Lentejas a la albahaca
(3-4 p.)

Ingredientes

2 tazas de lentejas (remojadas varias horas con 4 tazas de agua y luego bien escurridas)
1 tira de alga kombu
2 cebollas cortadas a cuadritos
1/4 calabaza (pelada y cortada a cubos medianos)
albahaca seca
albahaca fresca troceada
aceite de oliva
sal marina
mugi miso o genmai miso (1 cucharada de postre)

Preparación

1 Cocer las lentejas con el alga kombu y agua suficiente para cubrir el volumen de los ingredientes. Tapar y cocer en olla de fondo grueso entre 45 minutos y 1 hora.

2 Saltear las cebollas con aceite de oliva y una pizca de sal marina durante 10 minutos sin tapa. Añadir la calabaza y una pizca de albahaca seca. Tapar y cocer a fuego bajo durante 20 minutos.

3 Añadir a las lentejas cocidas, las verduras salteadas. Condimentar con el miso. Activar el miso durante 1-2 minutos sin hervir.

4 Añadir la albahaca fresca y servir.

Garbanzos con espinacas
(2-3 p.)

Ingredientes

1 1/2 tazas de garbanzos (remojados toda
  la noche con 4 tazas de agua)
1 tira de alga kombu
1 puerro cortado fino
1 cucharada de miso blanco
aceite de sésamo

Guarnición

cebollino o perejil fresco cortado fino

Preparación

1   Tirar el agua de remojo y aclarar los
    garbanzos bajo el grifo. Colocarlos en la
    olla a presión, junto con el alga kombu.
    Cubrir su volumen con agua caliente y
    llevarlos a ebullición sin tapa.

2   Espumar y retirar todas las pieles que
    floten. Tapar y cocer a presión durante 1
    hora y media. Si al cabo de este tiempo
    todavía estuvieran duros, cocinar de
    nuevo a presión.

3   Saltear el puerro con unas gotas de
    aceite de sésamo y una pizca de sal
    durante 5-7 minutos, añadir las espinacas
    troceadas y continuar salteando hasta
    que el líquido y su volumen se reduzcan.

4   Añadir a las verduras los garbanzos
    cocidos, mezclando con cuidado. Sazonar
    al gusto con miso blanco diluido con un
    poco de agua. Servir caliente.

Seitán con espárragos
(2 p.)

Ingredientes

2 manojos de espárragos frescos, lavados una vez
  retirada su parte más leñosa y cortados a trozos
  de 5 cm aprox.
1 paquete de seitán cortado a cubos
aceite de sésamo
sal marina
jugo concentrado de manzana
salsa de soja o tamari
aceite de sésamo tostado

Preparación

1   En una sartén, calentar ligeramente unas
    gotas de aceite, añadir los espárragos y
    saltearlos durante unos 5 minutos.

2   Añadir el seitán y sazonar al gusto con
    unas gotas de salsa de soja o tamari y
    jugo concentrado de manzana. Servir
    caliente.

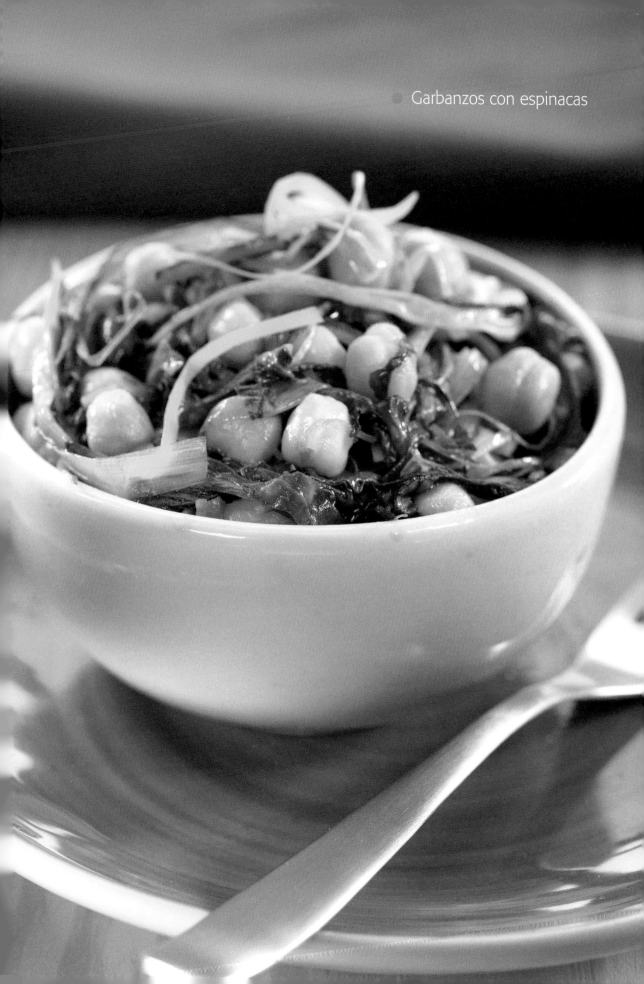
Garbanzos con espinacas

Revoltillo de pasta y tofu
(2-3 p.)

Ingredientes

2 tazas de pasta integral
1/2 bloque de tofu ahumado desmenuzado
1/2 bloque de tofu fresco (hervido 5 minutos y desmenuzado)
3 cebollas cortadas finas a medias lunas
3 zanahorias cortadas a rodajas finas
cúrcuma
pimienta negra
aceite de oliva
sal marina
albahaca seca
1/2 taza de maíz
cebollino o perejil crudo cortado fino

Preparación

1 Cocer la pasta con abundante agua hirviendo y una pizca de sal de 7 a 10 minutos. Lavar con agua fría y escurrir bien.

2 Saltear las cebollas con un poco de aceite de oliva y una pizca de sal marina, durante 10 minutos, sin tapa y a fuego medio/bajo y con una pizca de albahaca seca.

3 Añadir al salteado las zanahorias, el tofu fresco cocido y el ahumado junto con una pizca de cúrcuma y el maíz. Cocer 10-15 minutos.

4 Mezclar la pasta con el resto de ingredientes. Servir.

Cocido de azukis con cilantro (2-3 p.)

Ingredientes

1 taza de azukis (remojados toda la noche con 3 tazas de agua)
1 tira de alga kombu
2 cebollas cortadas finas
3 zanahorias o 1/2 calabaza cortada a cubos
2 hojas de laurel
aceite de oliva
sal marina
1 cucharada de miso blanco
cilantro crudo fresco cortado fino

Preparación

1 Tirar el agua de remojo y lavar los azukis bajo el grifo. Colocarlos en la olla a presión, junto con el alga kombu y el laurel. Cubrirlos totalmente de agua fresca y llevarlos a ebullición sin tapa. Retirar todas las pieles que puedan estar en la superficie sueltas.

2 Tapar y cocer a presión durante 1 hora. Si al cabo de este tiempo están tiernos y cremosos, apagar el fuego. Si todavía estuvieran duros, cocinar de nuevo. La consistencia final debería de ser espesa: si hubiera mucho líquido dejar cocer sin tapa unos minutos.

3 Saltear las cebollas con un poco de aceite de oliva y una pizca de sal marina, sin tapa y a fuego medio/bajo durante 10 min. Añadir las zanahorias o la calabaza, tapar y saltear de 15 a 20 minutos más.

4 Mezclar los azukis con las verduras salteadas, junto con el miso blanco y un poco de cilantro fresco. Servir.

Tofu a la plancha
(2 p.)

Ingredientes

1 bloque de tofu fresco cortado a lonchas
aceite de oliva
semillas de sésamo ligeramente secadas
perejil cortado fino

macerado

1 taza de agua
2 cucharadas de salsa de soja o tamari
1 cucharada de vinagre de umeboshi
hierbas aromáticas frescas y secas al gusto
1 cucharada de mostaza
1 cucharadita de aceite de sésamo tostado

Preparación

1   Mezclar los ingredientes para el macerado en una fuente de cerámica o de vidrio, y macerar el tofu durante unas horas (mínimo 3-4).

2   Calentar una sartén con unas gotas de aceite, añadir las lonchas de tofu y pasarlas por los dos lados a la plancha unos minutos. Servir caliente con las semillas de sésamo y el perejil.

Tempeh a la menta
(2 p.)

Ingredientes

1 paquete de tempeh fresco cortado en 4 trozos
1 tira de alga wakame
2 cucharadas de salsa de soja o tamari
1 cucharada de jugo concentrado de manzana
3 cucharadas de menta fresca picada
fécula de maíz
1 cucharada de endulzante natural de cebada y maíz
aceite de oliva

Preparación

1   Cocer el tempeh con agua que cubra la mitad de su volumen, la salsa de soja o tamari, y el alga wakame durante 20 minutos.
Cortar los trozos de tempeh en dados medianos.

2   Calentar una sartén, añadir un poco de aceite de oliva y el tempeh y saltearlo unos minutos. Traspasarlo a una fuente para servir.

3   Calentar el líquido sobrante de cocer el tempeh. Añadir el jugo concentrado de manzana y el endulzante. Diluir un poco de fécula de maíz con agua fría y añadirla a la salsa, removiendo constantemente hasta obtener una consistencia transparente y espesa.

4   Mezclar la menta cortada fina con la salsa y verterla sobre el tempeh. Servir caliente.

Quiche de pimientos, espárragos y champiñones
(2-4 p.)

Ingredientes
1 bloque de tofu fresco
1 bloque de tofu ahumado
3 cebollas
1 pimiento rojo (escalivado, lavado y cortado en tiras finas)
1 manojo de espárragos troceados
1 taza de champiñones cortados a láminas finas
3 cucharada de miso blanco
aceite de oliva
albahaca fresca y seca

Preparación
1 Saltear las cebollas con un poco de aceite y una pizca de sal marina durante 10 minutos. Añadir el pimiento rojo a tiras, los espárragos, los champiñones y albahaca seca al gusto. Cocer hasta que todo el líquido de los champiñones haya desaparecido.

2 Desmenuzar los bloques de tofu con un tenedor y luego pasar por la batidora con un poco de agua caliente con el miso blanco, cúrcuma y 1 cucharada de aceite de oliva, hasta obtener una consistencia espesa tipo paté.

3 Mezclar en una fuente para hornear la crema de tofu con las verduras y un poco de albahaca fresca. Procurar que todo quede bien mezclado.

4 Hornear a temperatura media (180°) durante 1 hora, dejar enfriar y servir con un poco más de albahaca fresca.

Tofu con shiitakes
(2 p.)

Ingredientes
1 paquete de tofu fresco cortado a dados
4 shiitakes frescos o secos (si son secos, remojarlos 10 minutos antes de cortarlos a trozos)

Condimentos
aceite de oliva
salsa de soja o tamari (1 cuacharada de postre)
jugo concentrado de manzana (1 cucharada sopera)
jengibre fresco, rallado y escurrido

Preparación
1 Hacer el tofu a la plancha, hasta que toda su superficie esté crujiente y adquiera un tono dorado.

2 A continuación, cubrir la mitad del volumen del tofu con agua, añadir los shiitakes troceados, una cucharada de salsa de soja o tamari, el jugo concentrado de manzana y una cucharadita de jugo fresco de jengibre (rallado y escurrido).

3 Tapar y cocer el tofu hasta que todo el líquido se evapore completamente.

4 Servir caliente.

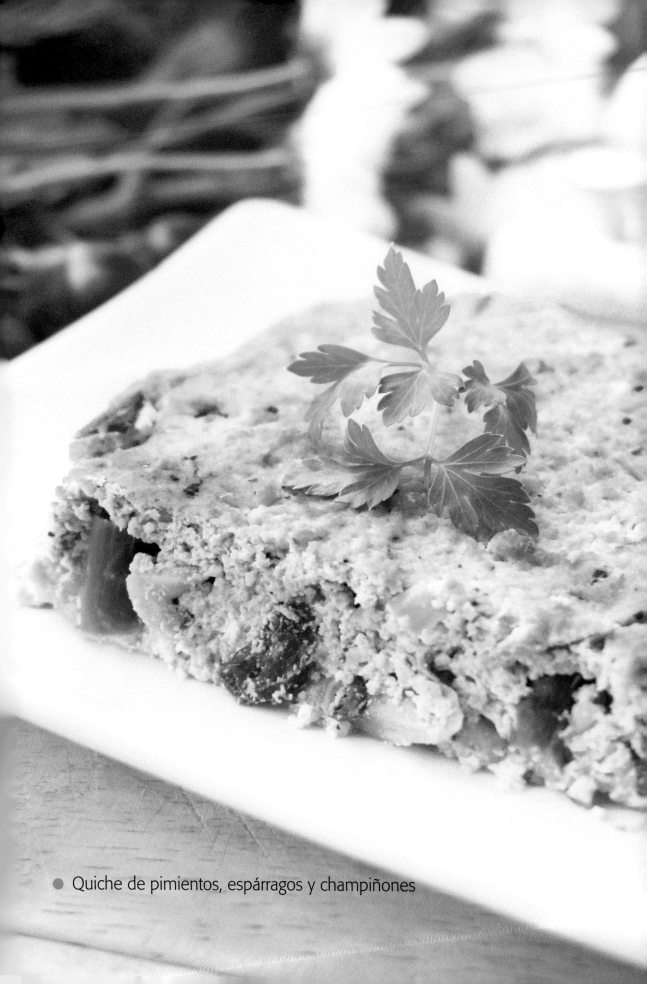

Quiche de pimientos, espárragos y champiñones

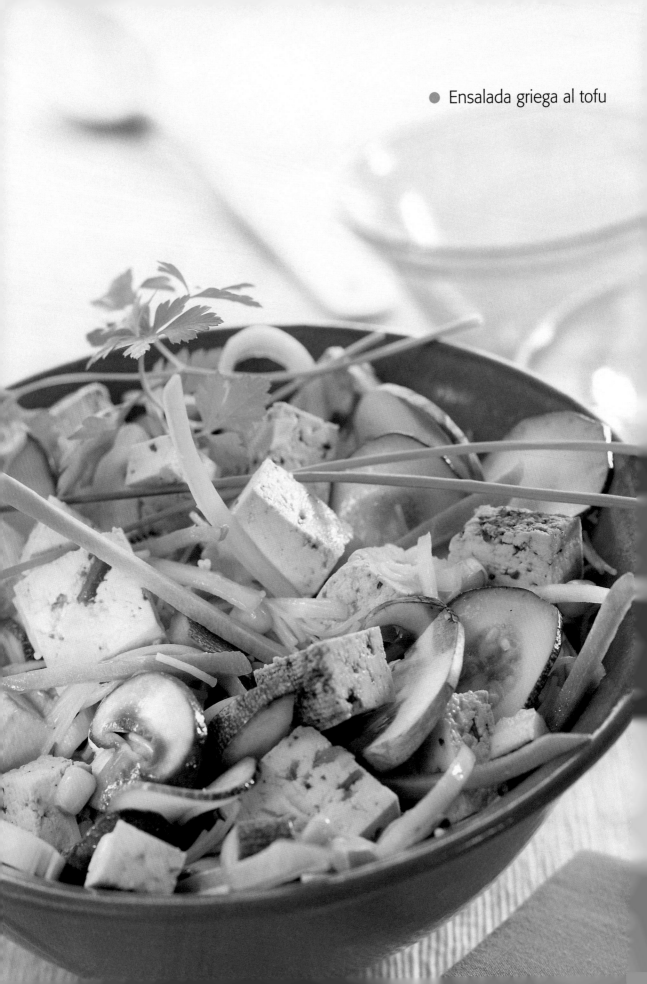

Ensalada griega al tofu

Tempeh a la plancha con salsa de remolacha
(2-3 p.)

Ingredientes
1 1/2 bloques de tempeh cortados en 4 trozos
1 tira de alga kombu
salsa de soja o tamari, laurel y aceite de oliva

Para la salsa:
2 cebollas cortadas finas
6 zanahorias cortadas a rodajas finas
1 remolacha cocida cortada a rodajas finas
aceite de oliva, sal marina
una pizca de orégano seco o albahaca seca
vinagre umeboshi
jugo concentrado de manzana

Preparación
1   Cocer el tempeh con agua que cubra la mitad de su volumen, el alga kombu, el tamari y el laurel, durante 20 minutos.
2   Cortar el tempeh y pasarlo por la plancha por las dos caras hasta que se doren. Servir con la salsa.

Para la salsa de remolacha
1   Saltear las cebollas con un poco de aceite de oliva y una pizca de sal, sin tapa, a fuego medio y durante 10 minutos.
2   Añadir las zanahorias, la albahaca y un fondo de agua. Tapar y cocer a fuego bajo durante 15 minutos.
3   Hacer puré las verduras. Retirar un poco de líquido, si lo hay. Ir añadiendo la remolacha hasta obtener el color deseado. Aliñar con el vinagre y el jugo concentrado de manzana al gusto. Servir con el tempeh.

Ensalada griega al tofu
(2-3 p.)

Ingredientes
1 pepino cortado a cubos o rodajas
1 aguacate cortado a cubos y rociado con jugo de limón para que no se oxide
alga dulse remojada 3-4 minutos, escurrida y troceada
1 taza de olivas negras
1 bloque de queso de tofu cortado a cubos (ver receta en pág. 215)
champiñones al gusto (opcional)
hierbas aromáticas frescas picadas finas
1 zanahoria cortada en cerillas muy finas

Aliño
2 cucharadas soperas de miso blanco
1 cucharadita de café de aceite de sésamo tostado
2 cucharadas de postre de jugo concentrado de manzana
1 cucharada de postre de pasta umeboshi
cebollino fresco picado fino

Preparación
1   Mezclar todos los ingredientes de la ensalada y disponerlos atractivamente en un recipiente para servir.
2   Mezclar los ingredientes para el aliño, agregarlo y servir.

Esta ensalada se prepara tradicionalmente con queso feta griego y tomate. La hemos adaptado según el criterio de este libro. Por otra parte permite muchas variantes.

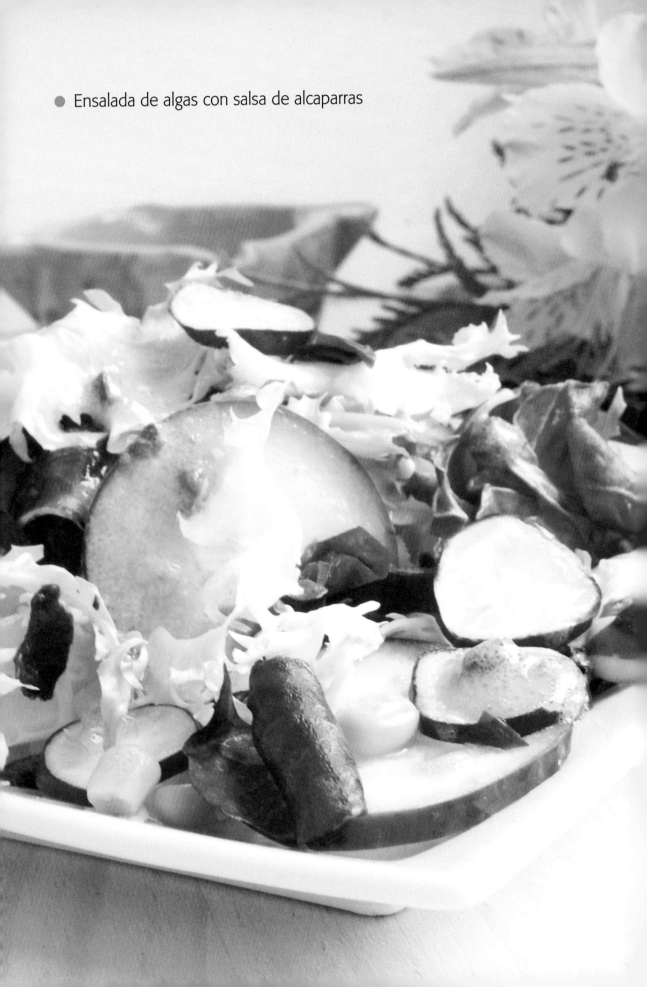

Ensalada de algas con salsa de alcaparras

Algas

Ensalada tibia con alga dulse
(2-3 p.)

Ingredientes
1 manojo de brócoli a flores
2 pencas de apio cortadas en diagonal
   a láminas finas
1/2 manojo de rabanitos (cortados a cuartos)
2 zanahorias (cortadas a cerillas)
pizca de sal marina
alga dulse (remojada en agua fría durante
   3-4 minutos y escurrida)

Para el aliño:
1 cucharada de aceite de oliva
1 cucharada de ralladura de naranja o limón
2 cucharadas de miso blanco
2 cucharadas de jugo concentrado de manzana
2 cucharadas de agua

Preparación
1 Hervir agua con una pizca de sal marina.
   Añadir las zanahorias y hervir a fuego alto
   sin tapa durante 2 minutos. Lavarlas con
   agua fría y escurrir.

2 En la misma agua, hervir el apio y el
   brócoli, a fuego alto y sin tapa,
   3 o 4 minutos. Lavar las verduras
   con abundante agua fría y escurrirlas
   bien.

3 Colocar todas las verduras junto con el
   alga en una fuente.

4 Preparar el aliño y servir.

Ensalada de algas con salsa de alcaparras
(2 p.)

Ingredientes
1/2 escarola troceada
hojas de lechuga roja
1/2 pepino cortado a rodajas
4-5 rabanitos cortados finos
1/2 taza de alga dulse
1/2 taza de alga wakame (remojada 10
   minutos, escurrida y cortada fina)
2-3 cucharadas de maíz cocido

Para el aliño
2 cucharadas de alcaparras naturales
1 cucharada de mostaza
1 cucharada de aceite de oliva
2 cucharadas de jugo concentrado de manzana
1 cucharada sopera de miso blanco
agua al gusto

Preparación
1 Mezclar todos los ingredientes y servir
   con el aliño.

Espagueti de mar con setas shiitake

(2 p.)

Ingredientes

4-5 shiitakes frescos o 1 taza de champiñones
   cortados finos
1 taza de alga espagueti de mar (remojar con
   agua fría durante 30 min.)
1 taza de germinados de soja
1 ajo picado fino, perejil picado fino
2 cucharadas de salsa de soja o tamari
1 cucharada de jugo concentrado de manzana
aceite de oliva

Preparación

1 Colocar el alga en una cazuela, cubrirla
   con agua fría y dejarla en remojo 30
   minutos. Tirar el agua. Cubrir la mitad del
   volumen del alga con agua. Añadir jugo
   concentrado de manzana y cocer con
   tapa, a fuego medio-bajo, 30 minutos o
   hasta que esté tierna y se haya
   evaporado el agua.

2 Colocar un poco de aceite de oliva en
   una sartén y dorar el ajo picado. Añadir
   los champiñones o shiitake y unas gotas
   de salsa de soja o tamari. Saltear sin tapa
   hasta que el agua del champiñón se haya
   evaporado completamente.

3 Añadir el alga espagueti de mar y los
   germinados de soja, saltear 1-2 minutos
   más. Servir con el perejil.

Arame con berros y semillas

(2 p.)

Ingredientes

2 tazas de arame (remojada 10 min. en agua fría)
2-3 cucharadas de semillas de girasol ligeramente
   secadas
1 manojo de berros cortados por la mitad
salsa de soja o tamari
nuez moscada
1 cucharada de ralladura de naranja
1 cucharada sopera de jugo conc. de manzana
aceite de sésamo tostado

Preparación

1 Cocinar el arame con el agua del remojo
   durante 10 minutos o hasta que el agua
   se haya evaporado. Condimentar con
   salsa de soja o tamari, jugo concentrado
   de manzana, nuez moscada y unas gotas
   de aceite de sésamo tostado.

2 Mezclar el alga con las semillas, los
   berros y la ralladura. Servir.

Alga nori tostada

Ingredientes

1 hoja de alga nori

Preparación

1 Encender el fuego, sujetar
   horizontalmente la hoja de nori a una
   distancia de 1 cm de la llama.

2 Tostarla por su parte más rugosa, hasta
   que el color cambie a verde más claro y
   brillante por toda la hoja (5-10
   segundos).

Ensalada de alga dulce con hinojo y remolacha

(2 p.)

Ingredientes

1 manojo de rabanitos cortados finos
1/2 paquete de remolacha cocida en rodajas
1/2 hinojo cortado fino
1/2 taza de alga dulce (remojada durante
    2 minutos y escurrida)
1 taza de germinados de alfalfa o germinados
    de remolacha

Para el aliño

1 cucharada miso blanco
1/2 cucharadita aceite sésamo tostado
2 cucharadas de jugo concentrado de manzana
1 cucharada de agua
1/2 cucharadita de café de jugo de jengibre
    fresco (rallado y escurrido)

Preparación

1   Hervir el hinojo 2-3 minutos. Lavar con
    agua fría y escurrir.
2   Mezclar todos los ingredientes para la
    ensalada y colocarlos en una fuente.
3   Preparar el aliño y servir.

Setas con arame al ajillo

(2 p.)

Ingredientes

10 setas bien lavadas y troceadas grandes
1/2 taza de alga arame (lavada con agua fria
    y remojada 10 minutos y escurrida)
1 ajo picado fino
perejil picado fino
2 cucharadas de salsa de soja o tamari
1 cucharada de jugo concentrado de manzana
aceite de sésamo

Preparación

1   Colocar unas gotas de aceite de sésamo
    en una sartén, saltear rápidamente el ajo
    picado. Añadir las setas y la salsa de soja
    o tamari. Saltear sin tapa durante
    5 minutos.
2   Añadir el alga arame y el concentrado de
    manzana. Tapar y cocer a fuego bajo
    durante 5-10 minutos, o hasta que el
    jugo que desprenden las setas se haya
    evaporado.
3   Servir con el perejil picado.

Condimento de espagueti de mar

1/2 taza de espagueti de mar
1 cucharada de postre de salsa de soja o tamari
1 cucharada sopera de jugo concentrado
  de manzana
1 cucharadita de café de ralladura de naranja

1 Colocar el alga en una cazuela, cubrirla
   con agua fría y dejarla en remojo 30
   minutos. Tirar el agua.

2 Cubrir la mitad del volumen del alga con
   agua. Añadir jugo concentrado de
   manzana y cocer con tapa a fuego
   medio-bajo 30 minutos o hasta que esté
   tierna y se haya evaporado el agua.

3 Añadir salsa de soja o tamari y ralladura
   de naranja al gusto.

Brócoli con arame

1 manojo de brócoli a flores
1/2 taza de alga arame
1 cucharada sopera de jugo conc. de manzana
1 cucharada de postre de salsa de soja o tamari

1 Remojar el alga arame con agua justo
   para que cubra su volumen, 10 minutos.
   Tirar el agua del remojo. Cocinarla con
   jugo concentrado de manzana y un poco
   de agua hasta que se haya evaporado el
   agua por completo, unos 15 minutos con
   tapa. Aliñar con unas gotas de salsa de
   soja o tamari. Cocer 1 minuto más.

2 Hervir el brócoli 4 minutos. Colar, lavar
   con agua fría y escurrir.

3 Mezclar el alga cuidadosamente con la
   verdura. Servir.

Condimento con alga dulse o alga wakame

1 taza de alga dulse o alga wakame seca
1 cucharadita de ralladura de limón
1 cucharadita de salsa de soja o tamari
1 cucharada de jugo concentrado de manzana
varias gotas de aceite de sésamo tostado

1 Remojar el alga dulse (3 minutos) o
   wakame (10 minutos) con agua fría,
   que tan solo cubra su volumen.

2 Escurrir bien y cortar con tijeras a trozos
   pequeños.

3 Añadir los demás ingredientes, mezclar
   bien y servir junto con el cereal.

Condimento de nori
(2 p.)

3-4 hojas de alga nori
1 cucharada de salsa de soja o tamari
1 cucharada de jugo concentrado de manzana
1 cucharadita de jugo de jengibre rallado y escurrido

1 Partir con las manos las hojas de alga
   nori y colocarlas en una cazuelita
   pequeña. Añadir un fondo de agua
   y remojar durante 10 minutos.

2 Cocer varios minutos hasta que todo el
   líquido se evapore, añadiendo hacia el
   final los demás ingredientes. Remover
   bien hasta obtener una consistencia tipo
   paté. Servir con el cereal.

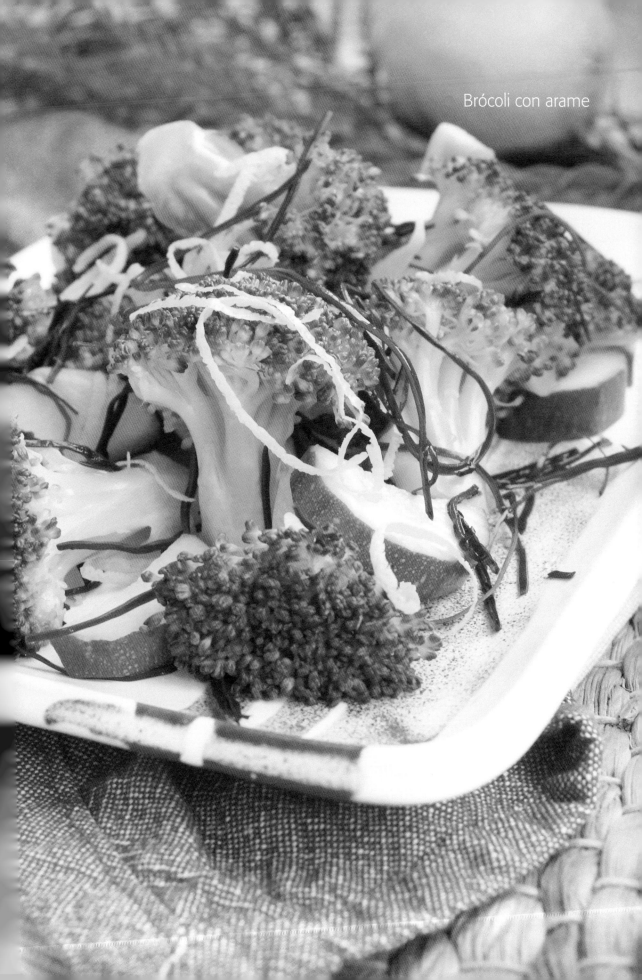
Brócoli con arame

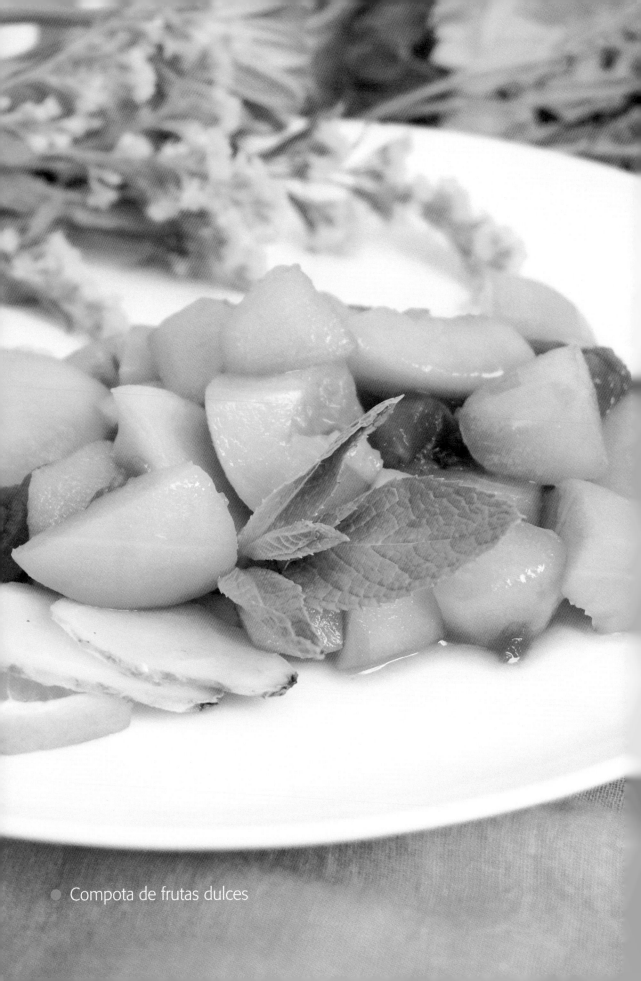

Compota de frutas dulces

Postres

Mousse de limón
con crema de almendras
(2 p.)

Ingredientes

2 1/2 tazas de jugo natural de manzana
1 pizca de sal marina
1 cucharada de crema de almendras
4 cucharadas de endulzante natural (miel de arroz)
4 cucharadas de jugo concentrado de manzana
4 cucharadas de copos de agar agar,
2 cucharadas de ralladura de limón

Preparación

1 Hervir todos los ingredientes sin tapa (menos la ralladura) a fuego bajo, durante 15 minutos.

2 Colocar el líquido en un recipiente de cerámica o vidrio. Dejar enfriar hasta que se haya solidificado.

3 Cortarlo a trozos y pasarlo por la batidora, con un poco de jugo de manzana, hasta conseguir una consistencia espesa. Añadir la ralladura. Dejar enfriar en la nevera. Servir.

Compota
de frutas dulces
(2 p.)

Ingredientes

2 manzanas y 4 albaricoques y/o melocotones maduros troceados
1/3 taza de orejones secos (sin sulfato)
1/2 cucharadita de ralladura de limón
1 pizca de sal
rodajitas de jengibre fresco

Preparación

1 Cortar los orejones secos a trozos y cocerlos 10 minutos con 1/2 taza de agua, una pizca de sal y el jengibre.

2 Añadir los albaricoques y/o melocotones y las manzanas y cocer 20 minutos más.

3 Se puede hacer puré o servir tal cual, caliente o frío.

Flan de café
(2 p.)

Ingredientes

1 1/2 tazas de leche de arroz
3-4 cucharadas de café de cereales
4 cucharadas soperas de endulzante natural al
   gusto (miel de arroz)
1 cucharadita de canela en polvo
una pizca de sal marina
1 cucharadita de mantequilla de cacahuete
   (opcional)
2 cucharadas de copos de agar agar
2 cucharadas de pasas de corinto.

Preparación

1 Calentar todos los ingredientes (menos
   las pasas), dejar cocer sin tapa, a fuego
   bajo, durante 12 minutos.

2 Batir para integrar bien la mantequilla de
   cacahuete. Colocarlos en flaneras
   individuales o una grande. Repartir las
   pasas. Dejar enfriar 1-2 horas como
   mínimo. Servir.

Manzanas a la plancha
(2-3 p.)

Ingredientes

2 manzanas dulces peladas, descorazonadas y
   cortadas en rodajas de 2 cm cada una
   (rociadas con unas gotas de limón para que
   no ennegrezcan).
unas gotas de aceite de sésamo
endulzante natural (miel/melaza o sirope de arroz)

Preparación

1 Poner unas gotas de aceite de sésamo
   en una sartén y hacer las manzanas a la

plancha rápidamente (2-3 minutos) por
cada lado.

2 Añadir encima de cada rodaja un poco
   de melaza de arroz, espolvorear con
   canela y servir.

* Opción: servir con frutas del bosque como
   guarnición.

Jalea de fresas y melocotones
(3-4 p.)

Ingredientes

2 tazas de fresas cortadas a cuartos
3 melocotones maduros cortados a trozos pequeños
1 cucharadita de ralladura de naranja
2 tazas de zumo de melocotón natural
pizca de sal marina
endulzante natural al gusto (melaza de arroz)
3 1/2 cucharadas de copos de agar agar
1 cucharada sopera de coco rallado

Preparación

1 Calentar el zumo de melocotón con una
   pizca de sal marina, los copos de agar
   agar y endulzante al gusto. Cocer, sin
   tapa, a fuego bajo, durante 10 minutos.
   Añadir el coco rallado.

2 Colocar una gota en un plato y esperar
   unos minutos, para ver si se solidifica hasta
   consistencia de jalea. Si no fuera así, añadir
   otra cucharada de copos de agar agar.

3 Colocar la fruta mezclada en un
   recipiente plano de cerámica o de vidrio.

4 Verter encima con cuidado el líquido de
   gelatina con la ralladura. Dejar enfriar
   como mínimo una hora. Servir.

Compota cremosa de manzanas

(2 p.)

Ingredientes

4-5 manzanas troceadas
5-6 orejones secos troceados (sin sulfato)
1/2 cucharadita de ralladura de limón
1 pizca de sal
1/2 vaina de vainilla (abierta por mitad
  a lo largo)
1/2 cucharada de mantequilla de frutos
  secos (almendras, avellanas...) (opcional)

Preparación

1 Poner toda la fruta en una cazuela, con la vainilla y una pizca de sal y cocerla con una taza de agua durante 30 minutos.

2 Con la ayuda de un cuchillo con punta, raspar todo el polvo de la vainilla y añadirlo al líquido. Retirar la vaina.

3 Añadir la mantequilla y batir según la consistencia deseada.

4 Se puede servir caliente o frío.

Jalea de algarroba

Ingredientes

2 tazas de leche de arroz
3 cucharadas de polvo de algarroba
3 cucharadas de copos de agar agar
1 pizca de sal
1 cucharadita de ralladura de naranja
1/3 taza de pasas
3 cucharadas soperas de endulzante natural
  (miel/sirope/melaza de arroz)
1/2 cucharadita de café de canela en polvo

Preparación

1 Cocinar todos los ingredientes (menos la ralladura) durante 12 minutos a fuego medio/bajo. Pasarlos por la batidora.

2 Colocar una gota en un plato y esperar unos minutos para ver si se solidifica y tiene consistencia de jalea. Si no fuese así, añadir otra cucharada de copos de agar agar y cocinar de nuevo 12 minutos.

3 Colocar la mezcla en un recipiente de cerámica o vidrio y añadir la ralladura. Dejar enfriar como mínimo 1 hora. Cortar y servir.

Crujiente de arroz y semillas

Ingredientes

2 tazas de galletas de arroz desmenuzadas
2 cucharadas de semillas de calabaza
2 cucharadas de semillas de girasol (todo
  ligeramente lavado y secado)
4 cucharadas de miel de arroz o melaza
  de cebada y maíz
1 pizca de canela en polvo

Preparación

1 Lavar y secar las semillas por separado en la sartén sin aceite, removiendo constantemente para que no se quemen.

2 Colocar en la sartén melaza, calentarla durante 1 minuto, añadir todos los ingredientes y mezclarlos bien durante 2-3 minutos. No utilizar agua.

3 Verter la mezcla en una fuente con papel de estraza previamente pincelado con unas gotas de aceite. Presionar bien para compactar. Dejar enfriar antes de cortar.

Peras con crema de café

(2 p.)

Ingredientes

2 peras medianas enteras (pelar y cortar un poco
la base) rociadas con zumo de limón para que
no ennegrezcan
1 pizca de sal

Para la crema de café

2 tazas de agua
café de cereales al gusto
1 taza de pasas de corinto
1 cucharada de ralladura de naranja
1 cucharada de mantequilla de sésamo
o cacahuete (opcional)
1 1/2 cucharadas de fécula de maíz ecológica
(espesante)
melaza de arroz o cebada al gusto

Preparación

1 Colocar las peras en una cazuela con un
fondo de agua y una pizca de sal. Tapar
y cocinar al vapor durante 15 minutos.

2 Crema de café: cocer todos los
ingredientes, menos la fécula de maíz,
durante 15 minutos. Pasarlos por la
batidora y calentar de nuevo la crema.

3 Diluir la fécula de maíz con un poco de
agua fría y añadirla a la crema,
removiendo constantemente hasta que
se espese.

4 Verter la crema encima de cada pera
y servir.

Ensalada de frutas del bosque con natillas

(2 p.)

Ingredientes

variedad de frutas del bosque (moras,
arándonos, fresitas, grosellas)
1 pizca de sal marina
el jugo de 1 naranja
3 cucharadas de endulzante natural (melaza de
cebada y maíz)

Para la natilla

2 vasos de leche vegetal (arroz, etc.)
1/2 cucharadita de café de canela en polvo
1 cucharadita de café de ralladura de limón
3 cucharadas soperas de fécula de maíz ecológica

Preparación

1 Lavar con cuidado las frutas y escurrirlas.

2 Macerarlas con la pizca de sal marina, la
melaza y el jugo de naranja.

3 Calentar la leche vegetal con la ralladura
de límon y canela.

4 Diluir la la fécula con un poco de agua
fría y añadirla a la leche. Hervir unos
minutos hasta que se espese. Servir las
frutas con la natilla.

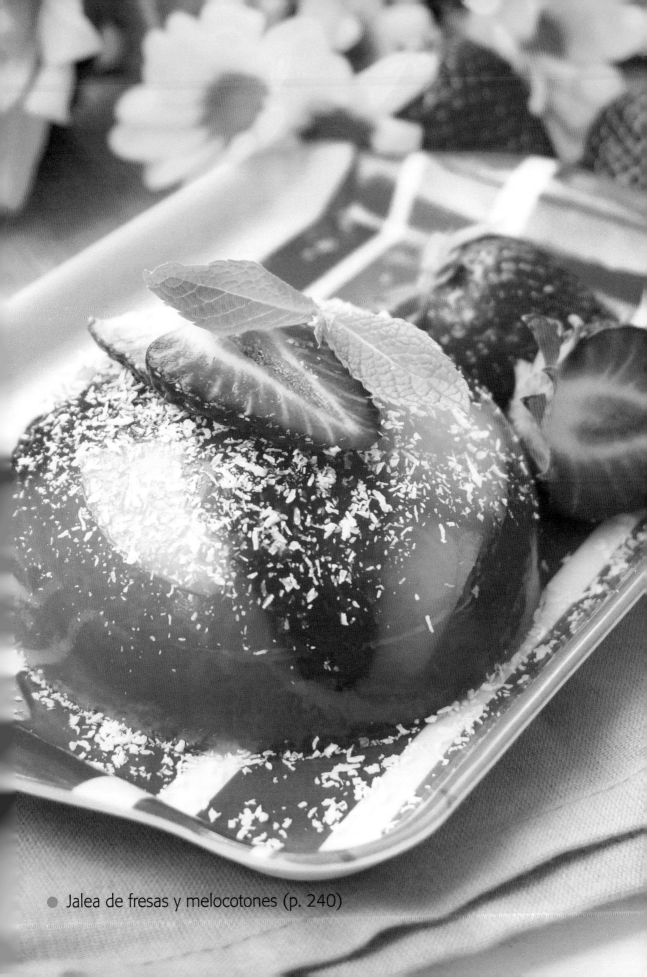

Jalea de fresas y melocotones (p. 240)

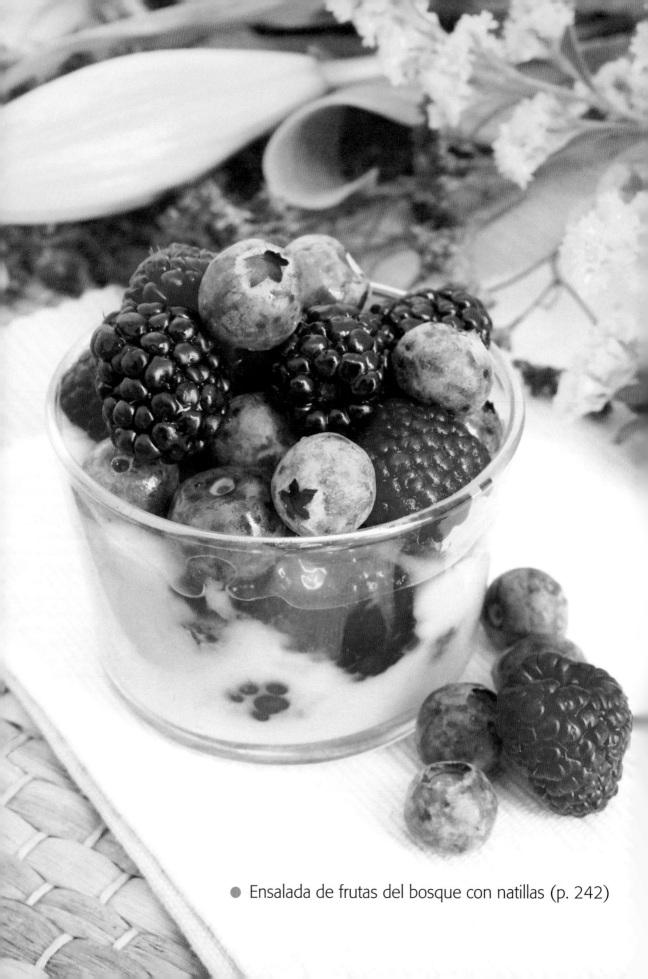

● Ensalada de frutas del bosque con natillas (p. 242)

Peras a la menta
(2 p.)

Ingredientes

2 peras medianas enteras (pelar y cortar un poco
   la base) rociadas con zumo de limón para que
   no ennegrezcan
1 cucharada sopera de jugo concentrado
   de manzana
menta fresca (hojas)
melaza de arroz o cebada

Preparación

1 Colocar las peras en una cazuela con un
   fondo de agua, jugo concentrado de
   manzana (al gusto), ralladura de limón y
   una pizca de sal. Tapar y cocinar al vapor
   durante 10 minutos.

2 Servir cada pera en un plato, con un poco
   de melaza por encima y menta fresca.

Batido de frutas
(2 p.)

Ingredientes

1 taza de leche vegetal de cereales (arroz
   o quinoa)
1 melocotón muy maduro cortado a rodajas
1 pizca de sal marina
1 taza de fruta fresca (fresas, cerezas
   deshuesadas, arándonos, moras, kiwis...)

Preparación

1 Batir todos los ingredientes. Servir.

Fondue de salsa de algarroba con pinchitos de fruta fresca
(5-6 p.)

Ingredientes

variedad de frutas frescas estacionales cortadas
   en trozos medianos

Salsa de algarroba

1 taza de leche de arroz
3 cucharadas soperas de algarroba en polvo
canela en polvo
2 cucharadas soperas de melaza
3 cucharadas soperas de fécula de maíz
   (espesante)

Preparación

1 Hacer los pinchos intercalando fruta
   estacional.

2 Calentar la leche de arroz, añadir la
   algarroba, la canela en polvo, la melaza y
   la fécula de maíz (previamente diluida
   con un poco de agua fría). Remover
   hasta conseguir la consistencia espesa
   deseada.

3 Colocar atractivamente los pinchitos en
   una bandeja y servir con la salsa de
   algarroba.

Leches de cereales con mantequilla de algarroba

Bebidas

Bebidas dulces calientes

Opciones

1 Leche de cereales (arroz, quinoa) con café de cereales
2 Leche de cereales con polvo de algarroba, canela y 1 cucharada de melaza
3 1 taza de agua, 1 cucharada de melaza y 1 cucharadita de jugo de jengibre (rallado y escurrido)
4 Café de cereales con canela
5 Zumo natural de manzana caliente con rodajas de limón y/o naranja
6 Té verde con 1 cucharada de melaza de arroz
7 Infusión de menta con endulzante natural
8 Infusión de ortigas con endulzante natural

Batidos y licuados

Opciones

1 Batido de leche de arroz con frutas frescas
2 Licuados de verduras y frutas:
   • zanahoria
   • zanahoria y manzana
   • zanahoria, manzana y apio
   • zanahoria, apio y unas gotas de limón
   • zanahoria, manzana y remolacha
   • apio y manzana
   • zanahoria y jengibre
   • zanahoria, nabo y manzana.
   • melón, pepino y manzana
   • zanahorias y fresas
   • remolacha, pera y manzana
   • pepino, manzana, apio y jengibre

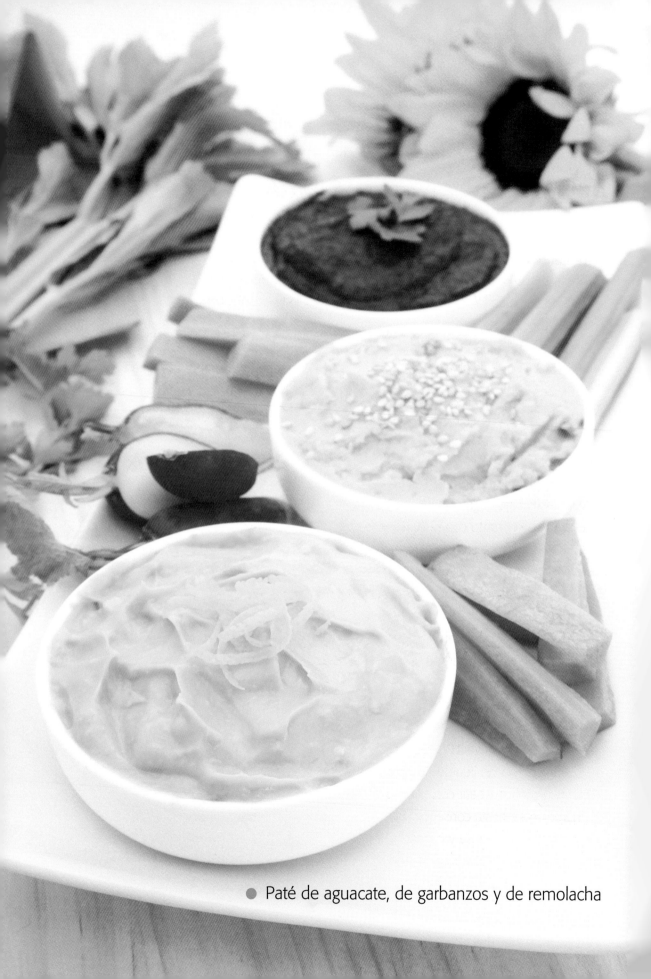

● Paté de aguacate, de garbanzos y de remolacha

Patés

Paté de garbanzos
(3-4 p.)

Ingredientes

2 tazas de garbanzos (remojados toda la noche
   con 6-8 tazas de agua)
1 tira de alga kombu
1/2 cucharada de tahini blanco (crema de
   sésamo sin tostar) (opcional)
1 cucharada de aceite de oliva
el zumo de 1/2 limón
1/2 diente de ajo picado fino
1/2 cucharadita de café de pasta de umeboshi

Preparación

1 Tirar el agua de remojo y aclarar los
   garbanzos bajo el grifo. Colocarlos en la
   olla a presión, junto con el alga kombu.
   Cubrir la mitad de su volumen con agua
   caliente y llevar a ebullición sin tapa.
   Espumar y retirar todas las pieles que
   floten. Tapar y cocer a presión durante
   1 hora y media. Si al cabo de este
   tiempo todavía estuvieran duros, cocinar
   de nuevo a presión.
2 Cuando ya estén blandos y cremosos,
   añadir una pizca de sal marina y
   cocinarlos de nuevo 10 minutos.
3 Si hubiera mucho líquido de cocerlos,
   retirar un poco y batir con el resto de
   ingredientes, hasta conseguir una
   consistencia cremosa y espesa.
4 Dejar enfriar.

Paté de tofu y gherkins
(3-4 p.)

Ingredientes

1 bloque de tofu fresco
1/2 bloque de tofu ahumado
2 cucharadas de cebollino cortado fino
3 cucharadas de gherkins (pepinillos naturales
   fermentados) troceados o picados

Condimentos

1 cucharada de miso blanco
1 cucharada de aceite de oliva
1 cucharada de jugo concentrado de manzana

Preparación

1 Cortar en varios trozos los bloques de
   tofu y hervir con un poco de agua
   durante 5 minutos.
2 Retirarlos del fuego e **inmediatamente**
   hacerlos puré con los condimentos.
3 Mezclar las alcaparras y los cebollinos
   cortados finos y servir.

Paté de zanahoria y almendras (2-3 p.)

Ingredientes

6 zanahorias cortadas a rodajas finas
2 cebollas cortadas a medias lunas
aceite de oliva, sal marina, 2 hojas de laurel
1/2 taza de almendra en polvo
nuez moscada al gusto (opcional)

Preparación

1   Saltear las cebollas con un poco de aceite de oliva, una pizca de sal y las hojas de laurel, sin tapa, durante 10 min.
2   Añadir las zanahorias y un fondo de agua. Tapar y cocer a fuego medio/bajo durante 20 minutos, hasta que las zanahorias estén bien blandas.
3   Retirar el laurel, añadir la almendra en polvo y hacerlo puré. Rectificar al gusto con nuez moscada. Servir.

Paté de aguacates (2-3 p.)

Ingredientes

2 aguacates maduros
el zumo de 1/2 limón
1 cucharadita de aceite de oliva
1/2 cucharada de miso blanco
1/2 cucharadita de puré de umeboshi

Preparación

1   Deshuesar los aguacates y rociarlos con el limón para que no ennegrezcan.
2   Hacer puré con los demás ingredientes y un poco de agua, hasta obtener la consistencia deseada. Servir.

Paté de remolacha (3-4 p.)

Ingredientes

1 paquete de remolacha cocida
1 cucharadita de ralladura de limón
1/2 cucharada de crema de cacahuete
1 cucharadita de pasta de umeboshi

Preparación

1   Trocear la remolacha y hervirla 5 minutos con un fondo de agua. Colar el agua y reservarla.
2   Hacer puré la remolacha junto con los demás ingredientes y un poco del agua reservada, hasta conseguir la consistencia deseada.

Paté de pimiento rojo (2-3 p.)

Ingredientes

2 cebollas (en cuadritos)
2 pimientos rojos (asados, lavados, pelados y cortados finos)
1 cucharada de aceite de oliva
1/2 cucharada de miso blanco
laurel, sal marina

Preparación

1   Saltear las cebollas con el aceite y una pizca de sal 10 minutos.
2   Añadir los pimientos rojos, el laurel y el miso blanco. Tapar y cocer a fuego medio bajo unos 10 minutos.
3   Retirar el laurel, añadir un poco de agua y batir hasta obtener la consistencia deseada.

Paté de algas y tofu

(2-3 p.)

Ingredientes

1/2 taza de alga espagueti de mar
jugo concentrado de manzana
vinagre de arroz y albahaca seca
1 bloque de tofu fresco
1 cucharada de mugi miso o genmai miso
1 cucharadita de mostaza
1 cucharada de postre de aceite de oliva

Preparación

1   Colocar el alga en una cazuela y cubrirla con agua fría para dejarla en remojo 30 minutos. Tirar el agua y cubrir de nuevo la mitad del volumen del alga con agua.

2   Añadir 1 cucharada de concentrado de manzana y unas gotas de vinagre de arroz. Cocer con tapa a fuego medio-bajo 20-30 minutos o hasta que esté tierna y se haya evaporado toda el agua.

3   Hervir el tofu durante 5 minutos y hacerlo puré **inmediatamente** con el alga cocida, una pizca de albahaca seca, 1 cucharadita de mostaza, 1 cucharada de concentrado de manzana, 1/2 cucharada de mugi miso, 1 cucharada de aceite y un poco de agua si hiciera falta para obtener una consistencia espesa.

Paté de champiñones

(2-3 p.)

Ingredientes

250 g de champiñones (lavados y cortados finos y con unas gotas de zumo de limón para evitar que ennegrezcan)
2 cebollas cortadas finas
3 cucharadas de semillas de sésamo ligeramente secadas
2 cucharadas de perejil o cilantro fresco picado
1 cucharadita de mugi miso
sal marina
aceite de oliva

Preparación

1   Lavar y secar ligeramente las semillas de sésamo. Hacerlas puré en un molinillo o mortero.

2   Saltear las cebollas con aceite de oliva y una pizca de sal durante 10 minutos.

3   Añadir los champiñones y el miso, tapar y cocer durante 30 minutos a fuego lento o hasta que todo el jugo se haya evaporado.

4   Añadir las semillas y hacer puré. Agregar el perejil o el cilantro y mezclarlo bien.

Más recetas para el sobrepeso en...

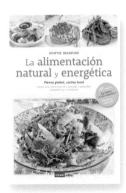

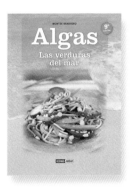

La alimentación natural y energética

Crema de champiñones

Crema de espárragos

Crema de apio

Sopa de primavera

Puré de verduras dulces

Crema fría de remolacha

Estofado de cebada

Ensalada de tofu macerado

Alcachofas a la vinagreta

Verduras al vapor

Col verde con champiñones y puerros

Alcachofas al pesto

Verduras escaldadas

Nabos al vapor

Champiñones al ajillo

Puerros a la vinagreta

Ensalada de zanahorias, nabos y manzanas

Ensalada de zanahoria y piña

Ensalada de hinojo y pepino

Ensalada primaveral

Ensalada multicolor

Ensalada de verduras de mar y tierra

Champiñones con arame y brécol

Ensalada de verano con hiziki

Ensalada de arame con pimientos

Tarta de fresas

Mousse de limón

Algas, las verduras del mar

Encurtidos de rabanitos

Alcachofas rellenas con mousse de tofu y ajos

Tempeh con champiñones

Verdura verde con wakame

Ensalada griega al tofu

Ensalada de espárragos y brécol

Sopa de verano

Ensalada de fruta y alga dulse

Ensalada de remolacha y dulse

Ensalada con salsa picante de alcaparras

Ensalada de alcachofas y arame

Ensalada de germinados con arame

Ensalada de algas a la vinagreta

Ensalada refrescante

Mousse de fresa

Tarta al kiwi

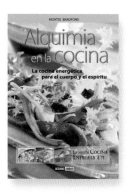

Alquimia en la cocina

Crema de ortigas
Consomé depurativo (I)
Consomé depurativo (II)
Consomé depurativo (III)
Sopa depurativa de cebada
Sopa minestrone
Sopa de rabanitos
Ensaladilla de cebada
Arroz con alcachofas al curry
Ensalada de quinoa crujiente
Tofu hervido
Ensalada de maíz y garbanzos
Acelgas con pasas, ajo y perejil
Escaldado de zanahorias
Nabos al jengibre
Nabos con champiñones
Estofados de nabos y cebollas

Nabos a la plancha
Alcachofas estofadas
Alcachofas al limón
Estofado de setas y alcachofas
Setas con arame al ajillo
Escarola salteada con champiñones
Ensalada con arame y judías verdes
    a la vinagreta
Ensalada de apio, nabos y manzana
Ensalada con diente de león a la mostaza
Ensalada de col china al sésamo
Ensalada de berros con endibias
Ensalada dulce de remolacha
Manzanas maceradas con fresas y kiwis.

Más información

Montse Bradford Bort es barcelonesa de nacimiento y establecida en Inglaterra desde 1978 hasta 2006. Ha estado desarrollando su carrera profesional como pionera en el campo energético de la Salud Integral por todo el continente europeo.

Es escritora, experta en nutrición natural y energética y terapeuta de Psicología Transpersonal y del arte de la curación vibracional.

Desde temprana edad empezó a interesarse por todo lo relacionado con la salud y la armonía interior. Ha estudiado y vivido con destacados profesores del campo de la alimentación energética en Francia, Inglaterra, Bélgica, Italia, Holanda, Estados Unidos (Filadelfia, Boston, Washington y California) y Japón.

Entusiasta de la innovación e investigación, ha sabido complementar todas estas disciplinas para ofrecer seminarios únicos, con poder de autotransformación y salud integral.

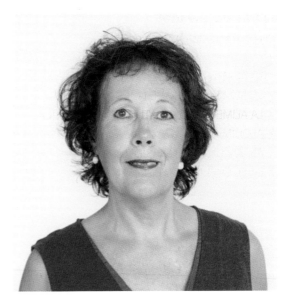

Diplomada en terapia emocional *Second Aid* en Inglaterra, *Insight Seminars* en América y *Samurai* por el Instituto de Actores de Londres. Es miembro del *College of Healing* y del *National Federation of Spiritual Healers* en Inglaterra.

Durante varios años ha sido directora de cocina energética en el Instituto Kushi de Londres. Fue fundadora, directora y profesora del Centro Residencial de Salud Integral de Brighton (Inglaterra).

Ha realizado numerosos viajes ofreciendo sus cursos por España y el resto de Europa (Inglaterra, Francia, Italia, Bélgica, Holanda, Suiza, antigua Yugoslavia, Portugal).

Fundadora de las escuelas de cocina en Bath (Inglaterra) y en Barcelona donde actualmente imparte cursos de formación de cocina natural y energética, seminarios monográficos y cursos de profesorado. Ha impartido clases en la Escuela Universitaria de Enfermería y Fisioterapia Blanquerna y diferentes másteres en diversas univesidades de Barcelona.

Compagina la escritura con la enseñanza de la nutrición natural y salud holística. Imparte charlas, cursos de formación y conferencias por España, Europa y Sudamérica.

Ha creado la aplicación móvil gratuita ALIMENTACIÓN ENERGÉTICA con numerosas recetas energéticas y de la cual se benefician miles de personas.

Ha participado en programas de radio y televisión y colaborado durante años con varias revistas y publicaciones de salud alternativa inglesas y españolas. Ha cooperado con distintas empresas de alimentos naturales (en España e Inglaterra) con sus manuales, folletos y libros. Regularmente participa en las ferias y congresos de alimentación natural del país.

Galardonada por la Fundación José Navarro con el PREMIO VERDE 2008 por su obra y trabajo a favor de la alimentación responsable y el desarrollo sostenible.

Contactos personales
LA ALIMENTACIÓN NATURAL y ENERGÉTICA de MONTSE BRADFORD

En BARCELONA: Telf. 618 28 74 84
Correo electrónico: info@montsebradford.es
WEB: www.montsebradford.es

Libros publicados

Libros en español

Publicados en esta misma editorial:

- LA ALIMENTACIÓN Y LAS EMOCIONES
- LA ALIMENTACIÓN DE NUESTROS HIJOS
- LA ALIMENTACIÓN NATURAL Y ENERGÉTICA
- ALQUIMIA EN LA COCINA
- ALGAS, LAS VERDURAS DEL MAR
- LA COCINA DE LA ABUELA

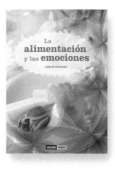
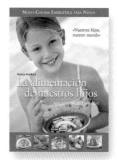
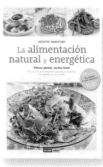
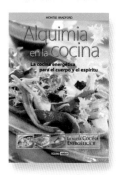
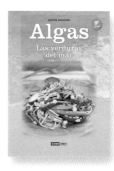
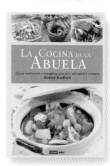

Objetivos de los cursos de formación

Los cursos de formación que imparte Montse Bradford (tanto en modalidad presencial como a distancia) están enfocados a ayudar a cada estudiante a explorar su propia vida con relación a la alimentación. Sus clases ofrecen una nueva perspectiva sobre la alimentación, profundizando todos los niveles del ser: físico, mental, emocional y espiritual, ayudando así a identificar los bloqueos que causan los problemas de salud, desarmonía o falta de vitalidad.

Durante el ciclo de formación, se ayuda al alumno a explorar y profundizar en sus vidas hacia el camino de la integración y equilibrio personal a través de la experimentación y el trabajo energético y emocional, tanto a nivel individual como en grupo. El contenido de los cursos pretende abrirnos una conciencia más profunda de nosotros mismos y así poder sentirnos libres para elegir aquello que nos llevará hacia la salud, armonía y paz interior.

EL PESO NATURAL

Montse Bradford

Cocina y estilismo: Adriana Ortemberg
Fotografías recetas: Becky Lawton, Emma Bradford
Imágenes: Archivo Océano Ámbar
Dirección de arte: Montse Vilarnau
Edición: Esther Sanz, Teo Gómez, Rodolfo Román
Edición digital: Jose González

©2008, Montse Bradford

©2019, Editorial Océano, S.L.
Grupo Océano - Milanesat 21-23 – 08017 Barcelona
Tel: 93 280 20 20
www.oceano.com

Primera edición: primavera 2008
Nueva edición actualizada: primavera 2019

ISBN: 978-84-494-5463-9 — Depósito legal: B 14357-2019
Impreso en España - Printed in Spain
9004719010519